新体系
看護学
全書

看護の統合と実践❷

災害看護学

メヂカルフレンド社

はじめに

昨年は年号が変わり「令和」となった。「平成」は多くの災害に見舞われた。平成7（1995）年の阪神・淡路大震災に始まり，新潟県中越地震，東日本大震災，熊本地震，北海道胆振東部地震と震度7の地震が5つ発生した。また，地震のみならず，平成26年8月豪雨（2014年，広島土砂災害）から，連続して気象災害にも見舞われている。

このような状況のなか，わが国の災害医療は平成の30年間で飛躍的に発展した。災害派遣医療チーム（DMAT）や災害拠点病院の設置，広域災害救急情報システムなどは，世界に誇るしくみとなった。しかしながら，多くの災害を経験すれば，その都度新しい課題が生じるものである。これらの課題を解決すべく，国も平成30（2018）年12月に「国土強靭化基本計画」を見直した。本書も2009年に上梓後，災害医療の進化に合わせ2013年に増補したが，最新の災害医療を解説するためには全面改訂が必要となった。

今回の改訂を行ううえで，心がけたことが3つある。1つ目は，文部科学省の看護学教育モデル・コア・カリキュラムに沿うことである。災害医療が看護基礎教育のプログラムに正式に入ったのは平成20（2008）年の第4次カリキュラム改正からであり，初版のテキスト制作はこれに対応すべく進められたのだが，手探り状態のところがあったことは否めない。今回は，この経験を活かし，看護学生が学びやすいだけでなく，教育者が教えやすいように工夫した。

2つ目は，各領域におけるエキスパートに執筆を依頼したことである。災害医療最前線でのリアルな学問が伝わるはずである。

3つ目は多くの執筆者によって構成されているが，限られた紙面のなかで，重複を可能な限り省き，整合性をとるという編集作業に力を入れているところである。看護学生が学ぶべきことは，All in one となっている。

本書の名前は『災害看護学』となっているが，看護学生だけでなく，あらゆる医療職を目指す学生，および災害医療を学ぶ初心者にとって基礎的なテキストとなっている。令和の災害医療におけるキーワードの一つは「多職種連携」である。すべての医療従事者は，災害医療を学ぶべきと考える。

日本は災害多発国である。地震災害だけでなく，今後は気象災害が毎年起こる可能性が非常に高い。日本に住んでいる限りは災害から逃れられない。いつ自分が矢面に立たされるかわからない。災害医療の基礎を知っているか否かは，被災者の命に直結する。

最後に，本書が看護学生のみならず，多くの方々に幅広く読まれ，個々の対応能力の向上，そして多職種連携に益することを願いたい。

2020年2月

編者を代表して　小井土雄一

執筆者一覧

編集

小井土雄一	災害医療センター臨床研究部長，厚生労働省 DMAT 事務局局長
石井美恵子	国際医療福祉大学大学院保健医療学専攻災害医療分野教授

執筆（執筆順）

小井土雄一	災害医療センター臨床研究部長，厚生労働省 DMAT 事務局局長
石井美恵子	国際医療福祉大学大学院保健医療学専攻災害医療分野教授
大友　康裕	東京医科歯科大学大学院医歯学総合研究科救急医学領域長，救急災害医学分野教授
植木　穣	東京医科歯科大学医学部附属病院救命救急センター助教，災害テロ対策室室長
渡邉　暁洋	岡山大学大学院医歯薬学総合研究科災害医療マネジメント学講座助教
市原　正行	災害医療センター，厚生労働省 DMAT 事務局災害医療技術員
坂元　昇	川崎市立看護短期大学学長
中山　伸一	兵庫県災害医療センターセンター長
岸野真由美	日本精神科病院協会 DPAT 事務局看護師
森野　一真	山形県立中央病院副院長，救命救急センター担当
千島佳也子	災害医療センター，厚生労働省 DMAT 事務局
渡邊　智恵	日本赤十字広島看護大学教授
岬　美穂	災害医療センター臨床研究部
花房　亮	埼玉病院 CCU 病棟
石川　広己	日本医師会常任理事
丸山　嘉一	日本赤十字社災害医療統括監，日本赤十字社医療センター国内医療救護部長・国際医療救援部長
高村　ゆ希	東京医科歯科大学医学部附属病院看護部
森村　尚登	東京大学大学院医学系研究科救急科学教授，東京大学医学部附属病院救急科科長
問田　千晶	帝京大学医学部救急医学講座准教授
梶山　和美	北里大学病院看護部看護管理室付師長，災害看護専門看護師
川谷　陽子	愛知医科大学病院高度救命救急センター救急看護認定看護師
奥田　博子	国立保健医療科学院健康危機管理研究部上席主任研究官
佐々木吉子	東京医科歯科大学大学院保健衛生学研究科共同災害看護学専攻教授
高橋　由美	石巻市健康部技術副参事兼健康推進課技術課長補佐
嶋田　晶子	熊本県看護協会会長
高橋　智弘	岩手医科大学救急・災害・総合医学講座総合診療医学分野講師
小早川義貴	災害医療センター災害医療部福島復興支援室室長補佐

岡本　正　銀座パートナーズ法律事務所代表弁護士，
岩手大学地域防災研究センター客員教授
久保　祐子　日本看護協会医療政策部在宅看護課課長
吉田　俊子　聖路加国際大学大学院看護学研究科教授，聖路加国際大学看護学部学部長
勝沼志保里　宮城大学看護学群助教
本間　正人　鳥取大学医学部器官制御外科学講座救急災害医学分野教授
増野　園惠　兵庫県立大学地域ケア開発研究所所長
高橋　昌　新潟大学大学院医歯学総合研究科新潟地域医療学講座，
災害医学・医療人育成部門特任教授
内海　清乃　日本医科大学看護専門学校講師
田口裕紀子　札幌医科大学附属病院高度救命救急センター救急看護認定看護師
久保　恭子　東京医療保健大学立川看護学部看護学科教授
福田　淑江　東京医療保健大学立川看護学部看護学科准教授
桜井　礼子　東京医療保健大学立川看護学部看護学科教授
山田　英子　前東京医療保健大学東が丘・立川看護学部看護学科講師
渡　路子　日本精神科病院協会 DPAT 事務局顧問
山﨑　達枝　日本 DMORT 理事，長岡崇徳大学看護学部看護学科准教授
河嶌　譲　災害医療センター臨床研究部，厚生労働省 DMAT 事務局医師，
日本精神科病院協会 DPAT 事務局事業協力者
池田　美樹　桜美林大学リベラルアーツ学群准教授，
日本精神科病院協会 DPAT 事務局事業協力者
宇佐美しおり　四天王寺大学看護学部・看護実践開発研究センター教授，センター長，
熊本大学名誉教授
井上　潤一　日本医科大学武蔵小杉病院副院長，救命救急センター長
阿南　英明　藤沢市民病院副院長
榛沢　和彦　新潟大学医歯学総合研究科先進血管病・塞栓症治療予防講座特任教授
大場　次郎　順天堂大学医学部附属練馬病院救急・集中治療科
小倉　崇以　済生会宇都宮病院救急・集中治療科栃木県救命救急センター副センター長
山内　広平　滝沢中央病院院長
勝部　司　国際協力機構国際協力専門員
神原　咲子　高知県立大学大学院看護学研究科教授

目次

序章 災害時の保健医療とは xi

I 令和の災害医療とは～多職種連携による保健と医療の一元化
小井土雄一 xii

1 わが国の災害医療体制の発展と課題 xii
2 これからの災害保健医療とは xiii

II 災害看護とは 石井美恵子 xiv

1 改訂にあたって～本書の特徴 xiv
2 災害看護で求められる能力 xv
3 災害看護の目的と，みなさんに期待すること xv

第1章 災害保健医療の理解 001

I 災害の理解 002

A 災害の定義 大友康裕・植木穣 002
B 災害の種類と特徴 002
C 近年の災害発生の傾向 003
D 災害サイクルと災害保健医療 004
E 災害時における医薬品供給体制 渡邉暁洋 005

II 災害保健医療対応の原則
小井土雄一 007

A 平時の救急医療と災害医療の違い 007
B CSCATTTの原則 008
1 Command & Control：指揮命令，統制／調整 008
2 Safety：安全 008
3 Communication：情報伝達 010
4 Assessment：評価 010
5 Triage：トリアージ 010
6 Treatment：治療 011
7 Transportation：搬送 012
C オールハザードアプローチ 012
D 標準化の試み 013
E 災害時のアセスメント 013
F 災害ロジスティクス 市原正行 014
1 災害時のロジスティクスとは 014
2 医療本部でのロジスティクスの役割と機能 014
3 医療チーム所属のロジスティクス担当者の業務 015
4 大規模災害時に必要となる医療機関へのロジスティクス支援 016
G 災害時のメンタルヘルスの原則 小井土雄一 016

III 災害と法制度 坂元昇 017

A 災害時の法律の種類と特徴 017
1 災害関連法の概要と最近の動き 017
2 災害対策基本法 018
3 災害救助法 019
4 健康保険法（保険）による医療か災害救助法による医療か 020
5 そのほかの重要な災害関係法，制度など 021
6 災害時の保健医療福祉関係法制の弾力的運用 022

IV 災害時の支援体制，医療体制 024

A 災害拠点病院 小井土雄一 024
B 広域災害救急医療情報システム（EMIS）
中山伸一 025
C 広域医療搬送計画 027
D 災害派遣医療チーム（DMAT） 小井土雄一 029
1 DMATとは 029
2 DMATの派遣 029
3 DMATの指揮命令系統 029
4 DMATの機能・任務 030
E 災害派遣精神医療チーム（DPAT） 岸野真由美 030
1 DPATとは 030
2 DPATの活動と構成 031
F 災害医療コーディネーター 森野一真 031
G 災害時健康危機管理支援チーム（DHEAT）
千島佳也子 032
1 DHEATとは 032
2 DHEATの活動と構成 033
3 医療と保健の連携 033
H 様々な組織による医療支援 033
1 災害支援ナース 渡邉智恵 034
2 日本赤十字社の災害救護 035
3 国立病院機構 岬美穂・花房亮 035
4 日本医師会災害医療チーム（JMAT）
石川広己 036
5 災害時小児周産期リエゾン 岬美穂 037

V 災害時に設置される様々な施設
丸山嘉一 037

A 救護所 037
1 救護所の分類と活動 037
2 緊急医療救護所 038

B 各種避難所・住宅 039
1 避難所 039
2 福祉避難所 041
3 応急仮設住宅 042
4 復興住宅 043

VI 災害時の倫理原則と課題
高村ゆ希 045

1 倫理とは 045
2 人道4原則 045
3 災害時の倫理的課題 046

第2章 超急性期・急性期の災害保健医療と看護実践 047

I 超急性期・急性期の医療ニーズ
森村尚登・問田千晶 048

1 超急性期・急性期の医療ニーズの特徴 048
2 防ぎ得る災害死と災害関連死 049
3 超急性期・急性期に需要増大が予測される疾病とその特徴 049

II 超急性期・急性期の災害保健医療と看護実践
梶山和美 051

A 避難行動と看護師の役割 051
1 地域の避難行動 051
2 入院患者の避難行動 053
3 病院避難 055

B 診療の継続と多数傷病者の受け入れ準備 056
1 診療継続の判断に必要なもの 056
2 災害対応レベル 057
3 多数傷病者受け入れ準備 057

C 救護所・避難所の立ち上げ 060
1 災害時医療救護所の設置に関する事前準備 060
2 避難所設置に関する事前準備 060
3 福祉避難所の設置に関する周知 061

D トリアージ 061
1 トリアージの方法 061
2 トリアージの実施場所 063
3 トリアージタグの記載方法 064
4 CBRNEのトリアージ 066

E 治療(観察と応急処置) 067
1 災害現場の応急処置の目的 067
2 緊急度と重症度への影響 067
3 災害現場での評価と応急処置の原則 067
4 救命処置 068
5 外傷初期看護 070

F 搬送 071
1 搬送トリアージ 071
2 パッケージング 071
3 搬送先の選定 072
4 搬送手段の確保と搬送中の留意点 072

G 支援と受援の連携 074
1 支援のありかた 074
2 受援のありかた 075
3 支援者と受援者との連携 076

III 活動フィールドごとの災害保健医療と看護実践
076

A 災害時の医療と看護実践 川谷陽子 076
1 災害現場(医療救護所)での看護実践の特徴 076
2 災害拠点病院での看護実践の特徴 078
3 そのほかの医療機関における看護の実際 081

B 災害時の地域保健と看護実践 081
1 避難所 奥田博子・森野一真 081
2 訪問看護 奥田博子 086
3 社会福祉施設 089
4 被災地外の保健医療活動チーム 森村尚登・問田千晶 090
5 被災地外の災害拠点病院における患者受け入れ 092

第3章 亜急性期の災害保健医療と看護実践 095

I 亜急性期の医療ニーズ
森野一真 096

1 災害発生と医療需要 096
2 留意すべき医療需要 096
3 災害時における医療提供のありかた, 医療需要の高まり 098
4 疾病動向の評価 099

II 活動フィールドごとの災害保健医療と看護実践 099

A 災害時の医療と看護実践 佐々木吉子 099
1 亜急性期に医療救護所や災害拠点病院を訪れる人の健康問題の特徴 099
2 医療救護所, 災害拠点病院などで行われる治療・看護の実際 100
3 在宅避難者, 車中泊の避難者の医療ニーズへの対応 103

B 災害時の地域保健と看護実践 105
1 避難所 高橋由美 105
2 訪問看護 106
3 社会福祉施設 107
4 被災地外の保健医療活動チーム 高橋由美・嶋田晶子 108

第4章 慢性期の災害保健医療と看護実践 111

I 慢性期の医療・福祉ニーズ 112

A 慢性期の医療ニーズ 高橋智弘 112
1 慢性期の医療ニーズの特徴 112
2 慢性期に注意すべき疾患とその特徴 112
3 慢性期の医療者の役割 117

B 慢性期の課題 小早川義貴 118
1 災害による死亡と健康影響 118
2 ICFモデルで解釈する災害時の健康影響 119
3 フレイル 120
4 孤独死・孤立死 120
5 災害による死亡を防ぐために 121

C 生活の再構築 岡本正 121
1 コミュニティーづくり 122
2 社会資源の活用 124

II 活動フィールドごとの災害保健医療と看護実践 125

A 災害時の医療と看護実践 久保祐子 125
1 医療機関 126

B 災害時の地域保健と看護実践 勝沼志保里・吉田俊子 128
1 避難所・応急仮設住宅(災害公営住宅を含む) 128
2 訪問看護(在宅療養者の健康問題) 132
3 社会福祉施設 133
4 被災地外の保健医療チームの活動 133

第5章 静穏期の災害保健医療と看護実践 137

I 静穏期の災害保健医療と看護実践 138

A 施設における防災・減災対策 本間正人 138
1 事前対策 138
2 病院における防災・減災 139
3 地域における防災・減災 141

B 教育, 研修, 訓練 141
1 災害看護教育 増野園惠 142
2 学会の活動(研修, 人材の育成) 高橋昌 144

C 検証, 研究 145

II 活動フィールドごとの災害保健医療と看護実践 146

A 災害拠点病院とそのほかの医療機関 内海清乃 146
1 災害拠点病院 146
2 そのほかの医療機関 148

B 市町村・保健所 149

C 訪問看護 奥田博子 150

D 社会福祉施設 151

第6章 要配慮者への看護 153

I 要配慮者の救護(CSCAHHH) 田口裕紀子 154

II 子ども(小児)への看護 155

A 災害対策・対応における子どもの特徴と留意点 岬美穂 155
1 子どもの特徴 155
2 災害時に必要な子どもへの支援 156
3 災害時の小児医療体制 157

B 災害サイクル各期における子ども(小児)への看護実践 久保恭子 157
1 災害が子どもに与える身体的・心理的・社会的影響 157
2 災害サイクル各期における子どもに必要なケア 159

Ⅲ 妊産褥婦への看護　高村ゆ希 160
A 妊婦への支援 161
1 災害が妊婦に与える身体的・心理的・社会的影響 161
2 災害時に必要な妊婦へのケア 161
B 産婦への支援 162
1 災害が産婦に与える身体的・心理的・社会的影響 162
2 災害時に必要な産婦へのケア 162
C 褥婦・新生児への支援 163
1 災害が褥婦・新生児に与える身体的・心理的・社会的影響 163
2 災害時に必要な褥婦・新生児へのケア 163
D 要配慮者（妊産褥婦・新生児）に優しい避難所 164

Ⅳ 高齢者への看護　福田淑江 164
1 災害サイクル各期における高齢者の身体的状況と健康問題 164
2 災害サイクル各期における高齢者の心理的・社会的な状況と健康問題 166
3 災害時に必要な高齢者へのケア 167
4 高齢者の災害の備えに対する支援 168

Ⅴ 障害者への看護　桜井礼子 169
1 災害が障害者に与える身体的・心理的・社会的影響 169
2 災害時に必要な障害者へのケア 170
3 障害者に対する支援内容の実際 171

Ⅵ 継続治療の必要な人・医療依存度の高い人への看護　山田英子 171
A 糖尿病患者への支援 173
1 食事療法 173
2 運動療法 174
3 薬物療法 174
B 慢性腎不全患者への支援 175
1 透析治療 175
2 食事療法 175
3 降圧薬の投与 176
4 生活習慣の調整 176
C 慢性閉塞性肺疾患患者への支援 176
1 在宅酸素療法（HOT） 176
2 感染症対策 177
3 呼吸リハビリテーション 177
D てんかん患者への支援 178
1 抗てんかん薬の投与 178
2 規則的な生活習慣を整える 178

Ⅶ 在日外国人への看護 179
1 情報発信・情報収集の支援 179
2 文化や生活習慣の違いによる避難生活の支援 179

第7章 災害時のメンタルヘルス 183

Ⅰ 被災者のメンタルヘルス　渡路子 184
1 被災者の心理の変化 184
2 DPATとは 186

Ⅱ 遺族のメンタルヘルス　山﨑達枝 188
A 悲嘆とは 189
B 災害時の遺族ケア 189

Ⅲ 支援者のメンタルヘルス　河嶌讓・池田美樹 190
1 支援者とは 190
2 支援者のメンタルヘルスと支援者支援 191
3 支援者支援におけるセルフケア 192
4 支援者支援における組織的ケア 192

Ⅳ 被災地内支援者のメンタルヘルス　宇佐美しおり 194
1 急性期における精神状態とセルフケア 194
2 亜急性期における精神状態とセルフケア 195
3 慢性期における精神状態とセルフケア 196

第8章 災害に関連した特殊な医療・看護実践 199

Ⅰ 瓦礫の下の医療（CSM）　井上潤一 200
1 瓦礫の下の医療（CSM）の特徴 200
2 安全確保 200
3 CSMでみられる病態と治療 200
4 現場での医療活動 201

Ⅱ CBRNE（シーバーン）への対応 阿南英明 202

A 化学剤，生物剤，放射線災害での防護と対応 202

1 化学剤，生物剤，放射線災害の防護 202
2 化学剤による身体症状と治療・ケア 203
3 生物剤による身体所見と治療・ケア 203
4 被ばくによる身体所見と治療・ケア 204

B 爆発による身体所見と治療・ケア 204

第9章 災害時特有の疾病 207

Ⅰ 圧挫症候群（クラッシュシンドローム） 小井土雄一 208

Ⅱ 深部静脈血栓症，肺動脈血栓塞栓症 榛沢和彦 210

1 避難生活における静脈血栓塞栓症のリスク 211
2 避難生活における静脈血栓塞栓症の予防方法 211
3 病院搬送すべき静脈血栓塞栓症の症状 212

Ⅲ 四肢外傷 大場次郎 213

1 四肢の骨折 213
2 開放性骨折 214
3 四肢外傷の合併症と対処法 214

Ⅳ 熱傷 小倉崇以 216

1 災害時の熱傷重症度判定とトリアージ 216
2 搬送先の選定と救護所での治療 218

Ⅴ 津波肺 山内広平 219

Ⅵ たこつぼ心筋症 221

Ⅶ 爆傷 小井土雄一 222

第10章 国際貢献 227

Ⅰ 世界における災害保健医療の潮流 勝部司 228

1 被災国の役割と責任 228
2 国際社会における保健医療支援の調整メカニズム 228

Ⅱ 国際貢献 神原咲子 230

1 国際的な災害支援 230

国家試験問題 233
国家試験問題 解答・解説 234
索引 235

序章

災害時の保健医療とは

I 令和の災害医療とは ～多職種連携による保健と医療の一元化

1. わが国の災害医療体制の発展と課題

平成の時代は多くの災害に見舞われた。その一方で，わが国の災害医療体制は飛躍的に発展した。**災害派遣医療チーム**（disaster medical assistance team；**DMAT**）や**災害拠点病院**の設置，**広域災害救急情報システム**などは，世界に誇るしくみとなった。しかしながら，多くの災害を経験すれば，その都度新しい課題が生じるものであり，災害医療の焦点も変遷してきた。令和の災害医療を考えるうえでその変遷が重要なので概略を述べる。

1995（平成 7）年の**阪神・淡路大震災**（以後, 1.17）では, 500 人の**防ぎ得る災害死**（preventable disaster death；**PDD**）が存在したと報告され，1.17 以降の災害医療は外傷による PDD をいかになくすかということに心血が注がれ，DMAT の創設，災害拠点病院の設置，**広域医療搬送計画**の作成などが行われた。

2011（平成 23）年の**東日本大震災**（以後，3.11）は，まさに 1.17 以降つくり上げてきた災害医療体制の試金石となったが，医療ニーズは 1.17 とはまったく異なっていた。外傷患者はほとんど発生せず，医療ニーズは発災後数日経ってからの慢性疾患の増悪，感染症などの内因性疾患が主であった。

3.11 において行われた医療活動は，厚生労働省が有識者を集めて開催した「災害医療等のあり方に関する検討会」で検証され，その報告書を受けて「災害時における医療体制の充実強化について」（平成 24［2012］年 3 月 21 日付医政発 0321 第 2 号）が通知され，3.11 以降の災害医療の目標が具体的に示された。

そのなかでも大きな課題として示されたのが，**①シームレスな医療提供体制の確立，②災害時公衆衛生**（disaster public health）**体制の迅速な立ち上げ，③医療機関における事業継続計画**（business continuity plan；**BCP**）**の策定**という点であった。

3.11 においては，DMAT から一般的な医療救護班への引継ぎがうまくいかず，時間的・空間的に医療空白が生じた。この課題に対しては，DMAT の活動期間の延長と医療救護班を調整する**派遣調整本部**（都道府県レベル），**地域災害医療対策会議**（2 次医療圏レベル）の設置を決めた。調整業務の担い手となる**災害医療コーディネーター制度**も始まった。

また，被災地の公衆衛生をいち早く立ち上げるための**災害時健康危機管理支援チーム**（disaster health emergency assistance team；**DHEAT**）が創設された。1.17 以降，災害医療の軸足が外傷治療にあったものが，3.11 以降，内因性疾患，公衆衛生などの領域に広がり，あわせて**医療活動調整**に力が入れられたことになる。

平成 28 年熊本地震（2016 年。以後，熊本地震）では，3.11 以降の新しい災害医療が試される機会となったが，熊本地震の大きな教訓は，保健と医療の乖離（かいり）であった。この教訓に対して厚生労働省は，今後は保健と医療を合体すべく，県レベルでは3.11以降の派遣調整本部に代わり**保健医療調整本部**，2次医療圏ではさらに**保健所**の役割が重視され，**地域災害医療対策会議**を設置することを決めた。

2. これからの災害保健医療とは

平成の時代においては急性期災害体制の構築が急務であったが，令和の時代の主課題は，**亜急性期以降の保健医療体制の構築**であると考える。令和の保健医療体制におけるキーワードは，**災害関連死**，**多職種連携**，**地域包括BCP**，**気象災害対応**，**集学的アプローチ**である。災害関連死に関しては，東日本大震災ですでに3700人を超え，熊本地震では，直接死の数倍の200人以上が認定されており，いかに災害関連死をなくすかが大きなテーマとなっている。災害関連死を防ぐためには，**保健と医療の一元化**が必須であり，発災直後から亜急性期を見据えた災害公衆衛生への対応，災害時における要配慮者への対応が重要となる。3.11の教訓を受けて，熊本地震では，組織的な公衆衛生対応，要配慮者への対応がなされたが，この領域に関しては改善の余地が大きく，令和の災害医療の主課題になると思われる。

災害関連死をなくすためには，多職種連携による地域包括BCPが必要である。医療施設だけでは，災害関連死をなくすことはできない。医療対応すべき被災者は，医療施設だけでなく，避難所，応急仮設住宅，自宅，福祉介護施設に存在する。平時から地域包括ケアネットワークなどを基盤として要配慮者に対する災害時対応を決めておくべきである。平成の時代は病院BCPであったが，令和ではさらに一歩進んで，多職種連携による地域包括BCPを考えるべきである。

令和の災害医療のもう1つの課題は，気象災害である。平成の時代は，首都直下地震，南海トラフ地震などの地震災害に軸足をおいた災害医療が構築されてきたが，昨今では世界的に地球温暖化に伴う気象災害の発生が増加しており，わが国も例外でなく毎年のように洪水，台風などの気象災害が発生している。地震災害と気象災害の違いは，気象災害はある程度予測できることである。予測できるということは，準備する期間があるということである。また，地震災害は起点が明確であるが，気象災害では，いつ平常モードから災害モードへ変えるかも課題である。令和の時代では，今後も毎年のように気象災害に見舞われる可能性が高い。昨今の気象災害では，**停電災害**，**断水災害**などの**インフラ災害**が課題になってきている。停電，断水により入院患者の継続診療ができなくなり，入院患者の避難搬送が余儀なく強いられるケースが起きている。インフラ災害に対して，病院，地域がいかなる準備を行うかが喫緊の課題である。

最後のキーワードは，集学的アプローチである。医療だけでは人の命は救えない。地震学，気象学，土木学，建築学などの学会との集学的なアプローチが必要である。学生時代から，多職種連携，集学的アプローチができるように，視野を広げ，知見を広げ，つなぐことができるコミュニケーション能力を身につけなければいけない。

II 災害看護とは

1. 改訂にあたって～本書の特徴

日本の災害医療体制は 1.17 の教訓を基に構築され，災害急性期の重症外傷の救命に主眼をおいた体制整備が図られた。しかし，3.11 では超急性期の医療ニーズは低く，災害発生の数日後から内科的なニーズが高まり，さらには**パブリックヘルス**の課題が浮き彫りになった。

災害による被害は，災害の種類や規模，時間や季節，発生する地域などによって様々で，当然のことながら保健医療のニーズも課題も異なる。また，災害発生からの時間の推移とともに保健医療の課題も刻々と変化する。**看護学教育モデル・コア・カリキュラム**でも，災害時の医療救護活動のフェーズ（超急性期，急性期，亜急性期，慢性期，静穏（せいおんき）期）と各期の看護について理解できることが目標の 1 つに掲げられている。

1 災害サイクル別，活動の場別，対象別に構成

本書の改訂にあたっては，各期の保健医療の特徴と看護実践をわかりやすく学べるように災害サイクルに基づいて章立てを行った。さらに，活動の場（救護所，避難所，福祉避難所，応急仮設住宅，被災した医療施設など）や対象（要配慮者など）に応じた保健医療活動と看護実践の要点を整理した。また，看護実践を行ううえで欠かせない病態生理の知識を，第 9 章の「災害時特有の疾病」として 1 つの章にまとめたことも特徴である。

2 到達目標の設定

さらに，**インストラクショナルデザイン**の基礎的事項を参考にして「**到達目標**」の明示を行った。この到達目標は，学習者に Where am I going?（どこへ行くのか？）を示すことで主体的な学びを促進するねらいがある。また，到達目標は「説明できる」「列挙できる」など観察可能な行為動詞で設定し，How do I know when I get there?（たどりついたかどうかをどうやって知るのか？）を学習者と教育者の双方がより客観的に評価できるようにしている。

学習目標に向かう How do I get there?（どうやってそこへ行くのか？）には，様々な方法がある。基礎的または基本的な事項は本書のなかに整理されているが，単に知識を得るという学習だけでなく，引用・参考文献や関連する資料を精読してみることや，グループでディスカッションする，模擬患者でトリアージを行ってみるなど，考えながら学びを深めてい

くことを期待する。

2. 災害看護で求められる能力

災害看護を学び，考え，実践するには，災害と看護とを関係づける能力，平常時の看護と災害時の看護とを比較する能力なども必要となる。

災害という出来事は環境破壊やライフラインの途絶などをもたらし，人々の生活環境が一変する。ナイチンゲール（Nightingale,F.）は健全な生活環境を整え，日常生活が支障なく送れるよう配慮することの重要性を指摘している。ロイ（Roy,C.）は人間を適応システムととらえ，絶えず環境と自分自身の双方からくる刺激にさらされているとして，環境を含む**刺激のアセスメント**を看護過程に含めている。看護の概念には，人と健康，環境が含まれる。災害によって変化した生活環境や衛生環境のなかで，または制限された資源のなかで，人々の健康回復や健康維持のための最善のケアは何か，どうすれば最善のケアや環境改善が実現できるのかを考え，実施し，評価・修正していくプロセスが災害看護のありようであり，多角的なアプローチが求められる。

平常時との比較では，看護ニーズと看護資源の不均衡状態で実践される看護という特徴がある。優先される看護ニーズは何かを判断する能力，その判断の根拠をなす能力が求められる。それらの能力は，解剖生理学，病態生理学，臨床薬理学，疾病の成り立ちと回復の促進，フィジカルアセスメントなどの看護の基礎的な能力に依拠すると考えられる。

また，急性期での医療活動では，療養上の世話よりも診療の補助業務の占める割合が高くなる。診療の補助は医師の指示に従って実施する業務ではあるが，医師の補助をするのではなく診療を受ける患者の状態や反応を分析し，より安全・安楽 に「診療」が受けられるように援助することであるという認識をもち，診療を受ける患者の反応に対して，補助と称されている看護を自律的に実践する能力が求められる。

3. 災害看護の目的と，みなさんに期待すること

看護は，あらゆる年代の個人，家族，集団，地域社会を対象とし，健康の保持増進，疾病の予防，健康の回復，苦痛の緩和を行い，生涯をとおしてその最期まで，その人らしく生を全(まっと)うできるように援助を行うことを目的としている。災害時であっても看護の目的は変わらない。

日本は災害多発国であり，看護職であれば誰もが災害時の保健医療活動を実践できることが求められる。基礎教育での災害看護学は，災害看護実践への入り口に過ぎない。災害という困難が伴う状況のなかで，最善の医療や看護が提供できるようになるためには自己(じこ)研鑽(けんさん)や訓練などを積み重ねていく必要がある。そして，保健医療福祉関係者や災害対応にあたるあらゆる職種や専門領域の人たちと協働するためには，論理的思考や科学的思考，

研究，教育，コミュニケーション能力，対人関係における感性，マネージメントやリーダーシップなど多様な能力が求められる。

災害という状況にあっても，人々の生きる権利，尊厳を保つ権利，敬意のこもった看護を受ける権利，平等な看護を受ける権利などの人権を尊重することができる看護職に成長していくことを願っている。

第 1 章

災害保健医療の理解

I 災害の理解

A 災害の定義

到達目標 1 災害の定義について説明できる

災害対策基本法では災害を「暴風，竜巻，豪雨，豪雪，洪水，崖崩れ，土石流，高潮，地震，津波，噴火，地滑りその他の異常な自然現象又は大規模な火事若しくは爆発その他その及ぼす被害の程度においてこれらに類する政令で定める原因により生ずる被害をいう」(第2条第1項)と定義している。また，日本災害医学会では世界災害救急医学会(WADEM)名誉会長であるWilliam Gunnが定義した「人と環境との生態学的な関係における広範な破壊の結果，被災社会がそれと対応するのに非常な努力を要し，非被災地域からの援助を必要とするほどの規模で生じた深刻かつ急激な出来事」を定義としている。

ほかにも，多くの定義が存在するが，おおむね共通していることは，自然の力，人為的な行為などの原因により，平時の体制では対応が困難な状況が生じることを災害と定義している。すなわち，需要と供給が逆転する状況であり，このアンバランスが大きければ大きいほど大きな災害となる。

B 災害の種類と特徴

到達目標
1 自然災害の具体例をあげ，保健医療ニーズの特徴を説明できる
2 人為災害の具体例をあげ，保健医療ニーズの特徴を説明できる
3 特殊災害の具体例をあげ，ほかの災害との違いを説明できる

1 自然災害

竜巻，土石流，地滑り，豪雪，干ばつ，森林火災，地震，津波，風水害，噴火など自然現象により生じる災害である。直接被災した人に対する医療（主に外傷診療）と，避難生活者に対する医療（主に内科診療）が必要になる。

2 人為災害

大型輸送機関の事故，大規模施設での火災，爆発，パニックなど，MCI*のようなマスギャザリング*における，人間の行為が原因（意図的な場合はテロリズム）となって生じる災

＊ **MCI**：mass casualty incident，多数傷病者事故。

表 1-1 災害分類表

被災範囲	広域災害	主に自然災害，原因物質が拡散するような化学・放射線災害
	局地災害	主に人為災害
事象のインパクト	長期型	干ばつ，灌水
	短期型	人為災害，地震
被災地	都市部	都市型災害
	山間部	土砂崩れなどによる孤立
予見	可能	台風，豪雨，豪雪，雷など
	不可能	地震など

害である。被災者の身体的被害に対する医療（主に外傷診療）と精神的被害（急性ストレス障害［ASD］，心的外傷後ストレス障害［PTSD］など）に対する医療が必要になる。

3 特殊災害

特殊災害には，**複合災害**，**CBRNE**（シーバーン）**災害***，**社会災害**がある。

複合災害は，複数の現象が同時または時間差をもって生じた災害である。たとえば，〈人為要因：森林伐採〉＋〈自然要因：豪雨〉で生じた土砂災害である。

ほかにも感染症も需要と供給が逆転すれば災害（アウトブレイク*，パンデミック*）となり，難民問題などの**人道的緊急事態**（complex humanitarian emergency）も複数の要因が関係するという意味で，ここに分類されることがある。また，様々な観点から分類が可能である（表 1-1）。

C 近年の災害発生の傾向

到達目標 1 災害発生の傾向について，近年の特徴を説明できる

近年の災害は複雑化し，特殊化していると考えられている。要因ごとの例を表 1-2 にあ

表 1-2 近年の災害の傾向

要因	災害の例
温暖化などの自然環境の変化	風水害，干ばつ，熱波，寒波
都市の高層化	共振現象，エレベーター閉じ込め
都市の地下空間拡大	地下浸水，崩落
都市部の拡大	ヒートアイランド現象，ゼロメートル地域の浸水，液状化現象
交通網の発達	感染症のアウトブレイク
インターネット環境の悪用	デマ，パニック，有害物質の売買，危険物の作成方法の拡散

* **マスギャザリング**：mass gathering。日本災害医学会では「一定期間，限定された地域において，同一目的で集合した多人数の集団」と定義している。
* **CBRNE 災害**：化学（chemical），生物（biological），放射線物質（radiological），核（nuclear），爆発物（explosive）によって生じた災害。
* **アウトブレイク**：一定期間内に一定の場所で発生した感染の集積が通常よりも高い状態。
* **パンデミック**：アウトブレイクの範囲が拡大し，世界的な流行となる状態。

げる。また**テロリズム**を災害という観点から考えると，複雑化する社会情勢のなかで政治的，宗教的，イデオロギー的な主張の手段としてCBRNE災害を人の手により意図的に引き起こしたものと捉えることができる。そして，残念なことにわが国でも，テロの頻度は増加し，規模は拡大している現状がある。

D 災害サイクルと災害保健医療

到達目標
1 各期（フェーズ）の保健医療ニーズを説明できる
2 超急性期・急性期の災害保健医療対応の概要を説明できる
3 亜急性期の災害保健医療対応の概要を説明できる
4 慢性期の災害保健医療対応の概要を説明できる
5 静穏（せいおん）期の災害保健医療対応の概要を説明できる
6 前兆期の災害保健医療対応の概要を説明できる

1 災害サイクルとは

災害サイクルとは，発災からの時間経過を超急性期･急性期，**亜急性期**，**慢性期**，**静穏期**，**前兆期**に分けてとらえる考えかたで，これを意識することにより，シームレス（継ぎ目のない）な医療支援を目指すことが可能になる（図1-1）。

2 超急性期・急性期の災害医療

発災から3日までを**超急性期**，1週間までを**急性期**とよび，救助・救出にかかわる医療（CSM*）とそれに続く外傷診療を中心とした救急医療，広域医療搬送などが行われる。

3 亜急性期の災害医療

1週間後から4週間までを**亜急性期**とよび，医療の中心は内科診療にシフトチェンジす

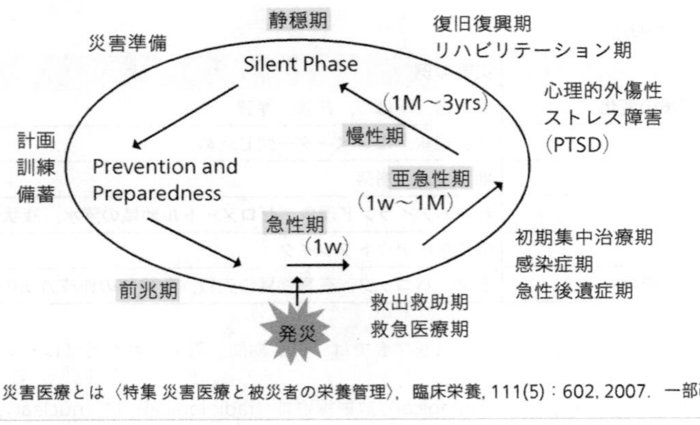

出典／山本保博，他：災害医療とは〈特集 災害医療と被災者の栄養管理〉，臨床栄養，111(5)：602，2007．一部改変．

図1-1 災害サイクルからみた災害医療

＊ **CSM**：confined space medicine，瓦礫（がれき）の下の医療。

ることになる。特に衛生環境の悪化，避難生活の長期化，医薬品の不足などによる持病の悪化，感染症が重要な問題となる。また，急性ストレス障害（ASD）などへの対応も必要になる。

4　慢性期の災害医療

1か月から数年までを**慢性期**とよび，心的外傷後ストレス障害（PTSD），傷病者のリハビリテーションへの対応，社会的には復旧復興への対応などが必要になる（リハビリテーション期，復旧復興期）。

5　静穏期の災害医療

発災から3年以降を**静穏期**とよび，ほぼ発災前と同じ医療環境となる。この時期に備蓄やインフラについて再整備を行い，災害に関する様々な研修，訓練を通じて災害対応のスキルと意識を向上させておくことが重要である。

6　前兆期の災害医療

災害発生の危険がある時期を**前兆期**という。静穏期・前兆期は，準備の期間であり，計画・訓練・備蓄を行うことで，減災することは可能である。

E　災害時における医薬品供給体制

到達目標
1　災害時における医薬品供給の特徴について述べることができる
2　災害時における医薬品供給体制の課題と対応について述べることができる

1　災害時の医薬品の需給バランス

災害対応時には必ずといっていいほど医薬品の過不足が生じる。過去の災害においては，備蓄の不足や供給ルートの断絶による医薬品不足のほか，医薬品不足という情報が先行し，ニーズに合わない支援者からの医薬品供与による過剰在庫など，需要と供給のアンバランスが生じている。また，行政機関が医薬品供給のための計画の立案，備蓄医薬品の管理，災害時の備蓄薬品の運用を担っていたことから，支援現場との乖離（かいり）も生じていた。

医薬品供給の流れは，①製造，②卸（おろし）（物流），③医療機関，④患者（臨床）と大きく分けることができる。これらがスタック（滞る）しないように対応し，災害時においては患者・被災者の手元に届くだけではなく，実際に使用できなければならない。

災害医療における医薬品供給体制は都道府県の責務で整備される。そのため行政機関は自治体，医療圏，地域ごとに医薬品の備蓄をはじめとした医薬品供給体制の計画を策定している。

東日本大震災の際には，医薬品供給を司（つかさど）るはずの行政機関が被災し，医薬品供給が滞

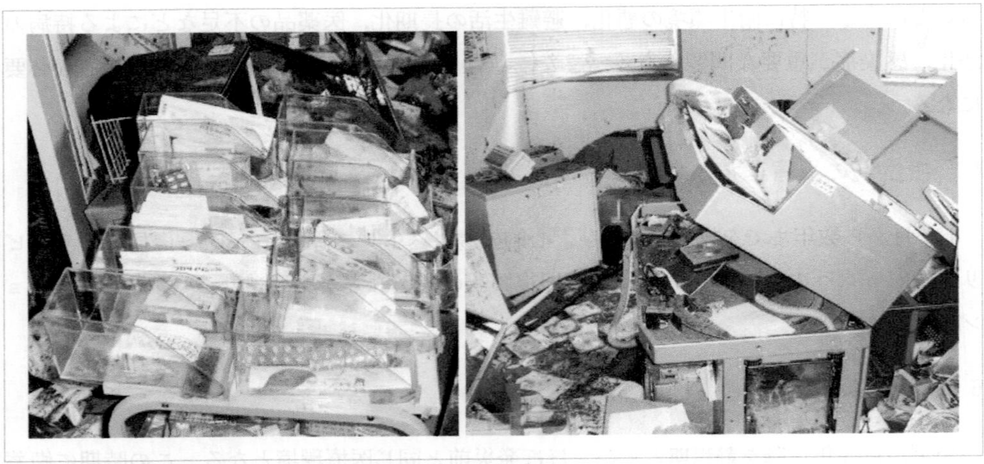

図1-2　東日本大震災後の女川町立病院薬局内部の状況

る場面も見受けられた（図1-2）。また，平時に医薬品の供給やその臨床に携わることのない行政職員が，災害時にそれらを担うことの困難さも経験してきている。これらから，行政が計画の策定を行うが，薬事関連実務や供給は平時からそれらを行っている薬剤師会，病院薬剤師会，医薬品卸業者，日本医薬品卸売業連合会，日本産業・医療ガス協会などと行政が協定を結び担ってもらうなど効率化を図っている。医薬品の備蓄に関しても同様に，医薬品卸業者や地区薬剤師会などへのアウトソーシング（外部委託）が進んでいる。

2　災害時医薬品供給体制の課題と対応

災害時医薬品供給の課題は，①製造原料の調達困難，②医薬品輸送手段の確保困難，④配送経路の被災，⑤被災地内在庫管理要員不足，⑥診療医師不足，⑦調剤所の被災，⑧調剤機器の被災，⑨患者への投薬困難，⑩患者の服薬困難がある。これらを解消するには多くの薬事専門家の災害医療への関与，薬剤師の災害支援活動（被災地内・外）が必須である。

医薬品は薬剤師法や医薬品医療機器等法（医薬品，医療機器等の品質，有効性及び安全性の確保等に関する法律）などで定められており厳密な運用が必要になる。これらは災害時であるからといって軽視されるものではなく，災害時にも遵守（じゅんしゅ）が求められる。しかし，法律の遵守が困難な場合や災害救助法が適用される事例などでは，費用支弁（しべん），供給体制なども含め，それらに応じた変更をしていかなければならない。

災害時の対応としては，①発災以前からの医療の継続，②外傷などの直接的被災疾患への対応，③生活環境変化による健康２次被害の防止，④環境衛生整備，⑤被災地医療機関復興支援（薬局含む）を，「正しい時期，正しい場所，正しい方法」で実施していく必要がある。これらを効率よく適切に運用していくためには，県レベル，地域保健所レベル，地区レベルでの医療コーディネートと同様に，薬事のコーディネート制度が必要である。

Ⅱ 災害保健医療対応の原則

A 平時の救急医療と災害医療の違い

到達目標 1 平時の救急医療と災害医療の違いを説明できる

災害医療の特殊性を理解して診療に臨(のぞ)む必要がある。平時の救急医療では，傷病者に対して潤沢(じゅんたく)な医療資源（マンパワーおよび医療資器材）があるため，個々の傷病者に対して最大限の治療を施すことができる。しかし，災害時においては，多数の傷病者に対して医療資源が限られる（図1-3）。

医療ニーズと医療資源が逆転する状況では，現有する医療資源で最大多数の傷病者を救命することが目的となる。そのため個々の傷病者には優先順位が付けられ，かつその治療も制約を受けることになる。平時の個人を対象にした最善の治療を行う考えから，すべての傷病者を集団としてとらえ，最大限の救命を目標とする考えへと切り替える必要がある。

また，日常の救急医療では，関係する組織は救急搬送を担う消防機関が主であるが，広域災害時においては，国をはじめとした行政組織，消防，警察，自衛隊，海上保安庁などの組織との連携が必要となる。最大多数の傷病者の救命を目的に，これらの組織と情報を共有した多組織連携を行わなければならない。

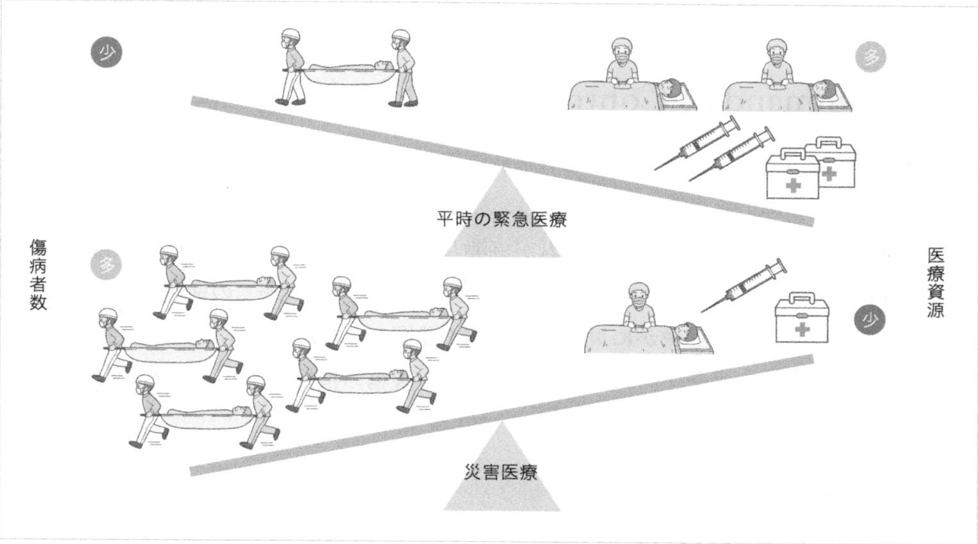

図1-3 傷病者と医療資源のバランス

B CSCATTTの原則

到達目標 1 CSCATTTの概念を理解できる

災害医療活動の実践は，Triage（トリアージ），Treatment（治療），Transport（搬送）の３つからなっている。これを災害医療の **3T's** とよび，これらをうまく行えれば，おおむね災害医療は順調に進むといわれている。しかし，3T'sを円滑に行うためには，CSCAで表現されるCommand & Control（C），Safty（S），Communication（C），Assessment（A）の４つを3T'sの前に確立する必要がある。CSCAという医療の管理の部分を立ち上げて，初めて3T'sが実践できることになる。

CSCATTT はイギリスの災害医療研修コース（Major incident medical management and support：MIMMS course）で考えられたものだが，現在では日本の実情に合うように変更され，DMAT（災害派遣医療チーム）をはじめ日本赤十字社，JMAT（日本医師会災害医療チーム）など多くの災害医療チームが活用している。その意味でCSCATTTは，わが国の災害医療の共通言語といえる。

発災直後は個人も組織も混乱しがちであるが，CSCATTTを基本に活動すれば，大きな抜け落ちを防ぐことができる。しかし，支援者の思考が災害モードに切り替わらない限り（いわばスイッチが入らない限り）CSCAのＣも始まらないため，「スイッチ入れてCSCATTT」と覚えるとよいだろう。また，災害対応は結果的には「無駄で終わってもよい」と考える必要がある。支援のための災害モードへの切り替えをためらうと，その遅れを取り戻すためには，大きな労力を必要とするためである。

CSCATTTは災害現場における重要項目を並べたmnemonics（記憶術）である。CSCATTTのそれぞれの項目がもつ概念を次に説明する。

1. Command & Control：指揮命令，統制／調整

医療活動を開始する際には，指揮命令系統の確立が必要である。指揮命令系統を構築することにより，組織的な活動が可能となり，効率的な活動も可能となる。

災害現場では消防，警察，医療チームが協働して活動することになるが，各組織内の指揮（command：縦の関係）と組織間の調整・連携（control：横の関係）の構築が必要である。医療施設内では発災後，速やかに災害対策本部を設置し，災害対策本部長を頂点に，治療部門，看護部門，ロジスティクス部門などを配した現場の指揮を行うインシデント・コマンド・システム（incident command system；ICS）を立ち上げる。

2. Safety：安全

Safety（安全）のＳには３つがあり，**3S** とよばれる。１つ目は **Self**（自分自身の安全管理），

2つ目は**Scene**（現場の安全管理），3つ目は**Survivor**（傷病者の安全管理）である。SafetyのSがCSCAの2番目にあるのは，2次災害を防ぐためである。

災害は一つとして同じものはなく，それぞれの災害で異なる対応を要求されるが，安全管理のうえでは，この3つのSを順に確保することを考える。

1 Self：自分自身の安全管理

災害医療は，自分の身が危険に曝（さら）される点で，通常の医療とは大きく違う。ただ単に熱意があるというだけで現場に入ると2次災害を起こすことになる。

現場で活動するには，それにふさわしい知識だけではなく，装備が不可欠である。現場での医療行為をする際に想定される危険（ハザード）として，落下物，粉塵（ふんじん），瓦礫（がれき），ガラス片，釘（くぎ）などがあり，これらに対し防護する手段として**個人防護具**（personal protective equipment；**PPE**）が必要になる。ヘルメット，長袖・長ズボンの活動服，手袋，安全靴は必ず用いる。場合によっては，ゴーグル，マスク，肘あて，膝あても必要になる。

2 Scene：現場の安全管理

現場においては，あらゆるハザードを想定した対応が必要となる。たとえば交通事故現場であれば，事故車両からのオイル漏れによる火災の可能性，後続車あるいは対向車の飛び込み，不安定になった事故車両の転倒，変形した電柱の倒壊，電線の垂れ下がり，飛散したガラス片などが，2次災害を起こすハザードとなる。現場に入る前には，このようなハザードに対して対策がとられているかを消防の現場指揮所で確認する。安全な災害現場は一つとしてない，災害現場は必ず危険を有していることを肝に銘じる。

現場の危険因子を把握し，しかるべき対策を講じて，その危険レベルを許容できるレベルまで下げることが重要である。その意味で災害現場では，消防，警察と十分に連携し情報交換する必要がある。

災害の種類・規模によっては，2次災害を防ぐために災害発生地域を活動区域（危険区域）と警戒区域に区域分けする必要がある。

▶ 活動区域（危険区域）　災害現場最前線の活動範囲のことであり，原則として消防が管理する。訓練を受け，しかるべきPPEを身に着けた要員しか出入りできない。出入りを制限することにより安全で円滑な救出救助活動が可能となる。

▶ 警戒区域　災害発生場所全体を取り囲むように設定される。原則として警察が管理する。一般人・一般車両が入らないように管理することにより，円滑な活動が可能となり，また2次災害を防ぐことができる。

3 Survivor：傷病者の安全管理

個人（Self）の安全，現場（Scene）の安全が確保できて初めて傷病者（Survivor）に接触することが可能となる。個人の安全，現場の安全が確保されない状況で，決して傷病者の治療に取りかかってはならない。2次災害を起こす原因となる。

傷病者の安全管理を考える場合は，まず傷病者が危険な状況に置かれていないか判断する。たとえば，その場で治療を行うことが危険であれば傷病者の移動を考える。傷病者の治療のために適切な医療資器材を準備することも傷病者の安全管理に含まれる。

3. Communication：情報伝達

情報が災害を制するといっても過言ではない。情報を収集し，発信し，分析し，戦略を立てることになるため，まずはいかに情報を集めるかである。被災状況，傷病者数など災害医療を行うにあたって必要な情報を集めることが重要となるが，往々にして災害発生時には情報が欠乏し，ある一定期間を超えると情報が氾濫（はんらん）する。間違った情報も多く，情報の整理が必要になる。

災害対応に失敗する最大の原因は，情報伝達の不備であるともいわれる。情報を集めるだけではなく，情報を発信することも重要である。

情報の伝達手段に関しても，平時から無線機，防災無線，衛星電話など，複数の手段を準備しておく必要がある。

4. Assessment：評価

集めた情報を活動に生かすには，その情報を評価し戦略を立てる必要がある。状況を迅速に判断し，傷病者数，重症度を大まかに把握し，現有の医療資器材を考慮して，実際の災害活動（3T's）の戦略を立てる。活動の評価は繰り返し行い，時々刻々変化する状況に見合った戦略を，常に検討する必要がある。

5. Triage：トリアージ

トリアージとは，限られた人的・物的資源のなかで最大多数の傷病者に最善を尽くすために，緊急度，重症度および予後を考慮して，傷病者に優先順位をつけることとされている。災害時においては，傷病者の数（医療ニーズ）と医療資源のバランスが大きく傾くような状況下では，生命にかかわらない傷病者，あるいは最善の医療を提供しても生命予後が期待できない傷病者の治療優先順位は下げなければならない。平時医療とは違い，すべての傷病者に最善の治療が施せるわけではなく，生命にかかわるとともに予後の期待がもてる傷病者に対して医療資源を投入するという平時とは違った考えかたが必要となる。治療に優先順位を付けることにより，結果的に機能予後が悪化する傷病者を生じさせたり，瀕死の傷病者の治療をあきらめることも必要となる。トリアージは限られた医療資源のなかで1人でも多くの命を救うという概念である。

▶ **トリアージの方法**　トリアージでは傷病者を4つの群に区分する。区分の原則は，「**赤**」はバイタルサインに異常があり早急な呼吸循環のサポートが必要な傷病者（**最優先治療群，重症群**：I），「**黄**」は根治的治療が必要であるが，バイタルサインが安定しており，治療開始まで2～3時間は時間的余裕のある傷病者（**待機的治療群，中等症群：II**），「**緑**」は平時であれば外来で診ることが可能な傷病者（**保留群，軽症群：III**），「**黒**」は死亡あるいは生存の可能性のない傷病者（**救命困難もしくは死亡群：0**）である（第2章-II-D「トリアージ」参照）。

▶ トリアージの種類　実際のトリアージにあたっては，この区分の原則に従い，トリアージ実施者の経験と技量によりなされる。しかし，最近では災害現場で複数の組織あるいは医療チームが活動することから，共通認識できる標準化されたトリアージの方法が必要になった。現在は標準トリアージとして，多数傷病者を迅速にふるい分ける1次トリアージ，詳細な解剖学的評価をする2次トリアージの2段階が示されている。1次トリアージは**START**（simple triage and rapid treatment）**法**，2次トリアージは**PAT**（physiological and anatomical triage）**法**が推奨されている（第2章-II-D「トリアージ」参照）。

トリアージは一度だけ行えばよいというものではない。傷病者の状態は時々刻々と変化するため，トリアージも繰り返し行う必要がある。トリアージを繰り返すことにより，過小・過大評価を是正することができる。

トリアージは主には，災害救出現場，現場救護所，搬送時，病院到着時に行われることになるが，トリアージはタグをつけることが目的でなく，次の活動につなげることが重要である。たとえば救出現場で「赤」のタグをつけた場合は，担架班をよび救護所までの搬送を指示してまでがトリアージとなる。

▶ トリアージタグの標準化　わが国では1996（平成8）年に標準トリアージタグが定められた。1994（平成6）年に名古屋空港（現：名古屋飛行場）に中華航空が墜落した際，各組織で異なったトリアージタグが使用され混乱した教訓に基づいて標準化された。世界的には，もぎり型，折り畳み型，荷札型など様々なものがあり，それぞれメリット・デメリットがある。

▶ トリアージの法的根拠　トリアージに関する訴訟の判例がないため，確定したことはいえない。しかし，医師がトリアージを行った場合には，トリアージタグは診療録として扱われ，医療行為として取り扱われる可能性がある。一方，看護師，救急救命士が行った場合には緊急事務管理が適応され，免責されると考えられる。

6. Treatment：治療

治療もトリアージと同様に長い間，現場の裁量権に任されてきたが，昨今では標準化が進んでいる。治療を実践する場として，災害現場，現場救護所，病院などがあるが，それぞれの場において，治療の目標を考えながら実施することが重要である（表1-3）。

▶ 災害現場　速やかにトリアージを行い現場救護所へ傷病者を搬送するため，災害現場では原則的に治療は行わない。例外として挟まれなどの救出困難例では瓦礫（がれき）の下の医療（confined space medicine；CSM）が行われる（第8章-I「瓦礫の下の医療（CSM）」参照）。

▶ 現場救護所　治療の目標は，いかに安全に医療機関へ搬送するかである（stabilization and packaging：安定化とパッケージング）。そのため，生理学的な異常を見つけ安定化を試み，そして病院へ搬送するためのパッケージングを行う。パッケージングには，骨折の固定だ

表1-3 Treatment（治療）における災害医療の実践場所による目標

災害医療実践場所		目標
災害現場	3T's	• Triage：救出トリアージ（振り分けトリアージ） • Treatment：瓦礫の下の医療（CSM） • Transportation：現場救護所への搬送
現場救護所	3T's	• Triage：詳細トリアージ • Treatment：生理学的安定化，搬送のためのパッケージング • Transportation：病院搬送
病院（災害拠点病院）	3T's	• Triage：詳細トリアージ • Treatment：生理学的安定化，詳細な解剖学的評価，根本的治療実施の可否 • Transportation：後方搬送（広域医療搬送）

けでなく，行った医療（挿入したチューブ類など）の確認，搬送中の痛みのコントロール（除痛・鎮痛）が含まれる。stabilization and packagingに関しては，ABCDECrアプローチとして標準化されている（第2章-Ⅱ-E-4-2「ABCDECrアプローチ」参照）。

▶ 病院　治療の目的は，根本的な治療（手術など）である。そのため，さらなる生理学的安定化と詳細な解剖学的な評価が行われる。根本的な治療を要する損傷に対して自院で対応が可能か否かを判断し，病院が被災していて根本的な治療が実施不可能の場合には，即座に後方搬送の手段を講じる。

7. Transportation：搬送

搬送の原則は「適切な患者」を「適切な医療機関」へ「適切な時間内」に搬送することである。しかし，搬送は3T'sのなかでも時間的なボトルネックになりやすい。トリアージ，治療が円滑に進んでも，搬送手段・搬送先確保に時間を要することが多いためである。

搬送は，消防機関との連携なしには行うことができない。また，災害規模が大きくなれば，市町村，都道府県，自衛隊，国との連携も必要となる。搬送先を決めるためには，医療施設の収容能力・距離，搬送時間などの情報が必要となる。実際には，搬送責任者が情報に基づいて治療班責任者と相談して，搬送順位，搬送先を決める。

重症患者の搬送に関しては，1施設での治療可能な重症患者数は限られるため，分散搬送が基本となる。しかし，災害現場から分散搬送するためには，潤沢（じゅんたく）な搬送手段と搬送先が必要となる。そのため場合によっては，搬送の簡明化のため，いったん近隣の災害拠点病院へ集中搬送し，そこから分散搬送する方法をとることもある。集中と分散を組み合わせて，最終的に分散させればよいからである。

C オールハザードアプローチ

到達目標　1 オールハザードアプローチの概念を理解できる

様々な災害に対して個別の災害対応計画（emergency response planning）を作成しても，

想定どおりの災害が起こるわけではない。災害は常に予想外の出来事を伴って起こる。どんな災害が起きたとしても，同じ体系的な対応を行うという考えかたが**オールハザードアプローチ**（all hazard approach）である。共通する対策を立て，それを柔軟に運用するという考えかたである。前述したCSCATTTに従って活動するという考えもオールハザードアプローチの考えかたである。

D 標準化の試み

到達目標 1 災害保健医療における標準化の利点と具体例を述べることができる

災害医療の現場でも，標準化が進んでいる。災害医療の現場では多くの組織，多くの医療チームが協働活動するため共通言語（知識，理論，診療手順）が必要である。標準化を進めることにより情報共有が容易となり，対策も立てやすくなる。その結果，防ぎ得る災害死（preventable disaster death；PDD）をなくすことにつながる（第2章-Ⅰ-2「防ぎ得る災害死と災害関連死」参照）。

3T'sに関しては，これまでにトリアージタグ，トリアージの方法（START法，PAT法）があり（第2章-Ⅱ-D「トリアージ」参照），救護所における診療手順（ABCDECrアプローチ）も標準化されている（第2章-Ⅱ-E-4-2「ABCDECrアプローチ」参照）。診療記録に関しても，東日本大震災時に多数の医療チームが別々の診療記録を使用したことにより，診療の継続性，疾病集計ができなかったという教訓のもとに，2015（平成27）年に災害診療記録が標準化されている。

E 災害時のアセスメント

到達目標 1 災害時のアセスメントの概念を説明できる

災害時には，迅速に被災地の状況を把握して対策を立てることが重要である。この方法として国際的には**ラピッドアセスメント**（rapid assessment；RA）とよばれる方法がある（第2章-Ⅲ-B-1-4「避難所におけるラピッドアセスメント（RA）」参照）。被災地で何が喫緊（きっきん）の課題であるか短時間に評価する方法である。

評価の方法は，標準化された様式によって行われることが多い。わが国でも東日本大震災以降，避難所のアセスメントが標準化されている。アセスメントに関しては，時系列的に繰り返し行うこと，かつPDCAサイクルを回すように必ずフィードバックすることが重要である（第5章-Ⅰ-A-2-4「業務継続マネジメント（BCM）」参照）。

F 災害ロジスティクス

到達目標
1. 災害時におけるロジスティクスの特徴を説明できる
2. 大規模災害時の医療本部でのロジスティクスの役割と機能を説明できる
3. 被災地内で活動する医療チームのロジスティクス担当者の業務について説明できる
4. 大規模災害時に医療機関で必要となるロジスティクス支援の内容と他機関連携の必要性について説明できる

1. 災害時のロジスティクスとは

ロジスティクス（logistics）は，一般的には**後方支援**，**兵站**（へいたん）と表現される場合が多いが，災害医療におけるロジスティクスとは，被災地内で求められる被災者への医療支援活動を円滑に行うために，通信などのインフラを確保し，必要な情報管理，資源の確保，支援活動のための環境整備などを行うことといえる。また，支援者が被災地内での支援活動に必要な人員や資器材，移動手段などの資源を自ら確保する，いわゆる自己完結な活動を行うためにはロジスティクスの能力が重要である。また，その目的により2つの業務に大別できる。

❶被災地内での本部活動・医療チーム活動を支援するロジスティクス
❷被災地内の医療機関などへの支援としてのロジスティクス

さらに❶は，次の3つの業務に大別できる。

❶医療本部での本部活動を支援するロジスティクス
❷医療本部による医療チーム活動を支援するロジスティクス
❸医療チーム所属のロジスティクス担当者によるロジスティクス

2. 医療本部でのロジスティクスの役割と機能

1 医療本部での本部活動を支援するロジスティクス

大規模災害時の被災地内に本部を設置する場合，テントや車両内での本部設置もあり得るが，多くの場合は既存の建屋を活用するため，これを想定して考える。

▶ 電力・通信　安全性が第一だが，本部設置施設の電力供給および通信の確保は必須である。医療本部を設置する可能性の高い都道府県庁舎，保健所，災害拠点病院，各団体が指定する医療機関・事務所などには，平時からこれらの備えがあることが望ましいが，途絶がある場合はこれらを確保する。

外部との通信手段は，電力とともに最も重要な機能であり，連絡すべき管下の本部数や連携すべき関係機関などを考慮して必要な電話回線数やインターネットの通信速度などを検討する。通常の固定電話，携帯電話が途絶している状況下であれば，衛星回線を中心に通信を確保する必要がある。そのうえで施設内に本部設置場所を確保する。

▶ スペース・資器材　医療本部は，執務室のスペースのみでなく，人員が待機・休憩する場所，会議スペース，車両の駐車場所なども，その本部の機能によって確保が必要である。さらに本部で必須となる資器材としては，ホワイトボード，PC，プリンター，コピー機などがある。また，本部要員の食料やトイレなどの生活環境についても対処が必要である。

2　医療本部による医療チームの活動を支援するロジスティクス

道路状況の把握，医療チームの移動手段（陸路移動のためのレンタカー，空路移動のための航空機など），車両燃料，宿泊場所の確保などが必要となる。さらに医療チームの活動上必要であれば，医療ガス，医薬品，医療資器材などの確保も本部にて行う。

また，本部要員が不足する場合，人員の確保も必要である。

3. 医療チーム所属のロジスティクス担当者の業務

被災地内で活動する各医療チームの活動に必要なロジスティクスを確保するためには，各医療チームに所属するロジスティクス担当者の活動がポイントとなる。医療チームの編成においてロジスティクス担当者を含むことを必須としている団体も多い。

DMAT（災害派遣医療チーム）ではロジスティクス担当者を**業務調整員**とよぶが，その担当業務について，日本DMAT活動要領では「ロジスティクスとは，DMATの活動にかか

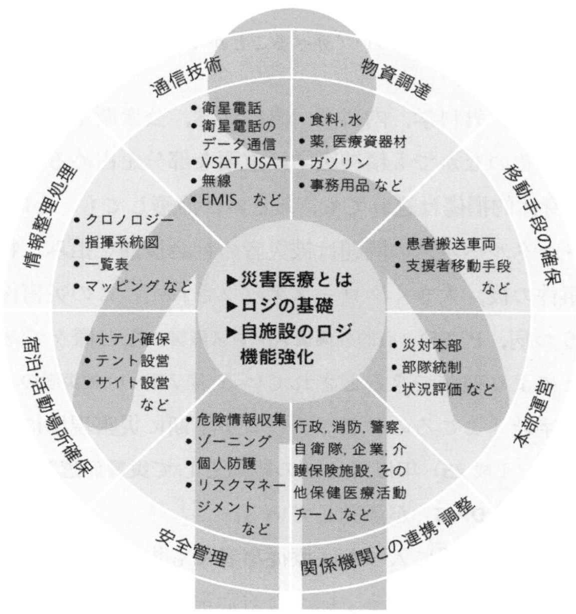

出典／日本災害医学会：災害医療ロジスティクス専門家認定制度マニュアル Ver1.0.

図1-4　災害医療ロジスティクス専門家として求められる能力

わる通信，移動手段，医薬品，生活手段などを確保すること」といい，「DMAT 活動に必要な連絡，調整，情報収集の業務なども含む」と規定がされている。DMAT でない医療チームにおいても，おおむねこのような業務を担当することが多い。

また，日本災害医学会では「災害医療ロジスティクス専門家認定制度マニュアル Ver1.0」において，災害医療ロジスティクス専門家として求められる能力について図 1-4 のように示している。これらがロジスティクス担当者に必要な業務と能力といえる。

4. 大規模災害時に必要となる医療機関へのロジスティクス支援

大規模災害の発生時には，ライフライン被害として停電，断水，都市ガスの供給停止，固定電話・携帯電話・インターネットの不通などが発生する。医療機関において停電，断水が継続すれば，病院としての機能を保つことができなくなり，病院避難（全入院患者の避難）にもつながりかねない。

近年の大規模災害においては，ライフラインの途絶した医療機関に対して自家発電機の燃料補給，電源車の派遣，給水車による給水などが重要な支援の一つとなっている。これらの補給については，医療本部が独自に必要な物資を確保することは困難であり，医療本部と医療チームが各医療機関でのニーズを正確に把握したうえで，被災都道府県や市町村，自衛隊などの関係機関と連携して対応することが求められる。

G 災害時のメンタルヘルスの原則

到達目標 1 災害時のメンタルヘルスについて述べることができる

災害医療は，救急医学，外科学，内科学，感染症学，公衆衛生学など，多分野にわたる集学的医療であるが，そのなかでも精神医学は重要な部分を占める。被災者は大災害を経験することにより，身体的損傷は逃れても，あるいは治癒しても，心に大きな障害を残す。

災害後に生じるメンタルヘルスの問題は被災者の社会復帰を拒み，特に阪神・淡路大震災，地下鉄サリン事件の後，大きくクローズアップされた。この災害後に生じるメンタルヘルスの問題は，うつ病，PTSD（心的外傷後ストレス障害）など様々であるが，早期に精神科的介入をすることにより軽減できるとされている（第７章-Ⅰ「被災者のメンタルヘルス」参照）。

これまで日本赤十字社「こころのケア」チームが早期に災害現場に入り，精神科的ケアを続けているが，2013（平成 25）年以降は国の組織として**災害派遣精神医療チーム**（disaster psychiatric assistance team；**DPAT**）が活動している。

もう一つ重要なことは，救援に入った医療従事者にも災害後はメンタルヘルスの問題が生じる可能性があるということである。様々な対応策があるが，最も重要なことは，救援者自身がこのようなリスクがあることを被災地に入る前に認識しておくことである（第７章-Ⅲ「支援者のメンタルヘルス」参照）。

III 災害と法制度

A 災害時の法律の種類と特徴

到達目標

1. 災害関連法制度の概要と最近の動きを説明できる
2. 防災基本計画，厚生労働省防災業務計画，地域防災計画のなかで，災害に備えた看護職の果たす役割を説明できる
3. 防災基本計画，厚生労働省防災業務計画，地域防災計画のなかで，災害発生後に看護職の果たす役割を説明できる
4. 災害発生後，被災地に看護職が救護班として派遣される場合の根拠・役割・期間・費用負担，そして補償を説明できる
5. 災害発生後の保健師，助産師，看護師の活動の違いと，その法的根拠について説明できる
6. 災害救助法による医療と健康保険法による医療のしくみの違いを，被災した受診者に説明できる
7. 看護職として知っておくべき，そのほかの重要な法制度について説明できる
8. 災害時における法律の弾力的運用について看護職として被災者に説明できる

1. 災害関連法の概要と最近の動き

災害に関して法文に何らかの記載がある法令は日本には120ほどある。これらの法令は，①災害対策基本法令，②災害関係組織法令，③災害予防関係法令，④災害応急対策関係法令，⑤災害復旧財政・金融措置関係法令，と大きく5つに分けて考えることが一般的である。

その中で最も代表的なものとして，1946（昭和21）年の南海地震を契機に1947（昭和22）年に制定された災害応急対策関係法令に属する**災害救助法**と，1959（昭和34）年の伊勢湾台風を契機に1961（昭和36）年に制定された災害対策基本法令に属する**災害対策基本法**がある。前者が特別法で，後者が一般法の関係にあるとされている*。

災害関係組織法令には，日本赤十字社法，自衛隊法，警察法，消防法などがあり，それぞれの団体組織の災害対応の業務規定が定められている。災害予防関係法令の代表的なものに建物の耐震基準などを定めた建築基準法などがある。

災害復旧財政・金融措置関係法令の代表的なものに**被災者生活再建支援法**があるが，この法律は被災者に対する住宅再建などの生活支援のための費用負担について定めたものである。また**公共土木施設災害復旧事業費国庫負担法**は，破損した橋などの公共建造物を修復するための費用負担を定めた法律である（図1-5，表1-4）。

＊ 特別法は特定の領域に制限され適用される法律であり，一般法はより広く適用される法律である。特別法は一般法より優先して適用される。

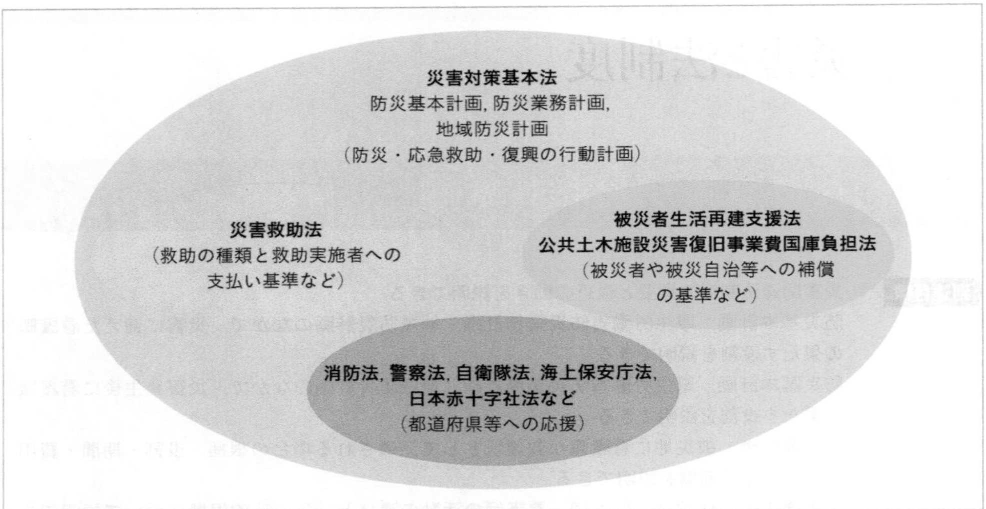

図 1-5 救助者・被災者からみた基本的な災害関連法

表 1-4 熊本地震以降の法制度の変遷

❶厚生労働省は厚生労働省防災業務計画を改定し，地域の災害保健医療拠点として保健所を位置づける（2017［平成 29］年 2 月）
❷内閣府より地方公共団体のための災害時受援体制に関するガイドラインが発行される（2017［平成 29］年 3 月）
❸内閣府は防災基本計画に，都道府県などの訓練を受けた保健医療行政職で構成され，被災自治体の保健医療行政業務支援をする災害時健康危機管理支援チーム（DHEAT）の整備を推進することを記載（2017［平成 29］年 4 月）
❹厚生労働省は大規模災害時の保健医療活動に係る体制の整備に関する通知を発出し，都道府県災害対策本部の下に保健医療調整本部を設置するよう通知。この意味するところは災害派遣医療チーム（DMAT）などの医療活動だけではなく，保健師などの公衆衛生活動も調整するようにとの趣旨である（2017［平成 29］年 7 月）
❺厚生労働省から，DHEAT 活動要領が全国の自治体に通知される（2018［平成 30］年 3 月）
❻災害救助法の一部を改正する法律が施行され都道府県と同等の権限を有する救助実施市の新設を規定（2018［平成 30］年 6 月。2019［平成 31］年 4 月施行，2019［令和 1］年 12 月施行令の発出）

2. 災害対策基本法

▶ **法律の概要**　国，地方公共団体およびそのほかの公共機関を通じて災害に対する必要な体制を確立し，責任の所在を明確にするとともに，①防災計画の作成，②防災・災害予防対策，③災害応急対策，④災害復旧などに関する必要な災害対策の基本が定められている。

▶ **防災計画**　災害対策基本法における防災計画としては，国による防災基本計画，省庁による防災業務計画，そして都道府県や市町村の地方公共団体による地域防災計画の策定が義務づけられている。

防災基本計画や厚生労働省の**防災業務計画**では，① DMAT や災害派遣精神医療チーム（DPAT）の一員としての看護師の教育，②日本看護協会の役割，③避難所の良好な環境維持や被災者支援のための看護師の役割，④原子力災害医療チームの中での国立病院や国立大学病院の看護師の役割と教育について述べられている。

地域防災計画では，看護師が属する医療機関や都道府県看護協会などと地方公共団体との間の協定により看護師が果たすべき役割が定められていることが多い。しかし地域防災計画は地方公共団体によって内容が異なるため，自らが看護師として働いている医療機関や看護協会などがある地方公共団体の地域防災計画を知っておくことが重要である。

また医療法第30条第4項に基づく医療計画の策定にあたっては，都道府県は災害時における医療についても定めるものとされており，都道府県によっては，これに従って災害時医療救護計画のような形で別途定めているところもある。

3. 災害救助法

▶ 法律の概要　災害の発生に際して，国が，①地方公共団体，②日本赤十字社，③そのほかの団体，および④国民の協力の下に，応急的に行われる必要な救助やその費用などについて定められている（表1-5）。

▶ 実施体制　災害救助法第4条の救助の種類に「医療及び助産」があり，災害救助法施行令第4条の災害救助における医療職として助産師や看護師などが規定されている。また，災害救助法施行令第3条および第5条に基づく内閣府告示で，災害時の医療は救護班で行われることを原則としており，しかも都道府県知事の指揮のもと（調整下）に被災地で活動することが求められており，健康保険法による医療とは区別されている。救助の種類，程度，方法，期間についての詳細は施行令や内閣府告示などに定められている。

災害救助法では救護班の定義はなされていないが，内閣府の災害救助事務取扱要領において救護班は都道府県立病院や日本赤十字病院などの医師，薬剤師，看護師などで編成されるとある。さらに災害救助法による救助に要する費用の申請（求償事務）の際に救護班

表1-5 災害救助法における救助の種類と国庫負担項目

救助の種類	国庫負担対象経費（約60項目）
避難所の設置（旅館等も可）	賃金職員等雇上費，消耗器材費，光熱水費，入浴の機会の確保，仮設便所等の設置費等
福祉避難所（福祉施設利用可）	障害者用の簡易洋式トイレ，紙おむつ，ストーマ，介護員等の配置（10人に1人）
応急仮設住宅の供与	設置にかかる原材料費，労務費，附帯設備工事費，材料輸送費，（賃貸住宅借上費）等
食品の供与	主食費，副食費，調理燃料費，雑費
飲料水の供給	水の購入費，給水又は浄水に必要な機械等の借上費等
生活必需品の供与・貸与	被服・寝具及び身の回り品，日用品，炊事用具及び食器，光熱材費
医療・助産	診療，薬剤，治療材及び医療器具の修繕費，衛生材料費，医療職の人件費・旅費等
被災者の救出	救出のために必要な機械・器具の借上費，修繕費，燃料費等
自宅の応急修理	修理用原材料費，労務費，材料輸送費等
学用品の供与	教科書及び教材，文房具，通学用品
埋葬	棺，骨壺，火葬料，賃金職員等雇上費，輸送費等
遺体の捜索・処理	捜索のために必要な機械・器具の借上費，修繕費，燃料費等
障害物の除去	除去のために必要な機械・器具の借上費，輸送費，賃金職員等雇上費等
救助のための輸送費 賃金職員等雇上費	被災者の避難，医療及び助産，災害にかかった者の救出，飲料水の供給，遺体の捜索，遺体の処理，救済用物資の整理配分のための輸送費及び賃金職員等雇上費

資料／災害救助法第4条，および災害救助法施行令第5条，内閣府告示，東日本大震災等の災害救助法の弾力的運用通知等を参考に作成.

に求められている書類「救護班活動状況」（様式12）には，救護班長として医師氏名を記載することになっている。つまり医師が存在しない救護班は災害救助法の費用求償の対象になるかは都道府県や国の判断によるが，難しい場合が多い。

▶ **適用基準**　実施される医療の範囲として，診療や看護業務，そして助産師による助産やそれらの活動期間などが規定されている。しかし保健師などの公衆衛生活動は医療とはみなされず，一般的には地方公共団体の公衆衛生業務の延長として行われている場合が多い。

また内閣府の災害救助事務取扱要領のなかでは公立病院，日本赤十字病院などにおいては都道府県知事などの要請で医師・看護師などで救護班を編成し，それを災害時に派遣することが求められ，派遣された救護班は被災都道府県知事の調整下に入ることとされている。この救護班には都道府県の地域防災計画に基づく協定でその活動が定められているDMATやDPATも含まれる。

救護班の救助に要した費用は原則，被災都道府県（応援を求めた被災都道府県）がこれを支弁することになっている。ただし，これとは別に日本赤十字社は災害救助法第16条で都道府県と災害時の対応や費用支弁について事前協定を結ぶこととなっており，日本赤十字社法には災害などに対応する救護員として看護師養成が義務づけられている。また，2018（平成30）年の災害救助法の改正で国は都道府県と同等の権限を有する救助実施市を指定できることになったが，2018（平成30）年12月に出された国の通知「改正災害救助法の施行について」では第2条3項による連絡調整に基づき救助実施協力のもと，保健医療活動の広域調整は都道府県知事が行うものとされている。

4. 健康保険法（保険）による医療か災害救助法による医療か

▶ **健康保険法と災害救助法の違い**　医療法の第1条には医療の内容として「単に治療のみならず，疾病の予防のための措置及びリハビリテーションを含む良質かつ適切なものでなければならない」とある。つまり医療の根幹をなす最も重要な法律である医療法では，医療には予防・健康管理も含まれている。しかし災害救助法による医療（災害救助）は治療のみで，基本的には健康管理や予防などの公衆衛生活動は災害救助とみなしていない（表1-6）。

内閣府の災害救助事務取扱要領では医療機関での治療が困難な場合などについては，救

表1-6 医療とは

医療法による医療	● 治療と健康管理（予防など）を行う
健康保険法による医療	● 平常時と災害時（災害救助法適用地域）に実施 ● 保険医療機関・保険薬局などで実施 ● 治療を行う（一部健康管理含む） ● 保険料と自己負担（減免あり）で賄う
災害救助法による医療	● 災害時のみ（災害救助法適用地域）に実施 ● 救護所・仮設調剤所などで実施 ● 治療のみを行う（健康管理は含まず） ● 災害救助事務費と実費負担で賄う

護班に「必要に応じ適宜口腔ケア，メンタルケア，いわゆる生活不活発病予防等の健康管理に必要な保健医療専門職等のスタッフを加える等，被災地の医療や保健の需要を踏まえた構成として差し支えない」としているが，内閣府と事前に連絡調整を図るなど，災害救助法による「応急的な医療の範囲での適切な実施」にとどめるべきであるとの記載がある。ここが医療法によって行われる医療と根本的に異なるところである。

▶ 健康保険法か災害救助法か　災害救助法による医療は原則，災害救助法が適用された特別区・市町村内でのみ認められるものである。つまり被災者を災害救助法が適用されていない地域の医療機関へ搬送した後は，原則的には災害救助法が適用されない。災害救助法が適用されている地域内にある保険医療機関や保険薬局は，原則的には災害救助法による医療も健康保険法による医療も両方可能であるが，一般的には保険診療が行える場合にはそれが優先される。どちらを選択するかについては都道府県に確認すべきである。

▶ 受診者の自己負担　当然ではあるが，救護班は災害救助法の適用地域においては健康保険による診療は行わないものとされている。また災害救助法の適用地域で保険診療を行う場合，被災者に支払い能力がない場合，保険医療機関や保険薬局はその被災者が属する健康保険組合などに患者の自己負担分を請求し，被災状況が一段落した後に健康保険組合などが被災者に自己負担分を請求するしくみになっている。ただし，この被災者の自宅が全損などで支払い能力がない場合には減免されるしくみが健康保険法（第75条第2項）などで定められている。その際に健康保険組合などは，国から災害時特例補助金などにより補塡(ほてん)を受けられる場合もある。被災地においては，このような受診した被災者の自己負担に関する質問を多く受ける。

5. そのほかの重要な災害関係法，制度など

1　被災者生活再建支援法

▶ 法律の目的　この法律は，自然災害により自宅が全壊や半壊するなど，その生活基盤に著しい被害を受けた者に対し「都道府県が相互扶助の観点から拠出した基金を活用して被災者生活再建支援金を支給するための措置を定めることにより，その生活の再建を支援し，もって住民の生活の安定と被災地の速やかな復興に資すること」（第1条）を目的としている。

▶ 法律の特徴　この法律により家屋の半壊の場合には基礎支援金や補修などの加算支援金が供与されるが，災害救助法による住居の応急修理と混同しないことが大切である。この法律は保健・医療には直接関係しないが被災者にとっては切実な問題であり，救護班の看護師や公衆衛生支援の保健師などが被災者から相談を受ける場合も多いため基本的なことは知っておくべきである。

2　武力攻撃事態等における国民の保護のための措置に関する法律

▶ 法律の目的　この法律は，かつて使用された実績はないが「武力攻撃事態等において武力

攻撃から国民の生命，身体及び財産を保護し，並びに武力攻撃の国民生活及び国民経済に及ぼす影響が最小となるようにすることの重要性に鑑み，これらの事項に関し，国，地方公共団体等の責務，国民の協力，住民の避難に関する措置，避難住民等の救援に関する措置，武力攻撃災害への対処に関する措置その他の必要な事項」（第1条）を定めたものである。

▶ **法律の特徴**　都道府県知事は避難住民などに対する医療の提供を行うため必要があると認めるときは「医師，看護師その他の政令で定める医療関係者に対し，その場所及び期間その他の必要な事項を示して，医療を行うよう要請することができる」（第85条）となっている。また，日本における医師や看護師などの医療資格を有していない者も，相当する外国においての資格があれば**許可外国医療関係者**として医療行為を行える（第91条）という点が，ほかの災害関係法規と大きく異なる。

3　災害時に公衆衛生支援を行う保健師などの派遣根拠と法令

災害発生時における被災者の健康管理業務などを行う保健師業務は一般的には災害救助法が適用されない。全国的レベルでは厚生労働省健康局健康課保健指導室が調整を行う場合が多いが，法的根拠としては地方自治法（第252条の17），災害対策基本法（第67条，第68条，第74条），自治体間の災害時相互応援協定，支援自治体の独自の判断による派遣などが想定される。いずれを根拠とするかについては，基本的には派遣元と派遣先の自治体間で調整することになっている。要した費用は派遣した自治体が総務省に特別交付税で申請する場合が多いが，東日本大震災と熊本地震では例外的に災害救助法の医療に準じる費用求償が認められた実績がある。

4　保険処方箋と災害時処方箋の違い

▶ **保険処方箋**　災害救助法適用地域で健康保険法により保険医療機関で出された保険処方箋は，保険薬局においても先ほどの自己負担分の減免措置がある。平常時とは異なり被災者の自宅や避難所での交付も可能であり，調剤場所も通常の薬局以外の被災者の居宅などでも認められる。ただし避難所で保険処方箋を発行する場合には，患者に定期的な診療が必要であることを説明し，その同意が必要となる。

▶ **災害時処方箋**　救護班は救護所，避難所，仮設の診療所，被災者の居宅などで**災害時処方箋**の交付が認められているが，調剤場所については，仮設の調剤所や**モバイルファーマシー**（**災害対策医薬品供給車両**）での調剤が原則である。災害救助法の適用地域の保険薬局に災害時処方箋を依頼する場合，事前に災害救助法を所管する被災県，救助実施市もしくは薬剤師会への相談が必要である。また災害救助法の適用地域外で，この災害時処方箋を受け付けるかについては都道府県の判断によるため確認が必要である。

6. 災害時の保健医療福祉関係法制の弾力的運用

災害対策として運用される法律を除くと，当然ではあるが多くの法律が平常時での対応を前提とした記載がなされている。しかし災害時には平常時とは異なる法制度の運用が求められる場合が多い。これは法律の弾力的運用とよばれるものである。また災害時には法律（主に政省令）の規定そのものが改正される場合もある。

東日本大震災の際には筆者が把握した範囲で，おおむね200本近い保健医療福祉関係の法律の弾力的運用や法文の解釈などについての通知や事務連絡が，国から自治体や関係団体に発出されている。この通知や事務連絡のなかには熊本地震の際にも再度発出されたものもある。これらと同じ内容の通知や事務連絡が，次の災害時の際にも発出されるという保証はないが，前例主義を重んじるわが国においては，その可能性が高い。

医療機関や福祉施設で働く看護職は，このような内容について被災者から質問を受ける場合が多い。ちなみに東日本大震災の際に発出された保健医療福祉関係の重要と思われる主なものを次にあげる。

東日本大震災時での事例

1）保険証（国民健康保険法第36条第2項など）
患者は，健康保険の被保険者証を医療機関に提示する必要があるが，被保険者証がなくても，氏名・生年月日などが確認できれば受診可能である。

2）自己負担分の支払い（国民健康保険法第42条など，健康保険法第75条など）
患者は，治療費の一定割合を自己負担金として支払う必要があるが，大きな被害を受けた被災者は，自己負担金の支払いが猶予または減免される。

3）診療行為における保険診療請求（健康保険法第63条など）
避難所などでの診療行為は保険診療ではなく保険証の提示は求めず，災害救助法により都道府県・市町村に費用を請求する。

4）保険診療行為を行う場所（医療法第7条，第8条）
医療行為は，都道府県知事の許可を受けた建物で行う必要があるが，医療機関の建物が全半壊した場合，仮設の建物などにおいて医療行為を行うことが可能である。その際には診療所の10日以内の新規開設届け出義務は不要とする。災害が一段落した後に届け出を行う。

5）処方薬（薬事法49条）
薬局などは処方箋を交付された者以外の者に対して，医薬品を販売・授与できないとあるが，被災地において，医療機関，自治体，薬局などは医薬品などを融通し合うことが可能である。

6）ファックスによる処方箋や電子処方箋（医師法第22条，薬剤師法第26条）
ファックスによる処方を可能とする。

7）遠隔診療（医師法第20条）
初診および急性期の患者は，原則として遠隔診療不許可であるが災害時は可能。

8）診療録の保管義務（医師法第24条）
病院または診療所の管理者などは診療録を5年間保存する義務があるが，震災により滅失などした場合は，保存義務違反にならない。

9）予防接種年齢·期間（予防接種法第2条，第5条）
予防接種は決められた年齢・期間内に接種することと規定されているが，政令改正を行い対象年齢が過ぎても予防接種対象者と認めた。

10）要介護・支援有効期間（介護保険法第28条）
要介護・支援有効期間については被災者に対して省令改正有効により期間を延長。

11）墓地以外での埋葬禁止・埋火葬許可なしでの埋火葬不許可（墓地，埋葬等に関する法律第4条，第8条）
墓地以外での埋葬禁止・埋火葬許可なしでの埋火葬は許可されない。しかし市町村長による埋火葬許可証が発行されない場合でも代替措置により遺体の埋火葬を認める（死亡診断書もしくは検案書は必須）。

Ⅳ 災害時の支援体制,医療体制

A 災害拠点病院

到達目標 1 災害拠点病院の要件と責務について説明できる

1 災害拠点病院の目的

1995（平成7）年の阪神・淡路大震災において，災害医療の中心的役割をする医療機関がなかったという教訓を受け，被災地の医療の確保，被災地への医療支援などを目的として，1996（平成8）年に厚生労働省により，原則各都道府県に1か所の**基幹災害医療センター**と2次医療圏に1か所の**地域災害医療センター**の整備事業が開始された。

これらの災害拠点病院は，十分な医療設備や医療体制，情報収集システム，ヘリポート，緊急車両，自己完結型の医療救護チームを派遣できる資器材を備えており，災害時に中心的役割を果たすことが期待されている。さらに基幹災害拠点病院は，複数のDMATを保有していること，救命救急センターであること，災害医療の研修に必要な研修室を有することなどが条件として加えられている。現在では，基幹災害医療センター61か所，地域災害医療センター681か所が整備されている（2019年4月現在）。

2 災害拠点病院の要件

災害拠点病院の指定は，都道府県知事によって行われる。指定されるには災害拠点病院の指定要件を満たしている必要があるが，この指定要件は，1996（平成8）年に策定されてから，東日本大震災を受けて2012（平成24）年に改定，さらに熊本地震を受けて2017（平成29）年に改定されている。大きな災害を経験するたびに，その教訓が指定要件に反映されている。最新の指定要件の概要を表1-7にあげる。

災害拠点病院は災害派遣医療チーム（DMAT，本節-D「災害派遣医療チーム（DMAT）」参照）をもつことが要件になっているが，これは東日本大震災のときに，受援者側の病院が支援に入ったDMATをよく知らず，うまく利用できなかったという反省から，この要件が追加された。すなわち災害拠点病院のDMAT所有必須化は，災害時の派遣だけでなく受援者側になった場合には，院内DMATが核となり支援DMATを活用するという意味合いがある。

自家発電量は平時の6割を3日間，医薬品の備蓄は3日分という要件も，東日本大震災の教訓からきている。東日本大震災では，発災後に機能していた病院も，資源が枯渇（こかつ）して機能不全に陥った病院が多かった。そのため3日間支援が入らない場合を想定した具体

表1-7 災害拠点病院指定要件の概要（一部抜粋）

(1) 運営体制
❶24時間緊急対応し，災害発生時に被災地内の傷病者等の受け入れおよび搬出を行うことが可能な体制を有すること
❷災害発生時に被災地からの傷病者の受け入れ拠点にもなること
❸災害派遣医療チーム（DMAT）を保有し，その派遣体制があること
❹救命救急センターまたは第2次救急医療機関であること
❺被災後，早期に診療機能を回復できるよう，業務継続計画の整備を行っていること
❻整備された業務計画に基づき，被災した状況を想定した研修および訓練を実施すること
❼地域の第2次救急医療機関および地域医師会，日本赤十字社などの医療関係団体とともに定期的な訓練を実施すること。また，災害時に地域の医療機関へ支援を行うための体制を整えていること
❽ヘリコプター搬送の際には，同乗する医師を派遣できることが望ましいこと
(2) 施設および設備
- 病棟，診療棟など救急診療に必要な部門を設けるとともに，災害時における患者の多数発生時（入院患者については通常時の2倍，外来患者については通常時の5倍程度を想定）に対応可能なスペースおよび簡易ベッドなどの備蓄スペースを有することが望ましい
- 診療機能を有する施設は耐震構造を有することとし，病院機能を維持するために必要なすべての施設が耐震構造を有することが望ましい
- 通常時の6割程度の発電容量のある自家発電機などを保有し，3日分程度の燃料を確保しておくこと
- 衛星電話を保有し，衛星回線インターネットが利用できる環境を整備すること
- 多発外傷，挫滅症候群，広範囲熱傷等の災害時に多発する重篤救急患者の救命医療を行うために必要な診療設備
- 患者の多数発生時用の簡易ベッド
- 食料，飲料水，医薬品などについて，流通を通じて適切に供給されるまでに必要な量として，3日分程度を備蓄しておくこと
- 原則として，病院敷地内にヘリコプターの離着陸場を有すること
- DMATや医療チームの派遣に必要な緊急車輌を原則として有すること

資料／厚生労働省：災害拠点病院指定要件，2019より一部抜粋，改変．

的な文言が入ったのである。

ヘリポートに関しては，東日本大震災以前の要件では近隣のヘリポートでもよかったが，病院敷地内のヘリポートが原則と変更になっている。東日本大震災の際，通信が途絶えたなか，敷地外のヘリポートでヘリコプターと患者の行き違いが多発した。この教訓のもと，飛来するヘリコプターを目視できる敷地内のヘリポートに変わった。

2016（平成28）年の熊本地震以降は，業務継続計画（BCP）を含んだ病院災害マニュアルの作成がさらに強調され，厚生労働省から2019（平成31）年3月末までに策定しないと災害拠点病院の指定からはずすという通知がされた。これは熊本地震で病院インフラの不備などで，多くの入院患者の避難搬送が行われた反省のもとに加えられた要件である。

B 広域災害救急医療情報システム（EMIS）

到達目標 1 EMIS導入の経緯を理解し，主な機能について説明できる

1 EMIS導入の経緯

阪神・淡路大震災では，医療を提供すべきである病院が被災や患者集中により機能低下に陥ったが，その情報の伝達と共有が被災地内あるいは被災地の内と外で行えなかった。

その結果，被災地内への支援医療チームの派遣や被災地外への患者転送が，迅速（じんそく）かつ適切に行われなかった。

この教訓から，全国レベルでの災害時医療情報システムの整備の必要性が提唱され[1]，1996（平成8）年，全国の都道府県で行政機関の医療保健担当部門，保健所と災害拠点病院をはじめとする医療機関や消防機関などが，インターネット回線により情報の共有を可能とする情報システムの運用が開始された。これが**広域災害救急医療情報システム**（emergency medical information system；**EMIS***）であり，ほぼすべての病院が登録されており，今やわが国の災害発生時の医療対応の調整になくてはならないものとなってきている。

2　EMISの主な機能

EMISは，その後の経過もあり様々な機能が搭載されているが，主要なものについて概説する。

❶平時の機能

各都道府県の災害拠点病院を中心に，病院のリスト，位置情報のほか，ICUや手術室の有無，自家発電機やヘリポートの有無，救急患者や救急車の年間受け入れ数，同時に治療可能な多発外傷・広範囲熱傷・クラッシュシンドロームの数，保有DMATの数や資器材数など，災害時の対応能力（キャパシティ）の基本的な情報を共有する。

❷広域災害対応のための機能

災害時に被災地内の医療機関がそれぞれの被災状況を発信し，関係者で情報共有し，その対応に活用する。情報の入力とモニターには次のようなものがある。

▶ **緊急時入力**　医療機関そのものが支援の必要な状況かどうか，すなわちSOSを迅速に発信するためのもの。具体的には，①入院病棟の倒壊（その恐れを含む）の有無，②電気，水道，ガスなどのライフライン・サプライの状況，③対応が困難なほどの多数患者の受診（キャパシティオーバー）の状況，④職員の状況，⑤そのほか支援が必要な状況について発信できる。

▶ **詳細入力**　より詳細な情報として，医療機関のすべての建物の被災状況，手術や血液透析などの機能の可否，被災後の受診患者数，現在の在院患者数，転送を必要とする患者数（患者数はすべて重症・中等症別），ライフラインのより詳細な状況などを発信する。この入力は状況の変化とともに何度も繰り返して行う。

▶ **医療機関等・支援状況モニター**　各医療機関の「緊急時入力」「詳細入力」を閲覧・共有する機能である。支援が必要な医療機関は赤，大丈夫な機関は青で色分けされ，この情報から必要に応じた対応を行う。また，支援が必要な医療機関にDMATなどの支援が入ると，識別できるように工夫されている（表1-8）。

▶ **そのほか**　避難所や救護所の状況，DMATの活動状況を共有し派遣調整に活用するため

---

* **EMIS**：ホームページを参照：https://www.wds.emis.go.jp/

表1-8 医療機関等・支援状況モニター（緊急時入力）の結果表示

分類	内容
要手配	支援が必要である旨の入力があるが，支援チームがいない状態
未入力	緊急時入力が実施されていない状態
手配済	支援チームの手配が完了し，まだ到着していない状態
支援不要	被害が少なく，支援が必要ない状態

の機能，広域医療搬送を調整し記録するための機能なども搭載されている。

3 災害時における効率的なEMISの活用

災害時には情報が錯綜し，どの機関も情報収集で多忙を極める。そのうえ，被災地では建物やライフラインの被災やインターネットの遮断などにより，情報を発信できない場合も多い。だからこそ，あらゆる医療機関はその被災の有無にかかわらず，EMISで情報を発信する義務がある。そして，それができるように，すべての関係者が平時から訓練することが災害対応の第一歩となる。

C 広域医療搬送計画

到達目標 1 広域医療搬送の目的と枠組みについて説明できる

1 広域医療搬送の目的

もし被災地から被災地外へと迅速な患者搬送を実施する体制が，阪神・淡路大震災当時に整っていれば500人近くの命が助かったのではないかという研究[2)]が報告されている。

この反省から甚大（じんだい）な災害発生時には国の調整下に，被災地内では治療が困難な重症者を自衛隊機などの航空医療搬送手段を用い，被災地外の災害拠点病院や救命救急センターなどの医療施設へ搬送し患者の救命を図ることを目的として**広域医療搬送**が実施される。

2 広域医療搬送の実施例

東日本大震災においては，被災地内のいわて花巻空港から被災地外にある航空自衛隊の千歳基地，羽田空港，秋田空港に4回にわたり16人が，そして福島空港から羽田空港間でも3人を対象に，わが国初の広域医療搬送が実施され，合計19人の患者が搬送された。

3 広域医療搬送のしくみ

広域医療搬送の概念図を図1-6に，広域医療搬送に携わる関係者が担当すべき役割分担を表1-9に示した。広域医療搬送実施にあたっての不可欠な要素について次に概説する。

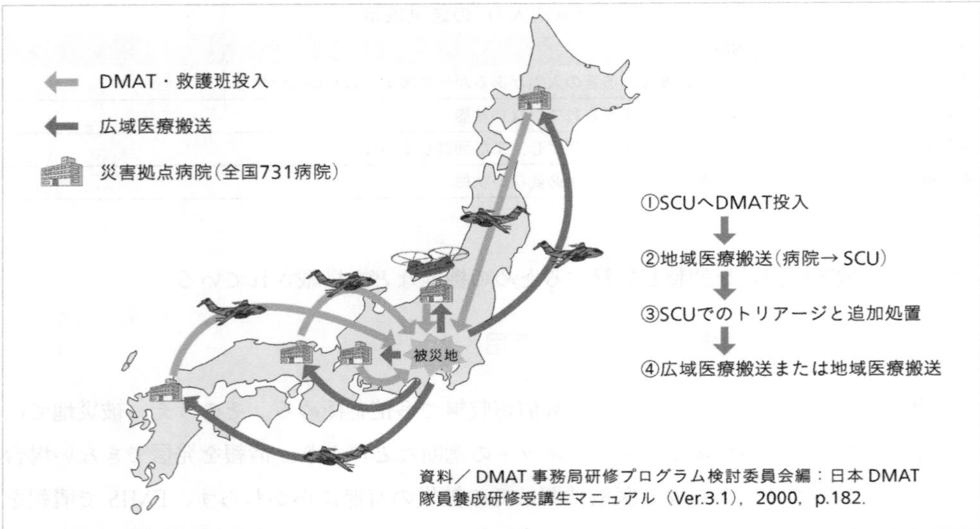

図 1-6　広域医療搬送の概念図

表 1-9　広域医療搬送にかかわる主な機関の役割分担

国の役割	• 広域医療搬送に従事する医療チーム（DMAT・救護班）の派遣 • 被災地内 SCU から被災地外までの広域搬送用航空機の確保，運航 • 被災地外都道府県への患者受け入れ医療施設および都道府県内搬送手段の確保の要請
被災都道府県の役割	• 被災地内 SCU の確保 • 被災地内航空搬送拠点での設置・運営 • 災害拠点病院などから被災地内航空搬送拠点までの患者搬送手段の確保・調整
非被災都道府県の役割	• 管轄区域内の DMAT・救護班に対する派遣要請 • 災害拠点病院などの医療施設に対する患者受け入れ要請 • 被災地外航空搬送拠点から患者受け入れ医療施設までの搬送手段の確保・調整
災害派遣医療チーム（DMAT）などの役割	• 被災地内災害拠点病院などにおいて広域医療搬送対象患者の選出 • SCU における医療活動 • 被災地内搬送および広域医療搬送における搬送患者の看護，応急処置

❶航空搬送拠点臨時医療施設

航空搬送拠点臨時医療施設（staging care unit：**SCU**）は，いわば広域医療搬送の中継地点となる患者を一時収容する救護所の亜型である。SCU に参集した DMAT が中心となり，被災地内の災害拠点病院をはじめとする医療機関から運ばれてくる患者の再トリアージ，安定化に必要な追加処置を行って，広域医療搬送あるいは地域医療搬送（後述）へとつなぐ。通常，被災した都道府県が空港や自衛隊基地などに設置することになっている。また，必要に応じて被災地外の受け入れ空港に搬送先 SCU を設置する。したがって，全国の都道府県には平時から SCU を整備する義務が課せられている。

DMAT は SCU において関係機関と調整しながら広域医療搬送と地域医療搬送を適宜組み合わせて実施することが求められる。

❷地域医療搬送

被災地内外を問わず，都道府県，市町村および病院が，各防災関係機関の協力を得て，

消防防災ヘリコプターや**ドクターヘリ**，救急車や**DMATカー**などにより患者を搬送する医療搬送（県境を越えるものも含む）であって，広域医療搬送以外のものをいう。

したがって災害現場から被災地内の医療機関への搬送，被災地内の医療機関から近隣地域への搬送，被災地内の医療機関からSCUへの搬送および被災地外のSCUから医療機関への搬送など様々なものを含んでいる。

❸広域医療搬送の搬送手段

搬送先の自治体が手配する地域医療搬送と違い，広域医療搬送では国が関係機関と調整し，自衛隊のC-1輸送機やCH-47Jヘリコプターなどの航空機が担当する。なお，これらの機内での医療活動はDMATが担当する。

D 災害派遣医療チーム（DMAT）

到達目標 1 DMATの定義，要件，活動の概要を説明できる

1. DMATとは

厚生労働省は，1995（平成7）年の阪神・淡路大震災において超急性期に災害現場での医療が欠落していたという反省から，発災後に救命医療を担う**災害派遣医療チーム**（disaster medical assistance team；**DMAT**）を2005（平成17）年に創設した。

DMATは大地震および航空機・列車事故などの災害時に被災者の生命を守るため，被災地に迅速（じんそく）に駆けつけ，救急治療を行うための専門的な訓練を受けた医療チームである。DMATは1チーム（1隊）は小人数であるが，被災地に入れば集合し，明確な指揮命令系統のもと，組織的に活動する。現在ではすべての災害拠点病院がDMAT指定医療機関に指定されている。

2. DMATの派遣

DMATの活動は，通常時に都道府県と医療機関などとの間で締結された協定および厚生労働省，文部科学省，都道府県，独立行政法人国立病院機構などにより策定された防災計画などに基づくものである。

DMATの派遣は，被災都道府県が非被災都道府県に対し派遣要請を出すことにより実施される。DMATの1隊当たりの活動期間は，移動時間を除きおおむね48時間以内を基本とする。なお，災害の規模に応じて，DMATの活動が長期間（1週間など）に及ぶ場合には，DMAT 2次隊，3次隊などの追加派遣で対応することを考慮する。

3. DMATの指揮命令系統

DMATは，被災都道府県に入った後は，被災都道府県の災害対策本部指揮下にある

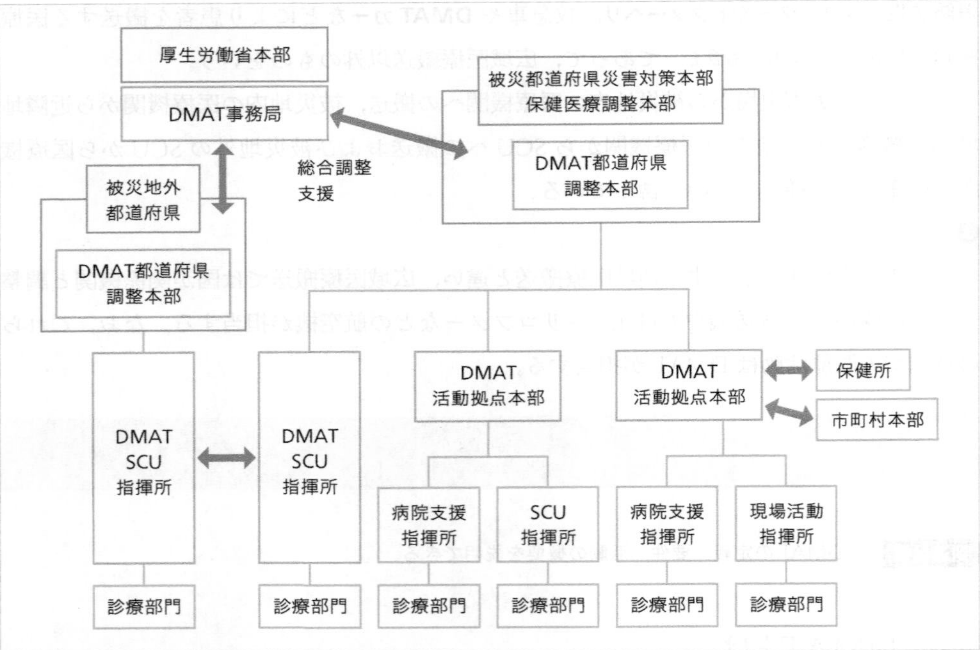

図 1-7　広域災害時DMATの指揮系統

DMAT 調整本部の指揮下に入る。実際には，DMAT 活動拠点本部などの指揮下で活動する（図 1-7）。

4. DMATの機能・任務

災害の種類，規模によって変わるが，基本的な機能・任務は次のようなものである。

- 被災地内での医療情報収集・分析・発信，関係機関調整などの本部機能
- 被災地内でのトリアージ，応急治療，搬送
- 被災地内での医療機関，特に災害拠点病院の支援・強化
- SCU における医療支援
- 広域航空搬送におけるヘリコプターや固定翼機（航空機）への搭乗医療チーム
- SCU への搬送あるいは近隣への地域医療搬送

E 災害派遣精神医療チーム（DPAT）

到達目標　1　DPAT の定義・要件・活動の概要を説明できる

1. DPATとは

自然災害や犯罪・事件，航空機・列車事故などの集団災害が発生した場合，被災地の精

神保健医療機能が一時的に低下し，さらに災害ストレスなどにより新たに精神的問題が生じるなど，精神保健医療への需要が拡大することが考えられる。

このような災害の場合，精神科医療機関の被災状況，それに伴う入院患者の搬送，避難所での診療の必要性など，専門的な知見に基づいて，被災地の精神保健医療におけるニーズを速やかに把握する必要がある。そして被災地のニーズに応える形で，専門性の高い精神科医療の提供と精神保健活動の支援を継続する必要がある。

また，多様な医療チーム，保健師などとの連携を含め，災害時精神保健医療のマネジメントに関する知見も必要とされる。このような活動を行うために都道府県・政令指定都市によって組織される専門的な研修・訓練を受けたものが**災害派遣精神医療チーム**（disaster psychiatric assistance team；**DPAT**）である。

2. DPATの活動と構成

DPATは，被災都道府県などからの**派遣要請**に基づき活動を行う。DPATの派遣調整は，基本的に災害対策基本法に基づいて行われる。被害が広域にわたる場合には被災都道府県の本庁担当者が管下のDPAT統括者と協議し，厚生労働省（DPAT事務局）に対し，DPATの派遣調整を要請する。厚生労働省（DPAT事務局）は，派遣都道府県に対して派遣の調整を行う。被災地での活動にあたっては被災都道府県などの災害対策本部の指示に従う。

▶ 先遣隊　DPATを構成する班のうち，発災からおおむね48時間以内に，被災した都道府県などにおいて活動できる班を**先遣隊**と定義している。

▶ 構成　DPATの班の構成は精神科医，看護師，業務調整員（ロジスティクス担当者）を基本とするが，必要に応じて児童精神科医，薬剤師，保健師，精神保健福祉士，臨床心理技術者などを加えることができる。先遣隊を構成する医師は**精神保健指定医**でなければならない。先遣隊以外の班を構成する医師も精神保健指定医であることが望ましい。

▶ 活動期間　DPATの1班当たりの活動期間は1週間（移動日2日，活動日5日）を標準とし，必要があれば数週間〜数か月間継続して派遣される。

F 災害医療コーディネーター

到達目標
1. 災害医療コーディネートの定義，要件を説明できる
2. 日常と災害時における保健，医療，福祉の各分野の役割と関係を理解できる
3. 災害時における医療の継続の必要性を説明できる
4. 医療資源分配，支援と支援の受け入れ（受援）について理解できる
5. 災害医療コーディネートにおける3層構造を説明できる

災害が発生すると，①被災による生命危機に対する救命医療，②医療の継続を必要とする人々への医療の提供，③避難生活の環境の悪化とそれに伴うストレスによる健康被害への対応など，様々な医療需要が高まる。

それらの医療需要に応えるには，被災地の医療資源のみでは難しい。そのため，救援により，様々な人的資源・物的資源・医療資源が投入される。一方，これらの支援を受け入れるにあたり，たとえば，どのくらいの数の医療救護班を，いつから，いつまで，どこに，どのような手段でなど，資源分配に関する計画立案と調整なしに被災地での効果的な医療の提供は難しい。

被災地の人々の命と健康を守るために救援された資源を有効に活用するには，**災害医療コーディネーター**およびコーディネートスタッフからなるチームが，被災地にいま何が必要なのか，資源をいかに配分するか，などの計画を立案し，実行する必要がある。

東日本大震災当時は，広範囲かつ長期に医療救護に関連する人的物的資源が投入されたが，災害医療コーディネート体制が十分ではなく，それらの分配に難渋した。翌年の2012（平成24）年3月，厚生労働省は「災害における医療体制の充実強化について」を発出し，各自治体に対しコーディネート機能が発揮できるような体制整備を促し，2014（平成26）年から災害医療コーディネーターの育成を開始した。現在は，ほぼすべての都道府県において，災害医療コーディネーターが委嘱されている。

災害医療コーディネートには，①救援にかかわる団体が，被災地において適切な活動ができるように組織をつくること，②医療にかかわる団体間の調整，③保健，医療，福祉の3分野の調整，などが必要である。

災害医療コーディネートのための体制の構築には，①現場（被災地）の需要に関する情報が外部支援の窓口である都道府県庁に集約される体制であること，②事前に医療提供体制の計画を立案するとともに，ときに柔軟な対応をすること，③各拠点には無理のない管轄範囲を割り当てること，などが求められ，以上のような要件を満たすためには，原則として，都道府県レベル，2次保健医療圏（複数の市区町村）レベル，市区町村レベル，という3階層それぞれに保健医療の拠点を設ける必要がある。

現在，医療中心のコーディネート体制が構築されているが，今後は，保健，福祉においても同様の体制を構築し，これら3分野をまとめた調整体制が望まれる。

G 災害時健康危機管理支援チーム（DHEAT）

到達目標 1 DHEATの定義・要件・活動の概要を説明できる

1. DHEATとは

2014（平成26）年に自然災害時に伴う重大な健康危機発生時における保健医療活動に関し，自治体間の応援を行うための組織として**災害時健康危機管理支援チーム**（disaster health emergency assistance team；**DHEAT**）が提案された。2016（平成28）年度より人材育成が開始され，2018（平成30）年3月末に活動要領が厚生労働省健康局より通知された。

DHEATは，被災都道府県が担う急性期から慢性期までの医療提供体制の再構築および避難所などにおける保健予防活動と生活環境の確保にかかわる情報収集，分析・評価，連絡・調整などのマネジメント業務を行い，保健医療調整本部および保健所の指揮調整機能などを応援する。

2. DHEATの活動と構成

▶ 活動の特徴　①保健医療行政職員で構成する行政官の相互支援チームである，②直接的な支援ではなく行政の健康危機管理部門を主な活動拠点とし，その指揮調整機能等のマネジメントを支援する，③ほかの医療班などはチームで活動するが，DHEATは都道府県や保健所の指揮下で各々配置されマネジメント業務を行うことを基本としている。被災都道府県から厚生労働省にDHEATの応援派遣を依頼し，厚生労働省が非被災都道府県に応援派遣可否の照会を行って調整する。

▶ 構成　DHEATは，被災都道府県以外の都道府県などに所属する職員である医師，歯科医師，獣医師，保健師，臨床検査技師，管理栄養士，そのほかの専門職および業務調整員（ロジスティクス担当者）により構成され，被災都道府県に応援派遣される。

▶ 活動期間　各班の活動期間は1週間程度を想定しているが，トータルの活動期間は「急性期から慢性期」と明確にされておらず，平成30年7月豪雨災害（2018年）では約1か月間の支援を行った。

3. 医療と保健の連携

2016（平成28）年の熊本地震での医療と保健の連携をもとに，2017（平成29）年7月に厚生労働省より「大規模災害時の保健医療活動に係る体制の整備について」の通知文が発出された。ここでは，平時において医療，保健，福祉が連続的にかかわっていることから，災害時においても医療，保健，福祉の連携の必要性について述べられている。

わが国では，自然災害による被害が年々大きくなり，また長期化しやすくなっているため，今後DHEATの活動が活発化していくことが望まれる。医療支援者は，被災した人たちがより早く元の生活に戻れるよう，医療と保健の「つなぐ」をキーワードに積極的な連携を図ることが重要である。

H 様々な組織による医療支援

到達目標
1 災害支援ナースの教育体制および派遣システムや役割，機能について説明できる
2 日本赤十字社の救援体制および派遣システムや役割，機能について説明できる
3 国立病院機構の救援体制および派遣システムや役割，機能について説明できる
4 JMATの救援体制および派遣システムや役割，機能について説明できる
5 災害時小児周産期リエゾンの必要性を述べることができる
6 災害時小児周産期リエゾンの災害時の活動概要について述べることができる

1. 災害支援ナース

1995（平成7）年の阪神・淡路大震災のときの看護ボランティア活動を基盤に，災害時に活動できる看護職（のちの**災害支援ナース**）を育成し，災害が発生した場合に被災地に派遣する体制を日本看護協会が構築した。

▶ **災害支援ナースとは**　日本看護協会による災害支援ナースの定義は「看護職能団体の一員として，被災した看護職の心身の負担を軽減し支えるよう努めるとともに，被災者が健康レベルを維持できるように，被災地で適切な医療・看護を提供する役割を担う看護職のこと」である。活動形態は，自己完結型の支援を基本としている。各都道府県看護協会に登録され，その登録者数は9413人（2018［平成30］年3月末）である。

▶ **派遣の方法**　大規模自然災害発生時には，災害の規模などに応じて表1-10のようにレベル1・2・3に区分し，災害レベルごとに定められた方法で，日本看護協会または災害が発生した都道府県看護協会が災害支援ナースの派遣調整を行う。

▶ **活動場所**　原則として，被災した医療機関・社会福祉施設，避難所（福祉避難所を含む）を優先する。

▶ **活動期間**　発災後3日以降から1か月間を目安としている。個々の災害支援ナースの派遣期間は，原則として，移動時間を含めた3泊4日。

▶ **活動内容**　表1-11のような活動を行う。

▶ **教育体制**　災害支援ナースとして活動するための知識と技術を修得することを目的に，「災害支援ナースの第一歩〜災害看護の基本的知識〜」（12時間）を受講していることが登録の要件であり，できれば「〇〇県看護協会災害支援ナース育成研修」（6時間）を受講していることが望ましい。

表1-10 災害支援の対応区分の概略

災害対応区分	対応内容
レベル1	単独支援対応：被災都道府県看護協会が災害支援ナースを派遣する
レベル2	近隣支援対応：被災都道府県看護協会および近隣都道府県看護協会が災害支援ナースを派遣する
レベル3	広域支援対応：全国の都道府県看護協会が災害支援ナースを派遣する

出典／日本看護協会：災害看護，https://www.nurse.or.jp/nursing/practice/saigai/index.html（最終アクセス日：2019/2/20）より抜粋.

表1-11 災害支援ナースの活動

医療機関での活動	• 被災施設の患者の受け入れ • 病院の救急外来などでの増大した医療ニーズへの対応 • 被災した看護職に対する深夜勤業務の支援
避難所での活動	• 自宅の片づけで負傷した人への創傷処置 • 避難所の環境整備や手洗い指導などの感染症対策 • 服薬に関する相談と助言 • 心身の体調不良を抱える者に対する受診支援や医療チームへの橋渡し，救急搬送 • ラジオ体操や運動の推奨など静脈血栓塞栓症（エコノミークラス症候群）の予防 • 高齢者や妊産婦，障害者など災害時要配慮者の個別の対応

2. 日本赤十字社の災害救護

日本赤十字社は，国内外の自然災害・人為災害の救護活動を主たる業務として，災害時における医療救護，救援物資の備蓄と配分，災害時の血液事業の継続，義援金の受付と配分などを行う。その際，災害の種類や規模，被害の状況や地域特性，経時的に変化する被災地や被災者のニーズに応じて対応している。

日本赤十字社の災害救護活動には，赤十字の人道的任務として自主的判断に基づいて行う場合と，災害対策基本法や**国民保護法***における指定公共機関として国や地方公共団体の行う業務に協力する場合とがある。

▶ 救護班　日本赤十字社は，災害時に備えて，赤十字病院の医師，看護師などを中心に編成される救護班（基本的には，班長となる医師1人，看護師長1人，看護師2人，主事2人の計6人）を全国で約500班（約7000人）編成している。災害が発生すると，直ちに医療救護班や**国内型緊急対応ユニット（dERU）***を派遣し，救護所の設置，被災現場や避難所での診療，こころのケア活動などを行う。

▶ 役割　日本赤十字社は，厚生労働省と日本赤十字社との協定を受けて，指定公共機関として防災業務計画を策定するとともに，都道府県支部は都道府県知事と災害救助法による救助またはその応援の実施に関する必要な事項について委託契約を締結し，災害救助法が適用された場合において医療，助産および死体の処理（一部保存を除く）を行うとされている。

医療：真に必要やむを得ない医療であって，応急的な医療に限定。

助産：分娩まで時間がある場合は，設備がある施設へ搬送，分娩後も産科医の診察が受けられるようにする。

死体の処理：洗浄，縫合，消毒および整体など。

▶ 活動場所と活動内容　被災現場における応急処置，救護所を設置しての救護活動，避難所での医療救護および巡回診療による避難者への心的支援，医療機関での傷病者の受け入れ，赤十字のネットワークを活用した後方医療活動。

▶ 派遣体制　日本赤十字社の救護活動は，被災地の支部が主体となって実施する。被災地に隣接する支部は，大規模災害などの場合は，被災地支部からの要請がなくても，災害状況により独自の判断で救護班を派遣することができる。

3. 国立病院機構

国立病院機構は全国142施設（2018［平成30］年4月現在）を有する日本最大級の医療施

＊ **国民保護法**：正式名称は武力攻撃事態等における国民の保護のための措置に関する法律。

＊ **国内型緊急対応ユニット**：dERU（domestic emergency response unit）。仮設診療所設備とそれを運ぶトラック・自動昇降式コンテナ，訓練された職員，そしてそれらを円滑に運用するためのシステムの総称である。大規模災害発生後，一刻も早く被災地における診療を開始することを目的として整備された。資器材として麻酔や抗菌薬などの医薬品，エアテント1張，外科用具など医療資器材のほか，診察台，簡易ベッド，担架，貯水タンクなどが積載されている。要員は訓練を受けた医師，看護師長，看護師，助産師，薬剤師らの医療要員と事務職員（基本構成14人）から構成されている。

設のグループである。国立病院機構は災害対策基本法で定められた指定公共機関であり，有事の際は独自の判断で医療班活動を行うことができ，次のような医療班を有している。

▶ **初動医療班**　災害発災初期から被災地へ派遣し，後続の医療班に必要な避難所や被災地の情報収集を担う。情報収集と並行し，避難所などで救護活動を行う。

▶ **医療班**　被災地での救護所・避難所での医療活動を行う。初動医療班の情報をもとに活動計画を立て，被災地に切れ目のない医療を提供する。

4. 日本医師会災害医療チーム（JMAT）

日本医師会災害医療チーム（japan medical association team：**JMAT**）は日本全国で起こり得る大規模災害時などに日本医師会が行う医療支援の枠組みである。

2010（平成22）年に，そのしくみが提案され，翌年の東日本大震災のときには発災と同時に編成，派遣を決め，全国の都道府県医師会の協力のもと組織的に薬剤や支援物資の供給も含めた医療支援を行った。被災地医師会との綿密な情報交換を行い，急性期から慢性期の長きにわたる継続した支援体制により，災害関連死を防ぐための公衆衛生的な観点も含めた避難住民に対する医療支援を行った。

▶ **JMATチーム**　医師が中心となり，そこに看護師，薬剤師，事務職員などで構成するのが基本になる。しかし，時には栄養士や歯科医師，理学療法士，そのほかの職種の医療系職員を伴い支援を行うこともある。JMATチームが都道府県医師会に届け出て，支援に赴（おもむ）いた時点から，チーム参加者全員が損害賠償保険に加入するしくみをつくっているなど，災害地に入る際の万が一の事態にも備えている。JMAT参加および出動は，あくまでも**プロフェッショナルオートノミー***によるが，東日本大震災時は全国から多くの参加の意思が示され，被災地に隙間なく支援を行うことができた。東日本大震災時は医師不足地域の支援も含めて2763チームが行動した。その後の熊本地震についても短期間ではあったが全国から568チーム，延べ2556人の医療従事者が支援に赴いた。それらJMATの実績などから，中央防災会議でも全国的に重要な医療支援のしくみとして捉えられ，その後，日本医師会は災害対策基本法上の指定公共機関となり，また日本医師会長が中央防災会議の構成員となっている。

▶ **役割**　JMATは急性期からかかわるが，避難所，応急仮設住宅に生活する避難者，また災害により医療が受けることができなくなった，あるいは不十分になった地域への巡回や診察などを重視した。また，公衆衛生的な視点や，精神的なストレス，急激な環境変化などにも注意を払い，医師不足や医療従事者が不足した医療機関に対しての支援なども継続的に行ってきた。東日本大震災のときには初期の段階で関係各所に交渉を行い，被災地に向けた大量の薬品輸送を，自衛隊，米軍などの協力を得て空路を含む様々な手段で実施した。

＊ **プロフェッショナルオートノミー**：professional autonomy。最善の医療のために，職業的判断を強制ではなく自律的に行うこと。

▶ 活動体制　東日本大震災で得られた経験をまとめ，かつその後の災害に常にJMAT派遣を行い，熊本地震などを経て，JMATチームのスキルを上げるべく実践的な講習会なども行い，予想外に大きな災害が起きた際にも，直ちに出動できるような準備をしている。2018（平成30）年には大阪府北部地震，平成30年7月豪雨，北海道胆振（いぶり）東部地震などが起き，各地に大きな被害をもたらしたが，このときも小規模ながらJMATが出動している。

5. 災害時小児周産期リエゾン

災害時小児周産期リエゾンは，災害時に小児・周産期医療にかかわる保健医療活動の総合調整を適切かつ円滑に行えるよう，都道府県により任命された者である。災害時に設置される保健医療調整本部において，被災地の保健医療ニーズの把握，保健医療活動チームの派遣調整などにかかわる助言および支援を行う都道府県災害医療コーディネーターをサポートすることを目的としている。

東日本大震災の経験から，小児・周産期医療と災害医療との連携の必要性が指摘され，養成研修が2016（平成28）年度より開始された。それぞれの地域の小児・周産期医療提供体制に精通した小児・周産期医療従事者（医師，助産師，看護師）が指名される。

▶ 役割　災害時には，周産期医療センターなどの被災状況把握といった情報収集・分析活動，患者搬送や人的支援・物資支援の調整などが業務となる。また，当該都道府県の平常時における医療提供体制などを踏まえ，災害時における小児・周産期医療提供体制の構築について，都道府県に対して，平常時から助言を行うことも重要な役割となる。具体的には，平常時に開催される災害医療対策会議などの会議に出席するほか，都道府県の地域防災計画および医療計画の改定などにあたり，助言を行う。

V 災害時に設置される様々な施設

A 救護所

到達目標
1 救護所の目的，種類，役割を分類できる
2 救護所の運営について説明できる
3 救護所における保健・医療の役割を説明できる

1. 救護所の分類と活動

救護所は災害時に多数の傷病者が発生し，医療・保健機関も被災による機能低下のため現地医療機関のみでは対応が困難な場合に，市区町村などの指示で開設される仮設の診療所であり，救護班などによって運営される。

▶ **分類** 救護所は設置場所により，次のように分けられる（表1-12）。

▶ **役割** 救護所の役割は次のように考えられる。

- 被災地の病院を守る。病院の機能代行や傷病者の分散を目的とする（病院前医療救護所，避難所医療救護所）。
- 被災現場と病院をつなぐ（現場救護所，避難所医療救護所。SCUもその一つと考えられる）。
- 地域保健・医療の補完を行う（拠点医療救護所，避難所医療救護所）。

▶ **設置場所** 設置にあたって大切なのは場所の選定である。医療ニーズだけではなく，安全性（ライフラインの確保，2次災害予防），利便性（医療機関，行政機関，商業施設に近接。交通や情報にアクセスしやすいなど），拡張性（医療を展開するうえでの広さや後方搬送のしやすさなど），継続性（超急性期から慢性期まで活動できるかどうかなど）を考慮して場所を選定する。

▶ **活動内容** 救護所で行う医療の基本は，トリアージ，治療，搬送である。治療は根本治療ではなく，病状の安定化を行い，その後の治療は搬送先の病院で行われる。また，救護所での活動は，次のようなフェーズに応じた医療および医療以外の対応が求められる（表1-13）。

▶ **診療録** 救護所では様々な組織からの救護班が活動することから，使用する診療録は被災者の医療情報の継続性を確保するため，そして被災地の疾病状況を共有するため，共通の災害用診療録を用いることが必要である。標準的な診療録として**災害診療記録2018**（災害時の診療録のあり方に関する合同委員会，2018）の使用が推奨されている。現場救護所ではトリアージタグが使用されることが多い。

2. 緊急医療救護所

東京都では大地震などの災害が起こり，多数の負傷者が発生した場合，発災からおおむね72時間は，医師会をはじめとする**三師会**（医師会，歯科医師会，薬剤師会）や行政の職員が参集し，災害拠点病院の近接地など（病院開設者の同意がある場合は，病院敷地内を含む）に**緊**

表1-12 救護所の分類

病院前医療救護所	病院の前などに設置される。
避難所医療救護所	避難者の多い避難所，または医療を必要とする避難所に設置される。あらかじめ指定され，医薬品や物資を備蓄している救護所もある。
拠点医療救護所	行政，医療，商業，交通の要衝に設置される。
現場救護所	災害の現場に消防などにより設置される。

表1-13 救護所におけるフェーズに応じた活動内容

超急性期から急性期	救命・救急対応，災害関連疾患の治療・予防。外傷治療，深部静脈血栓症（deep vein thrombosis：DVT）対策，被災地病院の負荷軽減（トリアージ，軽症治療）など。
亜急性期	災害関連疾患対応，平時の地域医療の補完，保健衛生管理。内科疾患の治療・予防，健康診断，環境整備などによる感染予防，生活不活発病対策など。
慢性期	平時の地域医療への移行，保健衛生管理，健康生活支援。慢性疾患の管理，健康診断，生活環境状態チェックなど。

急医療救護所を設置する。

▶ 目的　多くの人命を救うこと，限りある医療資源を効率的かつ最大限に配分することが目的であり，災害拠点病院に集まる人を適切に振り分けることで，病院は中等症以上の傷病者の治療に専念できる。

▶ 役割　①傷病者の状態の重症度･緊急度を判断して治療の優先順位をつける（トリアージ），②中等症以上と判断された傷病者を災害拠点病院へ搬送する，③中等症と判断された傷病者を災害拠点連携病院へ搬送する，④軽症者の応急処置を行う。

B 各種避難所・住宅

到達目標
1 各種避難所・住宅の目的，対象を比較することができる
2 各種避難所・住宅の設置基準，管轄，運営について説明できる
3 各種避難所・住宅における保健・医療の役割を説明できる

1. 避難所

1 避難所とは

2013（平成 25）年 6 月に改正された災害対策基本法では，避難所をその目的から**指定緊急避難場所**と**指定避難所**の 2 つに区別している（表 1-14，図 1-8）。

▶ 指定緊急避難場所　災害が発生，または発生するおそれがある場合における円滑かつ迅速な危険回避を目的とする一時的な避難場所である。洪水や津波など政令で定める異常な現象ごとに安全性などの基準を満たす施設・場所が指定されている。

表 1-14 指定緊急避難場所と指定避難所

	指定緊急避難場所 （災害対策基本法第 49 条の 4）	指定避難所 （災害対策基本法第 49 条の 7）
目的	災害からの危険回避のための一時緊急的に避難する施設・場所	避難，または帰宅困難となった被災住民が一定期間滞在する施設・場所
基準	政令で定める異常な現象 1）洪水 2）崖崩れ，土石流および地滑り 3）高潮 4）地震 5）津波 6）大規模な火事 などで設置される。 （基準） • 安全区域内にあること • 安全な構造のもの • 到達経路が確保されていること • 周囲に危険を及ぼすおそれのある建築物などのないこと （災害種により一部異なる）	以下のすべてを満たすこと 1）被災者などを滞在させるために必要かつ適切な規模のもの 2）速やかな被災者などの受け入れ，または生活関連物資の配布が可能な構造，設備を有すること 3）想定される災害による影響が比較的少ない場所にあるもの 4）車両などによる輸送が比較的容易な場所であること 5）要配慮者が滞在する場合は，要配慮者の良好な生活環境が確保される基準（円滑な利用，相談・助言など支援を受ける体制，居室の確保など）に適合するもの
指定	災害種ごとに市町村長が指定	災害種を限らず市町村長が指定

図1-8 避難所などの地図記号

▶ 指定避難所　避難した居住者などを必要な間滞在させ，または災害により帰宅困難となった被災住民などを一定期間滞在させることを目的とした施設である。政令により表1-14の基準が定められている。

2 実施状況

2018（平成30）年に内閣府から出された「指定避難所等における良好な生活環境を確保するための推進策検討調査報告書」によると，市町村アンケートにおいて86%の市町村が指定避難所の指定を終了しており，指定した施設は小中学校・高校が97%と最も多く，公民館（80%），その他公的施設（68%）であった。また，高齢者施設，児童福祉施設，その他社会福祉施設の回答も3～4割にのぼっていた。

良好な避難所生活確保のために，避難所運営の手引（マニュアル）を作成し，平時からマニュアルに基づいた研修・訓練が行われている。アンケートによれば8割を超える市町村がマニュアルを作成済み，もしくは作成中と答えている。今後，被災者による避難所の自主運営を推進するために住民参加型の避難所運営訓練や，避難所運営組織の育成も併せて行うことが必要である。

3 環境整備

防災基本計画では「市町村は，指定避難所となる施設において，あらかじめ必要な機能を整理し，備蓄場所の確保，通信設備の整備等を進めるものとする」と記載されている。災害関連死の原因に占める「避難所などにおける生活の肉体·精神的疲労」の割合は高い。避難所環境改善のためには，水と衛生（トイレ，ベッドなど），食事，プライバシーの確保への対策が喫緊の課題である。避難者の健康を維持し，避難所の質の向上を目指すために2016（平成28）年4月，内閣府より**避難所運営ガイドライン**が出された。またトイレの確保と管理に関し指針を示すものとしては，同年に同じく内閣府より**避難所におけるトイレの確保・管理ガイドライン**が公開されている。

保健・医療支援のためには次の3つの視点「見る，聞く，つなぐ」が求められる。

❶避難所，避難者を見る（環境などを観察する。トリアージにより優先順位を検討する）
❷避難者のニーズを聞く（集団・個人の生活，健康状態を評価する）
❸支援をつなぐ（多職種連携で被災地，支援者のリソースを活用する）

2. 福祉避難所

1 福祉避難所とは

福祉避難所は，災害時に避難生活が困難な要配慮者のために市町村が指定する避難施設である。**要配慮者**は災害時において「高齢者，障害者，乳幼児その他の特に配慮を要する者」（災害対策基本法第8条第2項第15号）と定義されている。「その他特に配慮を要する者」は妊産婦，傷病者，内部障害者，難病患者などである。

2 福祉避難所の整備

福祉避難所の施設基準としては，次のようなものが示されている（災害対策基本法施行規則第1条の9）。

❶要配慮者の円滑な利用を確保するための措置が講じられていること。施設自体の安全性，施設内における要配慮者の安全性が確保されていること。
❷要配慮者が相談し，または助言そのほかの支援を受けることができる体制が整備されていること。
❸要配慮者の避難スペースが確保されていること。

福祉避難所として利用可能な施設は「バリアフリー」「支援者をより確保しやすい施設」を主眼において選定されている。実際には，一般の避難所となっている施設（小・中学校，公民館など），老人福祉施設（デイサービスセンター，小規模多機能型居宅介護施設，老人福祉センターなど），障害者支援施設などの施設（公共もしくは民間），児童福祉施設（保育所など），保健センター，特別支援学校，宿泊施設（公共もしくは民間）などが指定されている。さらに，これらの施設が福祉避難所として機能するために次のような整備を行う必要がある。

- 施設のバリアフリー化：段差の解消，スロープの設置，手すりや誘導装置の設置，障害者用トイレの設置など
- 通風・換気の確保
- 冷暖房設備の整備
- 情報関連機器（ラジオ，テレビ，電話，無線，ファックス，パソコン，電光掲示板など）の整備
- そのほか必要と考えられる施設整備

また，災害に備えて備蓄しておく資器材としては次のようなものがあげられる。

- 介護用品，衛生用品

- 飲料水，要配慮者に適した食料，毛布，タオル，下着，衣類，電池
- 携帯トイレ（主として洋式便器で使用），ベッド，担架，パーテーション
- 車椅子，歩行器，歩行補助杖，補聴器，収尿器，ストーマ用装具，気管孔エプロン，酸素ボンベなどの補装具や日常生活用具

3　専門的人材確保の必要性

東日本大震災における要配慮者の支援に関しては，①福祉避難所を支える支援者の確保が不十分，②広域に避難することを余儀なくされ交通手段・燃料の確保が困難，③入所・退所の基準があいまい，④多様なニーズをもつ要配慮者にきめ細かく対応することが困難などの課題がみられた。

これを受けて，2016（平成28）年4月に内閣府より出された**福祉避難所の確保・運営ガイドライン**では，おおむね10人の要配慮者に1人の生活相談員などを配置するといった要配慮者の避難生活を支援するために必要となる専門的人材の確保の重要性が示された。また，要配慮者の状態に適切な移送手段を確保できるよう，福祉車両，救急車両，一般車両などの整備の必要性や，福祉避難所の統廃合・解消についても記載されている。

さらに福祉避難所の入所者は「災害による生活環境の変化によって健康被害を受けやすく，災害直後は状態が安定していた避難者であっても，状態が悪化して支援が必要になることが考えられる。そのため，避難者の状態を継続的に観察する専門職の視点が欠かせず，専門職を中心とした支援人材の確保が重要となる。平時より施設等と連携を図り，災害時の受け入れ拠点・活動支援体制について取り決めを行っておくべき」としている。

3. 応急仮設住宅

災害のため住家が全壊，全焼もしくは流出した被災者は，応急的に避難所に避難する。避難所は，災害直後の混乱期に被災者を短期間受け入れるためのものであり，その場所・期間は限られている。災害救助法に基づき，災害のため住家が滅失した被災者のうち，自らの資力では住宅を確保することができない者を対象として，一時的な居住の安定を図ることを目的として都道府県などから供与されるのが**応急仮設住宅**（建設型仮設住宅，賃貸型仮設住宅）である。

応急仮設住宅については災害救助法による救助の程度，方法及び期間並びに実費弁償の基準（内閣府告示第228号，2013［平成25］年10月1日）などにより対象，規模，費用，設備，時期，期限が規定され，供与できる期間は，完成の日から建築基準法に規定する期限（2年）までとすることなどが記載されている。

1　建設型仮設住宅

建設型仮設住宅の1戸当たりの規模は，地域の実情などに応じて設定し，①その設置のために支出できる費用は一定の限度があること，②老人居宅介護等事業などを利用しやす

い構造および設備を有し，高齢者などであって日常の生活上，特別な配慮を要する複数のものに供与する施設を応急仮設住宅として設置できること，③災害発生の日から 20 日以内に着工し，速やかに設置しなければならないこと，などが定められている。

2 賃貸型仮設住宅

都道府県などが借り上げ，被災者に供与する民間の賃貸住宅である。**みなし仮設**とよばれることもある。家賃は都道府県などが負担し，光熱水費などは被災者が負担する。建設型仮設住宅と比較した利点と欠点を次にあげる。

▶ 利点　賃貸型仮設は既存の住宅を使用するため，住宅建設用地の確保や建設にかかる時間を短縮でき，コスト削減と迅速な入居が可能である。また，住み心地もプレハブ工法による建設型仮設住宅より快適である。

▶ 欠点　被災者が分散して居住することになりやすく，地域コミュニティーの維持が困難になり，行政としては被災者の状況の把握が難しくなる。

3 応急仮設住宅の課題

宮城県では 2012（平成 24）年から応急仮設住宅で生活する入居者の健康状態を調査している（応急仮設住宅等［プレハブ・民間賃貸借上住宅］入居者健康調査）。2017（平成 29）年の応急仮設住宅（プレハブ）入居者に関する報告書では独居の世帯が 42.2% と年々増加し，65 歳以上の一人暮らし世帯は全世帯の 22.3% で，県平均の 11.3% を大きく上回る。

「病気がある」は，どの年度も半数程度で推移し，疾病は高血圧，糖尿病，心疾患の順であった。体調が「あまり良くない」と「とても悪い」が 20.5% を占め，高齢者ほど割合が高かった。不安，抑うつ症状では，支援が必要な程度の強い心理的苦痛を感じている割合は 8.4% で，熊本地震後の報告などでも 7 ～ 10% に認められている。「眠れない」が 13.6%,「朝または昼から飲酒することがある」が 1.9% であり，年次の変化はみられない。

「相談相手がいる」は 82.3% であるが，男性に「いない」の割合が高い。震災前に比べて日頃の生活で体を動かす機会が「とても少なくなった」および「少なくなった」人の割合は 44.6% である。

調査から，応急仮設住宅では独居，高齢化の進行と，高い有病率，心的苦痛，体調不良が明らかになった。継続的な健康状態（疾病，メンタルヘルス，認知症など）の評価と，活動性の低下や孤独死を防止するために生活全般への配慮と働きかけを行うことが重要である。

4. 復興住宅

1 復興住宅とは

復興住宅は，復興公営住宅，災害復興住宅，震災復興住宅ともいわれる。災害で家屋を失い，自力で住宅を確保することが困難な被災者が安定した生活を確保してもらうために，応急仮設住宅から移り住む恒久的な住宅である。

地方公共団体が国の補助を受けて整備し，低家賃で供給する。復興住宅は低家賃の利点があるが，希望通りの間取りや場所を選ぶことができないことや，将来的には被災者が退所した後の入居者の確保などの問題がある。

2 復興住宅の課題

2017（平成29）年の宮城県における災害公営住宅入居者健康状態調査では，独居の世帯が46.8%と年々増加している。65歳以上の一人暮らし世帯は全世帯の29.5%で，応急仮設住宅入居者対象の調査での割合を上回る。

「病気がある」は62.6%であり，体調不良，不安・抑うつ症状，不眠などは応急仮設住宅入居者への調査と同様の結果であった。復興住宅居住者の調査結果を経時的に見ると，体調，疾病の状況，心の問題が悪化しており，ボランティアなどの支援体制が整っていた応急仮設住宅から復興住宅に転居したことで孤独化が進んだと考えられる。

復興に向けて，コミュニティー構築への支援，健康回復・増進の支援が課題となる。地域包括ケアシステムの活用など多職種連携が必要であり，平時から災害を想定した地域内ネットワークづくりを推進しておかなければならない。

ここであげた避難所，応急仮設住宅，復興住宅の比較を表1-15にあげる。

表1-15 避難所，応急仮設住宅，復興住宅の比較

	指定避難所	福祉避難所	応急仮設住宅	復興住宅
対象	被災者	要配慮者など	自宅確保困難者	自宅確保困難者
経費	無償	無償	一部有償（光熱水費等）	有償
時期	一定期間	一定期間	～２年	恒久的
施設	学校，体育館，公共施設，公民館など	高齢者施設，児童福祉施設，障害者施設など	プレハブ，ユニット住宅，民間賃貸住宅	恒久的建物
プライバシーの保護	±	±	＋	＋＋
孤独化	±	±	＋	＋
コミュニティーの維持・構築	＋＞－	±	±	＋＜－
医療の課題（疾患，対応）	深部静脈血栓症 呼吸器感染症 消化器感染症 慢性疾患対応 生活不活発病（廃用症候群） 心的ストレス 救護所診療 巡回診療	呼吸器感染症 病状悪化対策 機能維持 個別支援	孤独死 生活不活発病（廃用症候群） 健康管理 医療相談 訪問診療，看護 地域包括ケア	孤独死 生活不活発病（廃用症候群） 健康管理 医療相談 訪問診療，看護 地域包括ケア
保健・衛生の課題	感染予防 安全対策 メンタルヘルス 要配慮者対策	感染予防 安全対策 多職種連携 地域包括ケア	コミュニティー構築 福祉相談 地域包括ケア	コミュニティー構築 福祉相談 地域包括ケア

VI 災害時の倫理原則と課題

到達目標
1 人権と尊厳，人道とは何かを説明できる
2 人道４原則を説明できる
3 災害時の倫理的課題と看護師の役割について推論できる

1. 倫理とは

倫理と道徳は，どちらも「人としてふみ行うべき道」（人道）という意味を指す。しかし，多くの場合，道徳が個人や身近な人間関係，社会のなかで個人が守るべき規範という意味合いで用いられるのに対し，倫理は対象が個人に留まらず，広く社会全般に対しても自らが起こす行為に対して「善いこと」「正しいこと」の判断とするための根拠となり得るものとして用いられることが多い。

看護師は，その役割を専門的知識と技術をもって発揮する際に，当然，根拠に基づく看護実践（evidenced based practice；EBP）を行うが，さらにその根幹には看護師としての倫理が根づいている。日本看護協会の**看護者の倫理綱領**[3)]の前文に，看護者には「人々の生きる権利，尊厳を保つ権利，敬意のこもった看護を受ける権利，平等な看護を受ける権利などの人権を尊重することが求められる」とあり，これらをもって「看護の実践について専門職として引き受ける責任の範囲を，社会に対して明示するものである」と記している。また，その実践においてはサラ・フライ（Sara T. Fry）が「善行と無害，正義，自立，誠実，忠誠」という５つの倫理原則を提唱しており[4)]，看護師が看護実践の過程において倫理的問題を解決するための指針となっている。

2. 人道4原則

災害がひとたび起きると，それまでおおむね均衡がとれていた医療・保健・福祉サービスの提供が途絶・中断されるだけでなく，それまで健康を保持・維持できていた人々も健康を逸脱する脅威にさらされる。看護師は，このような予期せぬ想像をはるかに超える事態に対し，人々の生命を守り，健康で安全な生活が損なわれることがないように，どのような看護を行うかを判断し，実践しなければならない。さらに平時以上に多様な倫理観や価値判断と向き合うことになる。その際，看護師の倫理観として拠（よ）り所となるものに**人道4原則**がある。

人道支援とは緊急事態またはその直後における，人命救助，苦痛の軽減，人間の尊厳の維持および保護のための支援[5)]であり，その実践の基本原則として人道４原則があり，①**人道性**，②**公平性**，③**独立性**，④**中立性**の４つが柱となっている[6)]。

▶ 人道性　人々の苦しみは，どのような状況にあっても対処されなければならない。人道支援は，人間の生命や健康を保護し，尊厳を確保することを目的とする。

▶ **公平性**　人道支援は，その必要性のみに基づいて実行されなければならず，最も緊急性の高い窮状を優先し，国籍，人種，ジェンダー，宗教的信仰，階級あるいは政治的見解による，いかなる不利益も与えてはならない。

▶ **独立性**　人道支援は，それが実施されている地域について，関係する当事者が有する政治，経済，軍事その他の目的から自立したものでなくてはならない。

▶ **中立性**　人道支援を行う者は，政治的，人種的，宗教的，思想的な対立において，一方の当事者に加担したり，介入してはならない。

また，災害など人々が脅威や危機的状況にさらされている環境下で，その被災した人々や，地域・社会に対し支援に携わるときには，看護師のみならず，そこに携わり，かかわる人や組織には**人道支援の質と説明責任に関する必須基準**（Core Humanitarian Standard；**CHS**）に則（のっと）り行動することが推奨されている。CHSは9つのコミットメント，質の基準，基本行動，組織の責任などをもって構成されている[7]。

災害時の支援にあたる看護師が，このような原則や基準に基づき看護実践がなされることで，被災した人々や地域社会へのケアや支援の質の向上が期待できる。

3. 災害時の倫理的課題

災害が起きたとき，そこには医療処置や看護ケアを必要とする人が，一瞬にして多く存在することとなり，その状況は刻一刻と変化していく。そのため，それらすべての人に必要な医療処置や看護ケアを，それぞれのニーズに合わせ，十分に提供し，充足させることは非常に困難になる。しかし，混乱や制約のある状況や環境下だからこそ，被災した人々に寄り添い，被災した人々の思いを尊重し，人々の生命を守り，健康を保てるように，看護師としての専門性を発揮し，災害支援に携わることが重要となる。

一方で，看護師は自ら判断したことや実践した看護ケアについて悩み，ジレンマを感じることがある。そのため看護師として，どのような倫理観をもっていることが望ましいかを平時から考えておくことが必要である。

文献

1) 厚生省：健康政策調査研究事業「阪神・淡路大震災を契機とした災害医療体制のあり方に関する研究会」報告書，1996.
2) 吉岡敏治，他：集団災害医療マニュアル；阪神・淡路大震災に学ぶ新しい集団災害への対応，へるす出版，2000，p.1-17.
3) 日本看護協会：看護者の倫理綱領，2003.
4) Fry，S.T.，Jhonstone，M.J. 著，片田範子，山本あい子訳：看護実践のための倫理；倫理的意思決定のためのガイド，第3版，日本看護協会出版会，2010.
5) 外務省：人道支援，https://www.mofa.go.jp/mofaj/gaiko/jindo/index.html（最終アクセス日：2019/2/23）
6) 支援の質とアカウンタビリティ向上ネットワーク（JQAN）：人道支援の必須基準 Core Humanitarian Standard；人道支援の質と説明責任に関する必須基準，CHSアライアンス，グループURD，スフィア・プロジェクト，2014，p.8. https://corehumanitarianstandard.org/files/files/CHS_Japanese_ver2.pdf（最終アクセス日：2019/7/5）
7) 前掲書6），p.10-18.

第 2 章

超急性期・急性期の災害保健医療と看護実践

I 超急性期・急性期の医療ニーズ

到達目標
1 超急性期・急性期の医療ニーズについて説明できる
2 超急性期・急性期に医療の需要増大が予測される疾病とその特徴について説明できる

1. 超急性期・急性期の医療ニーズの特徴

災害時の医療対応においては，災害をサイクルとして体系的にとらえ，それぞれの時期に即した対応を考えることが重要である。発災からの時期に応じて医療ニーズは異なる。

1 超急性期

▶ 救命　超急性期には，災害により負傷した傷病者の救出と救助，そして救命のための医療が必要となる。発災直後に多数の傷病者が発生した場合は，消防などによる救出や救助（**公助**）では対応しきれず，救援が遅れることが予想される。そのため被災者本人，家族，隣人などによる救出と救助（**自助**・**共助**），適切な応急処置および医療機関への搬送が重要となる。

救命医療の観点からは，発災から48時間以内，遅くとも72時間以内が**救命のためのゴールデンタイム**とされている。それと同時に，超急性期は防ぎ得る死亡が多く発生する時期でもあり，この時期に傷病者に対して適切な救命医療を提供することが**防ぎ得る災害死**（preventable disaster death；**PDD**）の回避につながる。

▶ トリアージ　災害の種類や規模により違いはあるが，平時の医療とは異なり，災害時の医療は限られた医療資源のなかで多数の傷病者へ対応することが求められる。多数の傷病者が存在する場合は，災害現場から救出された被災者に対し，災害現場や現場に設置された救護所，医療機関においてトリアージを実施することが不可欠である。トリアージにより治療や搬送の優先順位を判断し，最大多数の傷病者に対し最良の医療を提供することが可能になる。

▶ 情報収集・共有　被災地内の医療機関は，自施設の被災状況により対応が異なるため，災害状況の把握，職員や患者の安全確認・施設の被害状況の把握を適宜行い，対応を決定していく必要がある。広域災害救急医療情報システム（EMIS）などを活用し，必要な情報を収集するとともに，地域内外の医療機関，消防機関，行政組織，医療支援チームなどと情報を共有し円滑に連携することが重要である。

最終的に医療需給のバランスが大きく崩れ，被災地内での通常の医療体制では対応できない場合は，市町村による緊急医療救護所の設置や災害派遣医療チーム（DMAT）の派遣要請・派遣，また必要に応じて被災地内の入院患者の被災地外医療機関への広域搬送などを行うことにより，救命のための医療を確保できる体制を早期に構築する必要がある。

▶ 健康問題　急性期には，超急性期に必要とされた救出・救助および救命医療に加え集中治療が必要となる。また，避難や救出・救助活動により負傷した傷病者への対応および避難生活などによる非日常的な生活により発生した健康問題への対応も必要となる。

▶ 保健医療活動　この時期は，被災地内の医療機関では機能の復旧に向けての対応が開始され，地域住民とのかかわりが強くなる時期である。そのため，地域の保健医療活動にかかわる体制も整備することが求められる。

▶ 心のケア　急性期以降には，発災後に受けた強い心的ストレスによる心的外傷後ストレス障害（PTSD）が問題となることがある。そのため，比較的早期から心のケアを提供することも必要とされる。

2. 防ぎ得る災害死と災害関連死

▶ 防ぎ得る災害死　1995（平成7）年の阪神・淡路大震災において6434人が死亡したが，そのなかで医療が適切に介入すれば避けられた可能性がある災害死，すなわち防ぎ得る災害死の可能性が示唆され[1]，超急性期から急性期の災害医療体制に大きな課題が残された。

これらの大きな教訓をもとに，①消防，警察および行政組織との連携のための指揮・統制，② DMATなどの災害現場での診療支援の枠組みの構築，③広域災害救急医療情報システム（EMIS）などの通信体制の強化，④ドクターヘリの普及，⑤広域医療搬送体制の構築，⑥災害拠点病院の設置といった災害医療体制が整備されてきた。

▶ 災害関連死　上記の災害医療体制を整備した結果，2011（平成23）年の東日本大震災では医療機関での防ぎ得る災害死を減らすことができたと一定の評価を得た。しかし一方で，急性期以降にも継続する医療ニーズへの対応が十分に行えなかったために発生した**災害関連死**という新たな課題が残された[2]。災害関連死とは，災害による直接の被害ではなく，避難途中や避難後に災害との因果関係が認められる死亡とされる。

防ぎ得る災害死および災害関連死をなくすために，災害サイクルにおける医療ニーズを多元的にとらえ，需要増大が予測される医療ニーズに対して継ぎ目なく医療支援を提供できる体制を構築することが求められる。

3. 超急性期・急性期に需要増大が予測される疾病とその特徴

前述のように，災害では発災からの時間経過に伴い医療ニーズは変化していく（図2-1）。超急性期から急性期は外傷をはじめとする**外因性疾患**が多く，慢性期に移行するに従い慢性疾患をはじめとした**内因性疾患**が増加していく。

しかし，医療ニーズが変化する時期は災害の規模や種類により大きく異なるため，変化する医療ニーズを的確にとらえ，医療ニーズに即した対応が求められる。また，その際には変化する医療ニーズに合わせて継ぎ目のない医療支援を提供することが重要である。

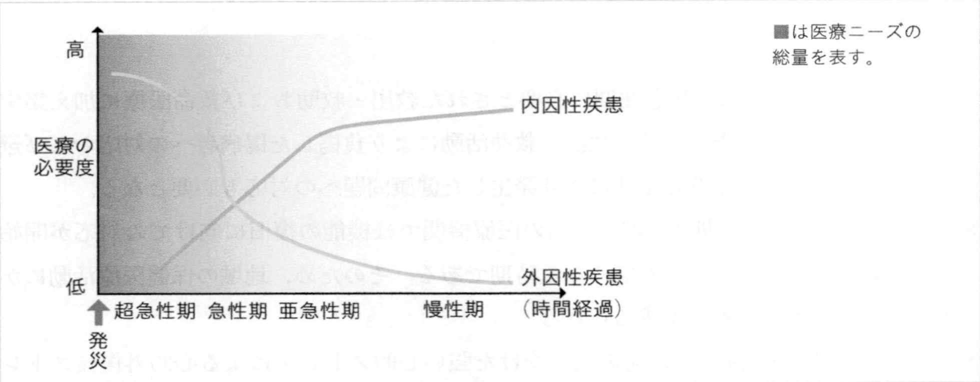

図2-1 発災からの時間経過と医療ニーズの関係

1 外因性疾患の医療ニーズ

超急性期から急性期にかけては，建物倒壊・火災などの被害に伴い外傷や熱傷を中心とした外因性疾患患者が多く発生すると予測される。未曾有（みぞう）の被害が生じた阪神・淡路大震災や東日本大震災では，熱傷，外傷，クラッシュシンドローム，津波肺といった**外因系疾患**の患者が多く発生していたと報告されている[3, 4]。なかでも重症四肢外傷，頭部外傷，クラッシュシンドローム，広範囲熱傷などは，初期治療から集中治療を含めた治療となり，多くの医療資源を必要とするため，被災地内の限られた医療資源のみでは対応が難しくなる場合が想定される（第9章「災害時特有の疾病」参照）。そのため，災害の発生直後（おおむね48時間以内）に医療支援活動を開始するDMATでは，超急性期から急性期の高まる医療ニーズに合わせ，外傷を中心とする救命医療に主軸を置きつつ，被災地内から被災地外への広域医療搬送も視野に入れた医療救護支援活動が想定されている。

2 内因性疾患の医療ニーズ

災害時には，多くの傷病者は服薬の継続が必要な処方薬を持ち出すことができずに避難する。そのため，心不全や呼吸不全といった急性かつ重篤な病態をもつ患者への対応のみならず，治療や投薬を継続しなければ増悪する可能性のある慢性の病態をもつ患者の対応も必要である。

代表的なものとしては，慢性腎不全による透析療法を施行中の患者，在宅酸素療法や在宅人工呼吸管理を施行中の患者，インスリンを使用中の糖尿病患者，抗てんかん薬を内服中の患者，ステロイドを内服中の患者などが想定される。また，在宅療養中の患者なども含め，治療や投薬が途切れることが病態を悪化させる可能性がある患者の存在を把握し，行政や福祉関係者と連携をとり緊急対応をする必要がある。具体的な対応策が検討されている病態について次にあげる。

❶慢性腎不全による透析療法中の患者

慢性腎不全に対して透析療法中の患者にとっては，透析の先延ばしは生死にかかわりかねない。そのため，日本透析医会では震度6以上の地震や災害救助法が適用されるような災害が発生した場合に**災害時情報ネットワーク**を立ち上げるなど，発災直後から透析を継続できる体制の整備を図っている[5]。

❷在宅酸素療法·在宅人工呼吸管理中の患者

在宅酸素療法や在宅人工呼吸管理中の患者は，酸素や電力の中断が生死にかかわりかねない。日本呼吸器学会や行政機関では，平時から自助能力を高める患者教育を進めるとともに，災害時の支援策などの手引きを作成し[6,7]，災害時の支援体制の整備を図っている。

❸インスリン使用中の患者

インスリン使用中の患者，特に1型糖尿病の患者では，インスリン使用の中断が生死にかかわることがある。日本糖尿病学会では，糖尿病患者と糖尿病診療にかかわる医療者を対象とした災害時対応マニュアルを作成し支援体制の整備を図っている[8]。

Ⅱ 超急性期·急性期の災害保健医療と看護実践

A 避難行動と看護師の役割

到達目標

1 どのような人が避難行動要支援者となるのか列挙できる
2 各救護区分について説明できる
3 病棟から避難する場合の患者の優先順位の原則と，現場での搬送トリアージの必要性を述べることができる
4 避難の原則について述べることができる
5 災害時に平時からの5S活動が必要な理由を説明できる
6 どのような状態のときに病院避難になるのかを説明できる

1. 地域の避難行動

1 避難行動要支援者とは

2013（平成25）年の災害対策基本法の改正において，**避難行動要支援者**は**要配慮者**（高齢者や障害者など）のうち「災害が発生し，又は災害が発生するおそれがある場合に自ら避難することが困難な者であって，その円滑かつ迅速な避難の確保を図るため特に支援を要するもの」と定義された[9]。

要配慮者の避難能力の有無の判断は，①避難行動をとるうえで必要な身体能力だけでな

く，②警戒や避難勧告・指示などの災害関係情報を取得する能力，③避難そのものの必要性や避難方法などについて判断する能力，にも着目する必要がある。

2 避難行動要支援者名簿と個別支援計画の作成

東日本大震災においては，被災地全体の死者数のうち65歳以上の高齢者の死者数は約6割，障害者の死亡率は被災住民全体の死亡率の約2倍にのぼった。一方，消防職員・消防団員や民生委員など，多数の支援者も犠牲となった。このような東日本大震災の教訓を踏まえ，2013（平成25）年の災害対策基本法の改正において，①市町村は**避難行動要支援者名簿**を作成すること（第49条の10第1項），②避難行動要支援者本人からの同意を得て，平時から消防機関や民生委員などの関係者に情報提供することを義務づけた。さらに避難行動要支援者名簿の作成に合わせて，災害時の避難支援などを実効性のあるものとするため，民生委員や社会福祉協議会，自主防災組織や自治会，福祉事業者などと連携して**個別支援計画**を作成することを推奨した。

▶ **避難行動要支援者名簿の取り組み状況**　2018（平成30）年6月1日現在における各市町村の『避難行動要支援者名簿の作成等に係る取組状況の調査結果等』[10]によると，避難行動要支援者名簿の作成状況は，調査対象市町村（1739市町村，調査時点で全域が避難指示の対象となっていた2町を除く）のうち97.0％（1687市町村）が作成済となっている。避難行動要支援者名簿に掲載する者は，身体障害者をあげている市町村が99.3％と最も多く，以下，要介護認定を受けている者98.6％，知的障害者97.4％の順に多い結果となっている。

▶ **個別支援計画の取り組み状況**　避難行動要支援者名簿の作成は進んでいるものの，義務化されていない個別支援計画は全国で1割程度しか作成されていないという報告もある。その要因の一つに，民生委員などが高齢化しており，避難を支援する側の人員確保が難しくなっていることがあげられている。

3 避難行動要支援者対策の課題

避難行動要支援者名簿の作成に関し，要支援者情報の把握・絞り込みが難しい，更新・管理運用に労力を要する，地域との共有といった課題があり，十分に機能している自治体はまだまだ少ないという指摘もある[11]。

2016（平成28）年の熊本地震の際には，避難行動要支援者名簿を自治体のパソコン内にデータ保存していたが，被災によってパソコンを稼働できず閲覧できなかった事例や，亡くなったり，引っ越したりした人が載ったままで十分活用できなかった事例が報告されている[12]。一方で，災害経験から，避難行動要支援者への災害時のケアは保健師が担うことが多くなることが認識され，平常時から名簿作成担当課と保健師との連携が進められている自治体もある。

2. 入院患者の避難行動

1　発災直後の看護師の行動

地震の場合は，まず自身の身体防御を行う。揺れがおさまったら，部署ごとにリーダー（平日の日勤であれば看護師長，看護師長不在時は代行者）のもとに集合し，メンバーの安否を確認する。その後，リーダーの指示のもと，ヘルメット，メガホン，ライトなどを装備し，担当範囲を巡回し，火災発生の有無，建物被害の有無と程度，避難経路の確保状況，水や電気などライフライン停止の有無，患者・面会者の状況，生命にかかわる医療機器（人工呼吸器など）の作動状況を確認し，リーダーに報告する。リーダーはメンバーの報告を取りまとめ，防災センター，あるいは，すでに災害対策本部が立ち上がっている場合は災害対策本部へ報告する。

上記のような一連の行動を，災害時に，冷静かつ迅速に行うのは難しい。そのため，多くの病院で発災直後の行動を明記したアクションカード（図 2-2）を活用している。

2　救護区分

日本の病院では，平時から火災などの非常事態に対応するため，入院患者の実態把握に努め，患者の容態などにより「担送」「護送」「独歩」などに区分し，避難・誘導，搬送の体制を確立しておくことが求められている[13]。この区分のことを**救護区分**とよぶ。多くの病院では次のような基準のもとに区分している。

❶担送（赤）　自力での移動が困難な患者。主にベッドやストレッチャーを使って搬送する。

❷護送（黄）　移動に介助を必要とする患者。基本的には介助者は1人で，車椅子（いす）を使って搬送する。自力で移動はできるが，付き添いが必要な患者も護送に含まれる。

❸独歩（白あるいは緑）　自力避難が可能な患者。

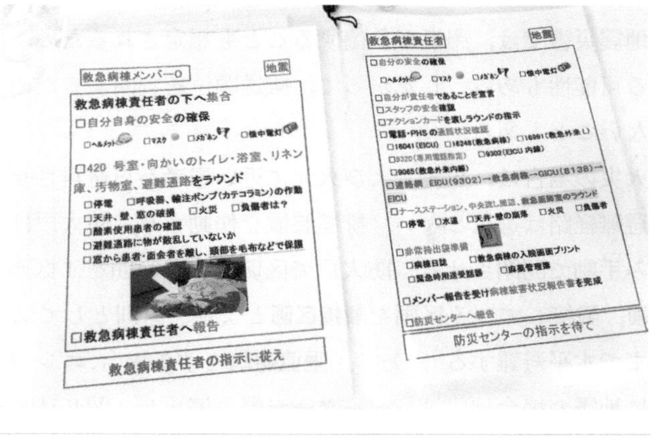

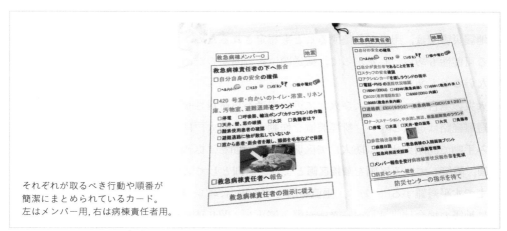

それぞれが取るべき行動や順番が
簡潔にまとめられているカード。
左はメンバー用，右は病棟責任者用。

図 2-2 アクションカード（例）

表2-1　MDPH病院避難ツールキットによる避難指示の例

避難指示の例		具体的な状況
即時・非常時	準備時間なし，直ちに避難	火災および煙
迅速・緊急	準備時間は限定的（1～2時間） 4～6時間以内に全員避難	主要インフラの喪失
段階的・計画的	準備時間は十分で，数時間～数日にわたる段階的避難	大型台風の接近
準備のみ	患者は移動させず，避難準備を開始	大型台風の接近

出典／ハーバード公衆衛生大学院緊急事態対策対応演習プログラム，MDPH緊急事態対策管理室：MDPH病院避難ツールキット2014年版，2014をもとに作成．

3　避難準備

何らかの被災により医療の継続が困難な状況に陥った場合や，病棟の安全性が保たれなくなった場合には，患者を安全な場所に避難させなければならない。患者を安全に避難場所まで搬送するために，ルート類は必要最低限とし，ドレーン類は抜去されないようにコンパクトにまとめて体幹に固定するなどの避難の準備が必要である。人工呼吸器を使用中の患者の搬送は，携帯型人工呼吸器がない場合は，人工呼吸器をはずし，バッグバルブマスクと酸素ボンベが必要となる。

病棟ごとに患者の疾病の特徴から，特殊な状況下にある患者（保育器使用中の新生児や乳児，人工心肺装置などで装置を簡単にはずすことができない患者，鋼線牽引中の患者，脳室ドレーン挿入中の患者など）の搬送は，あらかじめ医師に確認し，どのように搬送するのかを取り決めておくことが望ましい。**MDPH病院避難ツールキット**による避難指示の例を表2-1に示す。

4　避難の原則と搬送トリアージ

病棟からの避難は「独歩」→「護送」→「担送」の順に行うというのが日本では一般的であり，原則として軽症の患者から搬送する。

一方，MDPH病院避難ツールキットでは，時間的猶予のない避難での優先順位として，①危険が差し迫った患者，②歩行可能な患者，③移動に介助が必要な一般病棟の患者，④集中治療室の患者という順位が示されている。

地震災害では，患者が負傷することも想定されるため，災害前後での重症度に変化が生じる可能性もある。したがって，搬送順位を判断するためのトリアージを行わなければならないこともある。

火災の場合は，火元および火元に近い患者から避難させる。避難の際は火元を通るような避難経路は選択しない。排煙装置を作動させ，防火戸は手動で閉じ，避難者が通るときのみ手動で開閉させる。防火戸で区切られた範囲を1区画とし，出火している区画を**出火区画**，隣接している区画を**隣接区画**とよび，原則として隣接区画を越えて，そのほかの区画まで水平避難する（図2-3）。垂直避難をする場合，エレベーターは使用せず，階段を使う。特に地震の場合は，エレベーターが緊急停止し，閉じ込められる危険がある。

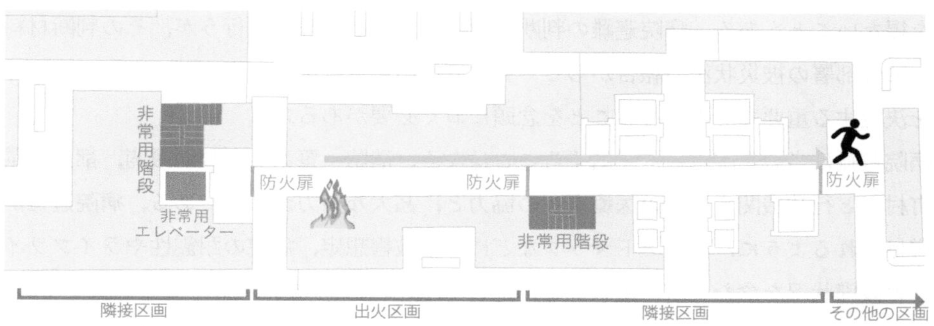

出火区画から隣接区画を通り，そのほかの区画まで避難する。

図2-3 防火区画

表2-2 5S活動

5S	内容
整理（Seiri）	要るものと要らないものに区別して，要らないものを処分する
整頓（Seiton）	要るものを使いやすい場所にきちんと置く
清掃（Seisou）	身の回りのものや職場をきれいに清掃して，いつでも使えるようにする
清潔（Seiketsu）	整理・整頓・清掃をし，誰が見てもきれいでわかりやすい状態にすることで，きれいな状態を保とうという気持ちにさせる
しつけ（Sitsuke）	職場のルールや規律を守り，習慣づける

5 平時からの5S活動の重要性

ベッド周囲が散らかっていると，避難時に患者だけでなく職員もコードや物につまずいて転倒する危険がある。使用していない車椅子や医療機器を廊下に置いておくと十分な避難経路が確保されない，また，防火戸や消火栓の前に置いておくと，これらが作動しない，使用に手間どる危険性がある。

病院内にはベッドや床頭台，医療機器，ワゴンなどキャスターがついた物品が多数存在する。震度6程度の大きな揺れが起きた場合，これらが自走し，思わぬ凶器となる可能性がある。ストッパーがついているものはストッパーを必ずかけ，使用していないものは器材庫に片づける。

5S活動（整理・整頓・清掃・清潔・しつけ，表2-2）は，安全な避難行動だけでなく，減災にもつながり，日頃から習慣化させることが重要である。

3. 病院避難

1 病院避難の判断

どのような災害が発生しても，病院は地域住民に対し医療提供を極力続けるべきである。

しかし，病院の被災が甚大(じんだい)であり，医療を継続できない状況に陥った際は，病院避難せざるを得ないこともある。病院避難の判断は病院長などの管理者が行うが，その判断材料の一つに各部署の被災状況の報告がある。発災直後の被災状況の報告は，その後の病院の方針を決定する重要なものであることを念頭におく必要がある。

病院避難は当該病院だけで完結することはなく，消防・警察など救助機関，都道府県や市町村など行政機関，ほかの医療機関の協力と，甚大な労力が必要である。病院避難が極力避けられるように，ハザードマップなどによる被害想定，病院の耐震性やライフラインなどの設備状況を含む災害対策状況を把握して，事前対策の強化を行うことが重要である。**MDPH 病院避難ツールキットによる避難の適応**は，①火災および煙，②施設または構造物の損害（地震や水害など），③主要インフラ（電気・ガス・水道）の喪失，④危険物質の被曝の可能性，⑤テロもしくは凶暴な武器を所持した者の来院，⑥信憑性のある爆破の脅威，とされている（第 5 章-Ⅰ-A-2-3「業務継続計画（BCP）」参照）。

2　病院避難の実際

2011（平成 23）年の東日本大震災では，津波被害と複合的な災害となった福島第一原子力発電所の放射線被害により病院避難となっている。平成 27 年 9 月関東・東北豪雨災害（2015 年）や平成 30 年 7 月豪雨災害（2018 年）では病院の浸水被害で病院避難となった。また，平成 28 年熊本地震（2016 年）では，2 度にわたる震度 7 程度の揺れにより，建物被害が甚大となり，ライフライン回復の目途も立たず，災害拠点病院を含む 10 病院が病院避難を余儀なくされた。東日本大震災以降，災害拠点病院は BCP 策定が努力義務であったが，熊本地震を受け，災害拠点病院の BCP 策定は義務となった[14]。

B　診療の継続と多数傷病者の受け入れ準備

到達目標

1. 診療継続の判断に必要な項目を列挙できる
2. 災害時の危機管理体制における災害対応レベルについて説明できる
3. 多数傷病者受け入れに必須となる新設部門が列挙できる
4. より多くの傷病者を助けるために，優先されるエリアやレイアウトでの留意事項を述べることができる
5. より多くの傷病者を助けるための人員の再配置と物品の配置に関する留意事項を述べることができる

1. 診療継続の判断に必要なもの

災害の発生後，災害の種類や規模，2 次災害や 2 次的被害の可能性，院内の建物や施設の損壊状況，院内のライフライン（電気，水，ガス，医療ガスなど）の供給状況，薬や衛生材料などの医療資器材の備蓄状況，職員の参集状況などについて情報をとり，診療継続か否かを判断する。そのため，発災直後の各部署の被害状況報告は，その後の病院の方針を決

表2-3 災害対応レベル（例）

災害レベル	災害規模	本部設置	空床確保	外来診療	予定手術	職員招集
レベル1 **救急対応** **通常業務の継続**	● 院内被災なし ● 近隣中規模事故・災害，遠隔地災害 ● 複数の傷病者	要確認	要確認	継続	継続	当該職員のみ
レベル2 **多くの職員で対応** **通常業務の一部中止**	● 院内被災なし，または軽度 ● 近隣大規模事故（列車事故，爆発など） ● 近隣中規模災害，遠隔地大規模災害 ● 多数の傷病者	必要	必要	一部中止	一部中止	必要
レベル3 **全職員で対応。通常業務を必須業務に。一般診療すべて中止**	● 院内被災あり ● 近隣大規模地震 ● 多数の傷病者	必要	必要	中止または必須業務	中止または必須業務	全員

定する重要なものである。

2. 災害対応レベル

大規模災害による病院の建物や設備の被災状況により，患者，職員の安全が脅かされる可能性がある場合や，病院周辺から多数の傷病者の来院や救急搬送が予測される場合は，病院長が災害発生や危機事象発生などの宣言を行い，災害による被害の程度に応じた災害時の危機管理体制への移行を指示する。

災害の種類や規模，地域の被害状況，院内の被災状況や来院する予測傷病者数から，病院がどのように対応するかをあらかじめ定めたのが**災害対応レベル**である（表2-3）。

3. 多数傷病者受け入れ準備

1 新設部門と組織図

多数傷病者を受け入れる場合は，新設部門として，トリアージ，赤エリア，黄エリア，緑エリア，黒エリア，入院待機エリア，家族対応，移送班などを立ち上げて対応する。

災害対応マニュアルなどで，あらかじめ新設部門の設置を決め，組織図（図2-4）に明記し，職員に周知させておくことが必要である。

2 レイアウト

新設部門の設置場所は，発災後に決めるのでは遅いため，組織図と同様に災害対応マニュアルやアクションカードに明記しておくことが望ましい。

▶ トリアージ　救急車やヘリコプターなどによる**救急搬送傷病者**と，それ以外の方法（徒歩，自家用車など）で来院する**walk-in傷病者**とに分けて設置するのが一般的である。

▶ 赤エリア　来院後に医療処置が必要な傷病者が多いため，広さよりも酸素の配管や無停電コンセント，画像診断装置などの医療設備や医療資器材の整った場所が望ましいため，救命救急センターに設置する計画となっている病院も多い。

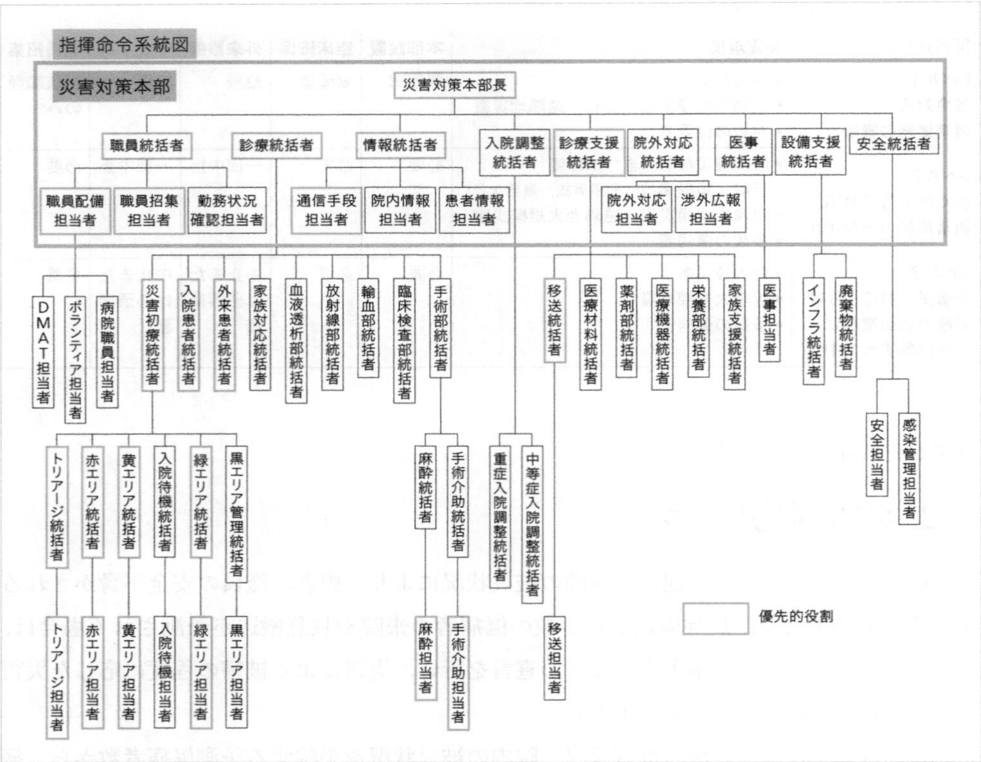

図2-4 病院組織図（北里大学病院の例）

▶ **黄エリア**　入院加療が必要であるが，治療までに時間的猶予がある傷病者が多い。しかし，時間経過で状態が悪化する傷病者もいる可能性があり，継続的な観察が必要である。

▶ **緑エリア**　院外に設置する想定をしている病院もあるが，天候や季節も考慮して場所を決定する，あるいは代替案を準備しておくことも必要である。

レイアウトをする際は，患者が来院し，トリアージを受け，各カテゴリーのエリアで診察後，入院あるいは帰宅までの導線が一方通行となることが望ましい（図2-5）。

発災後に新設部門を立ち上げる際は，トリアージのエリアと赤エリアを最優先に立ち上げる。多数傷病者来院時は多くの人を救命するため，診察は受付順ではなく，トリアージを行って緊急度が高い「赤」の傷病者を見つけ出し，その傷病者から診察・処置を行わなければならないからである。

多くの病院では外来の待合を黄エリアや緑エリアにすることが多い。そこでは通常置いてある椅子などを除去し，簡易ベッドを設置したり，物品を準備したりと，多大なマンパワーが必要であり，病院職員全員で対応しなければならない。そのため多数傷病者受け入れ訓練を開催し，職員の準備性を高めておく必要がある。

3　人員確保と配置

▶ **職員の確保**　発災後は，院内の被災状況の確認，多数傷病者受け入れ準備など多忙を極め，

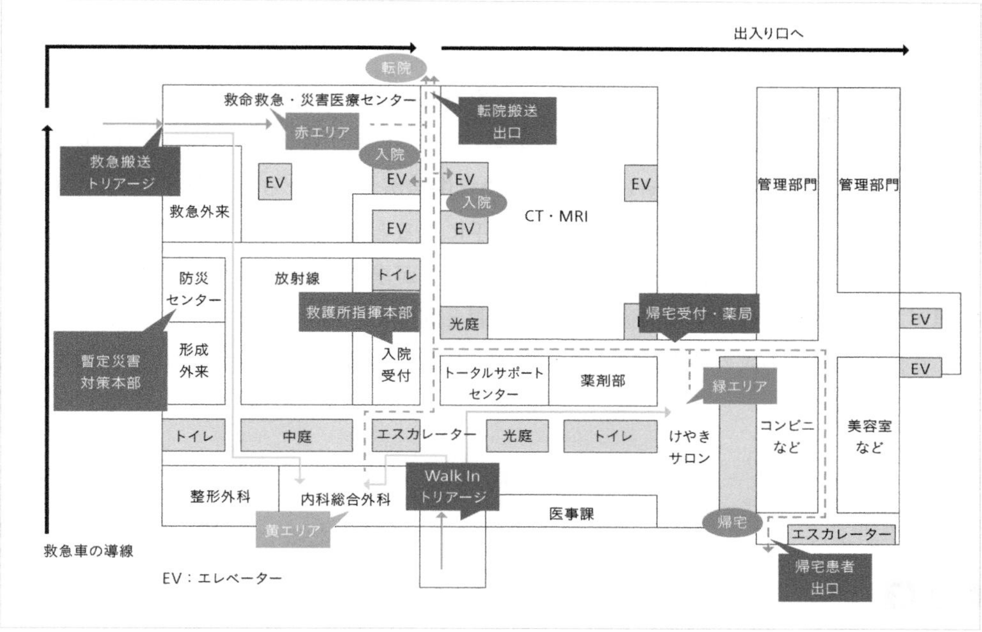

図 2-5 レイアウト（北里大学病院の例）

病院職員全員で取り組まなければならない。しかし，休日や夜間に発災する可能性もあり，その際の人員確保は重要な課題である。表 2-3 に示したように，あらかじめ災害対応レベルに沿って，職員招集の範囲を決めておき，周知しておく必要がある。大地震の場合は「病院付近が震度 6 弱以上で，安全確保を行い全員参集」など自動参集基準を設けている病院が多い。

▶ **職員の再配置**　災害対応レベル 2 あるいは 3 の場合，新設部門を立ち上げ，通常診療や通常業務を必須業務のみ行うレベルに下げて職員の再配置を行う。再配置の際は，日常の業務や専門職の知識・技術が生かされる場所であるとスムーズである。たとえば発災直後では，リハビリテーション部門は通常業務をいったん中止し，理学療法士などのリハビリテーション部門の職員が外来での傷病者移送に従事してもらう計画などがその一例である。また，手術室や透析室，産科，小児科，NICU，ICU，救命救急センターなどの部署では，実践経験のない看護師では対応が困難である。職員の経験歴をあらかじめ把握し，計画的に再配置を行うことが望ましい。

人員が十分確保できていない状況下では，赤エリア，黄エリア，緑エリアに均等に医師，看護師を配置するのではなく，緊急度・重症度が最も高い赤エリアに手厚く配置する。黄エリアでは傷病者のモニタリング，再トリアージを行う人員を配置し，緑エリアでも再トリアージを行う人員を配置する。赤エリアでの対応が収束したら黄エリアの対応を行い，次いで緑エリアの対応を行う。緊急度の高い赤エリアの患者を最優先に救命することで，防ぎ得る外傷死（preventable trauma death；PTD）または防ぎ得る災害死（preventable disaster death；PDD）を最小にするために，最善の人員配置を行う必要がある。

4 物品確保と分配

災害が発生すると，その規模によっては医療資器材，医薬品，医療ガスなどの供給が一時的に停止することがある。そのような事態になったときのために，各病院では災害時用備蓄や卸（おろし）会社と事前協定を締結し，優先的な物資供給が受けられる対策などを講じている。しかし，日常のように，すぐに必要なものが手に入るとは限らないことを想定して，使用を節約する，代替品・代替薬を用いるなど創意工夫が求められることも理解して行動する必要がある。物品の分配も，前述の人員の配置と同様に，各エリアに均等に分配するのではなく，より多くの人の命を助けるためには，時間的猶予のない赤エリアに優先的に配置する必要がある。

C 救護所・避難所の立ち上げ

到達目標
1 医療救護所設置に関する事前準備の要点について述べることができる
2 避難所設置主体と事前準備の要点について述べることができる
3 福祉避難所設置に関する課題を述べることができる

1. 災害時医療救護所の設置に関する事前準備

大地震などが発生し，通常の医療体制では対応できない場合，各自治体は，それぞれの地域防災計画などに基づいて医療救護所を設置する（第1章-V-A「救護所」参照）。

医療救護所の設置場所は病院に隣接した場所や避難所内などであり，発災後に開設する必要がある。開設にあたっては，指定されている要員が参集し，備蓄されている必要物品や医薬品などを用いて行う。スムースな設置のため，トリアージエリア，各救護エリア，搬送エリアなどについて，あらかじめマニュアルなどに記載されているだけでなく，繰り返し訓練しておくことが望ましい。

2. 避難所設置に関する事前準備

避難所は災害時などに自治体が設置・運営する。避難所は「住まいを失い，地域での生活を失った被災者の拠（よ）り所」となり，また「在宅で不自由な暮らしを送る被災者の支援拠点」となるが，東日本大震災では，避難所における**生活の質**に課題が多く，水，食料，トイレなどは不十分で，災害関連死につながる状況もあった[15]。この教訓を受け，災害対策基本法が改正され，避難所における良好な生活環境の確保に向けた取組指針[16]が策定された。市町村は，地域の特性を踏まえながら，避難所における良好な生活環境が確保されるように，平時から避難所運営体制整備の構築，避難所の指定と周知，備蓄，運営マニュアルの作成に取り組むことが示された。

3. 福祉避難所の設置に関する周知

2016（平成 28）年に発生した熊本地震の際は，熊本県の地域防災計画では 461 か所の施設と事前協定を結び約 7400 人を収容としていたが，実際にはピーク時で開設率 21.9％（101 か所），収容数は 823 人であり[17]活用が進まなかった。また，2018（平成 30）年の北海道胆振東部地震では，札幌市は福祉避難所を 2 か所開いたが，市のホームページでは公表しなかったため，福祉避難所の存在すら知らなかったという不満があがった。内閣府は福祉避難所の情報を広く周知するよう求めているが，行政は社会に広く周知することで，優先度が高いとはいえない人が福祉避難所に大勢避難し，優先度の高い人々が利用できなくなる懸念があるとし，社会への周知には課題が残る。

D トリアージ

到達目標

1. START 法によるトリアージのアルゴリズムを説明できる
2. 1 次トリアージと 2 次トリアージの違いを説明できる
3. 実施場所や状況によるトリアージ方法の選択について述べることができる
4. トリアージタグの記載に関する留意事項を述べることができる
5. ペーパーペイシェントで START 法によるトリアージを行い，その結果をトリアージタグに記載できる

1. トリアージの方法

1　1 次トリアージ法

START 法は，歩行可能であれば，すべて「緑」の軽症群（保留群，Ⅲ）に区分される。歩行できない傷病者に対し，気道（A；airway），呼吸（B；breathing），循環（C；circulation），意識（D；dysfunction of CNS）を評価し，1 つでも異常があった場合は「赤」の重症群（最優先治療群，Ⅰ）となり，ABCD に異常がなければ「黄」の中等症群（待機的治療群，Ⅱ）に区分される（図 2-6）。

❶ START 法のアルゴリズム

- **歩行の評価**　歩行可能かどうかを確認する。歩行できれば「緑」の軽症群（Ⅲ）に，歩行できなければ気道（A）の評価を行う。
- **気道の評価**　自発呼吸がある，あるいは発語がある場合は，気道が開通していると判断し，呼吸の評価へ進む。気道が開通していない場合は，気道確保を行い，呼吸が再開すれば，呼吸数に関係なく「赤」の重症群（Ⅰ）に，呼吸再開がなければ「黒」の救命困難もしくは死亡群（0）にする。
- **呼吸の評価**　呼吸数を確認する。9 回 / 分以下あるいは 30 回 / 分以上であれば「赤」の重症群（Ⅰ）に，10 〜 29 回 / 分であれば循環の評価に進む。

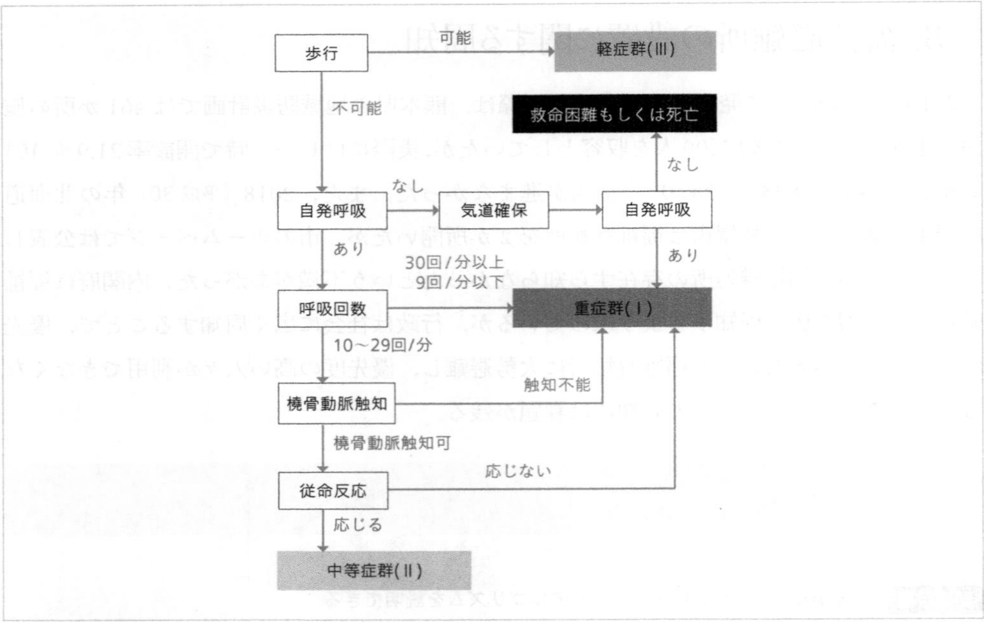

図2-6 START法トリアージ

- **循環の評価** 橈骨動脈触知の有無，医師，看護師が行う場合は，併せて脈拍数，脈の強さ，皮膚の冷感・湿潤などを加味し，総合的にショックの有無を判断する。橈骨動脈が触知しない場合は「赤」の重症群（I）に，橈骨動脈が触知可能，頻脈ではない場合は意識の確認に進む。
- **意識の評価** 意識は従命反応の有無で評価する。「手を握って」など簡単な指示に従えない場合は「赤」の重症群（I）に，指示に従う場合は「黄」の中等症群（II）になる。

❷START法の注意点

START法は傷病者が多数いる場合に行う方法のため，1人に対し30秒ほどで評価する。トリアージの途中で赤の重症群（I）と判定された場合は，その先の評価には進まない。また，トリアージ中の処置や治療は行わないのが原則であるが，用手的気道確保と圧迫止血は行ってよいとされている。

2 2次トリアージ法

PAT法は第1段階として生理学的評価，第2段階として解剖学的評価，第3段階として受傷機転，そして第4段階として要配慮者など属性を総合して評価する（表2-4）。第3段階および第4段階は，該当する場合を必ず「赤」の重症群（I）にするのではなく，トリアージをしている時点で何も症状がない場合でも，第3段階および第4段階に該当する場合は「黄」の中等症群（II）以上を考慮してもよいというものである。

生理学的評価は，意識，気道，呼吸，循環，体温で評価し，解剖学的評価は，**外傷病院前救護ガイドライン**（**JPTEC**）の全身観察を用い，重症な損傷を評価する。表2-4に記載され

表2-4 PAT法による2次トリアージ

第1段階（初期評価・生理学的評価）	**意識**	呼びかけに反応なし，不穏，JCS 2 桁以上
	気道	舌根沈下，気道閉塞
	呼吸	浅い・深い，速い・遅い，失調性，胸郭挙上左右差，呼吸音左右差，呼吸 9 回 / 分以下・30 回 / 分以上，Spo$_2$90% 未満
	循環	橈骨動脈触診で弱い・速い・触知不能，皮膚蒼白・冷感・湿潤，活動性出血，CRT 2 秒を超える，収縮期血圧 90mmHg 未満・200mmHg 以上，心拍数 120 回 / 分以上・50 回 / 分未満
	体温	35℃以下
第2段階（全身観察・解剖学的評価）	**身体所見**	**疑われる所見**
	開放性頭蓋骨（陥没）骨折	
	髄液鼻漏，髄液耳漏	頭蓋底骨折
	頸部皮下気腫，気管変形	気管損傷
	外頸静脈の著しい怒張	心タンポナーデ，緊張性気胸
	気管偏位	緊張性気胸，気管損傷
	皮下気腫	気胸
	呼吸音左右差	血気胸
	胸郭動揺，奇異性呼吸	フレイルチェスト
	胸部創より気泡混じりの出血	開放性気胸
	腹壁緊張，腹部膨隆，腸管脱出	腹腔内出血，腹部臓器損傷
	骨盤動揺・圧痛，下肢長差	骨盤骨折
	大腿の変形・出血・腫脹・圧痛，下肢長差	両側大腿骨骨折
	四肢麻痺	脊髄損傷（上位）
	四肢軟部組織剥脱	デグロービング損傷
	顔面の熱傷，鼻毛焼灼，口鼻腔内スス付着，嗄声	気道熱傷
	重量物挟まれ・下敷き，ポートワイン尿	圧挫症候群
	頭頸部・体幹部・鼠径部への穿通性外傷	重要臓器損傷，大血管損傷
	四肢の切断	
	15% 以上の熱傷を伴う外傷，顔面・気道熱傷	
第3段階（受傷機転）	体幹部挟まれ，1 肢以上の挟まれ（4 時間以上），高所墜落，爆発，異常温度環境	
第4段階（災害時要配慮者）	幼小児，高齢者，妊婦，障害者	

出典／日本集団災害医学会，DMAT 改訂版編集委員会編：DMAT 標準テキスト，改訂第 2 版，へるす出版，2015，p.54.

ている損傷はすべて「赤」の重症群（I）となるものである。

2. トリアージの実施場所

災害現場は時間経過とともに傷病者の状況，医療者や医療資器材の状況が変化する。そのため，トリアージは動的であり，繰り返し実施される。また，実施される場所によってトリアージの方法が変わる。

▶ 災害発生現場　トリアージは傷病者を災害現場から搬出するか判断するために実施され，START 法が採用される。

▶ 傷病者集積場所　多くの場合，傷病者集積場所は災害現場から現場救護所まで距離がある場合に，災害現場により近い安全な場所に設置される。ここでのトリアージは搬送する現場救護所のカテゴリーを決定するため，START 法が実施される。

▶ **現場救護所**　現場救護所では最も繰り返しトリアージが行われる。まず，現場救護所の手前にトリアージエリアを設置し，現場からトリアージを実施されずに搬送された傷病者のカテゴリー決定や，現場からの搬送中に状態変化していないかを評価する。傷病者の数により START 法あるいは PAT 法を使い分ける。また，現場救護所内では搬送の順位を決定するためのトリアージも行われる。搬送のためのトリアージは，現場救護所内に医療チームがいる場合は，観察評価だけでなく，救命処置を行う。

▶ **病院**　多数傷病者を病院で受け入れる際も，現場救護所と同様に，病院前にトリアージエリアを設置する。対応する傷病者の数により START 法あるいは PAT 法を実施するが，通常は救急車等により，さみだれ式に搬入されるので，PAT 法を実施する。

3. トリアージタグの記載方法

トリアージタグは，1996（平成 8）年に厚生労働省から，タグの形状および寸法，用紙の枚数，形式，用いる色の区分，傷病者および担当機関の同定などにかかわる記載内容に関する標準が示されたが，人体図など製作側の裁量部分もある。

タグは 3 枚つづりで，1 枚目は災害現場用，2 枚目は搬送機関用，本体は収容医療機関用とする。タグに用いる色の区分は，**軽症群**（**保留群，III**）を**緑色**，**中等症群**（**待機的治療群，II**）を**黄色**，**重症群**（**最優先治療群，I**）を**赤色**，**救命困難もしくは死亡群**（**0**）を**黒色**とする。もぎり片の色は，外側から緑，黄，赤，黒の順で両面印刷とし，ローマ数字のみ記載し，模様や絵柄は記載しない。傷病者の同定の項目は，氏名，年齢，性別，住所，電話とし，外国

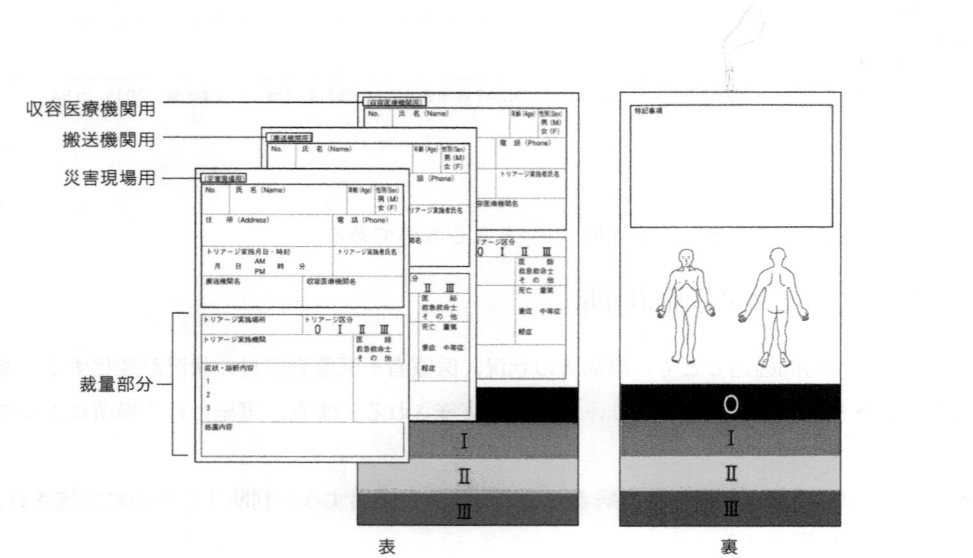

図 2-7 トリアージタグ

表2-5 トリアージタグ記載のポイント

①タグNo.：トリアージ実施機関ごとに通し番号をつける。
②氏名，年齢，性別：不明の場合は「不詳」，あるいは発見場所を記載。
③住所，電話番号：個人情報は最小限でよい。
④トリアージ実施日，時間：実施日は事前に記載できる。時間は実施するたびに加筆する。
⑤トリアージ実施場所：実施するたびに「傷病者集積場所」や「救護所」と具体的に記載。
⑥傷病名：トリアージ結果の根拠となるので，可能な限り記載する。疑わしいものも記載する。
⑦トリアージ区分：必ず該当区分に○をつける。区分が変更になった場合は，最初の区分に×をつけ，新たな区分に○をつけた後に，変更者の氏名と時間を記載する。
⑧もぎり部分：区分の色を残すようにもぎる。2回目以降の再トリアージで重症化した場合は，トリアージ区分を変更後にもぎりを追加する。軽症化した場合は，トリアージタグ自体に大きく×をつけ，新たな色のタグを重ねて装着し，区分の変更をする。
⑨特記事項（裏面）：バイタルサインの変化，既往症，救出時の状況，行った処置内容などを記載。身体図がある場合には，所見と場所を記す。
⑩加筆修正用に下側に空きを残す。
⑪旧記載が誤記（氏名の誤り，診断名の訂正など）の場合は，二重線で抹消する。
⑫加筆の場合は前の記載を抹消する必要はない。

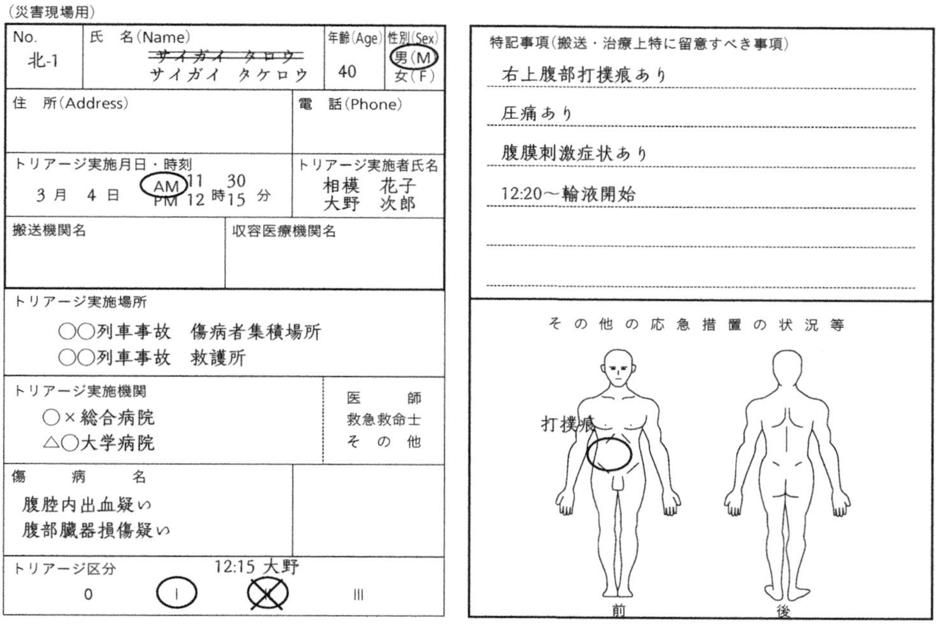
(災害現場用)
No. 北-1
氏　名(Name) ~~サイガイ　タロウ~~ サイガイ　タケロウ
年齢(Age) 40
性別(Sex) 男(M) 女(F)
住　所(Address)
電　話(Phone)
トリアージ実施月日・時刻 3月 4日 AM 11時30分 PM 12時15分
トリアージ実施者氏名 相模　花子 大野　次郎
搬送機関名
収容医療機関名
トリアージ実施場所 ○○列車事故　傷病者集積場所 ○○列車事故　救護所
トリアージ実施機関 ○×総合病院 △○大学病院
医　師 救急救命士 その他
傷　病　名 腹腔内出血疑い 腹部臓器損傷疑い
トリアージ区分 0 I II III 12:15 大野
特記事項(搬送・治療上特に留意すべき事項)
右上腹部打撲痕あり
圧痛あり
腹膜刺激症状あり
12:20～輸液開始
その他の応急措置の状況等
打撲痕
前
後

図2-8 トリアージタグ記載例

人の家族や本人が記載することも想定して英語を併記する。担当機関の同定等の項目については，タグのNo.，トリアージ実施月日・時刻，トリアージ実施者氏名，搬送機関名，収容医療機関名とする（図2-7）。

▶ トリアージタグの記載　もともと繰り返し記載することを想定して作成されていないため，加筆・修正がしにくいという欠点がある。しかし，トリアージタグは現場のカルテであり，現場の状況を知る唯一の情報源である。簡潔に時間をかけずに必要最低限を記載するためには，記載の留意事項（表2-5）を身につけ，訓練をする必要がある（図2-8）。

▶ **トリアージを行うチーム編成**　トリアージは判定者と記録者の2人でチームを組むのが原則である。

▶ **トリアージタグの装着**　トリアージタグは，原則右手首に付ける。しかし，右手首を負傷している場合は，左手首，右足首，左足首，首の順に装着する。外れる可能性があるため，衣服や靴などには装着しない。

4. CBRNEのトリアージ

CBRNE（シーバーン）災害においては原因物質の汚染の拡大により被害が増大する可能性があり，汚染区域と非汚染区域を明確に分ける**ゾーニング**や，傷病者についた危険物や汚染物を取り除く**除染**など特殊な対応が必要である（第8章-Ⅱ「CBRNE（シーバーン）への対応」参照）。

▶ **除染後トリアージ**　傷病者の重症度を判定するために，除染後トリアージ（post DECON triage）を行う（図2-9）。通常の災害で実施されるSTART法トリアージと，ほぼ同様であるが，気道確保後も呼吸が感じられない場合，蘇生が困難と考えられる重症外傷を認めた場合のみ「黒」の救命困難もしくは死亡群（0）とするが，それ以外は「赤」の重症群（Ⅰ）とし，人工呼吸を行いながら神経剤（化学兵器）を疑う所見がないかをチェックし，必要に応じ解毒拮抗薬を投与するところが異なる点である[18]。

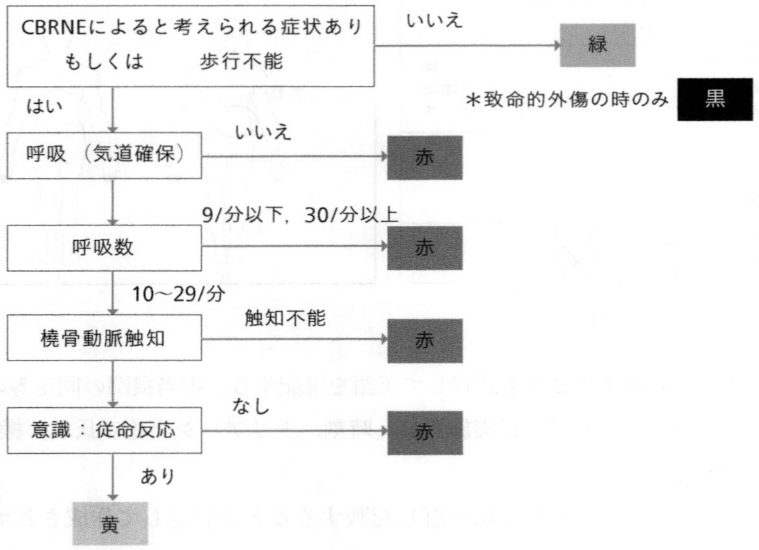

出典／厚生労働科学研究事業「健康危機管理における効果的な医療体制のあり方に関する研究」班編：救急医療機関におけるCBRNEテロ対応標準初動マニュアル，永井書店，2009.

図2-9　除染後トリアージ（post DECON triage）アルゴリズム

E 治療（観察と応急処置）

到達目標
1. 災害現場での応急処置の目的を述べることができる
2. 災害現場の医療における緊急度と重症度の違いについて説明できる
3. 外傷に対する観察と応急処置の手順であるABCDECrアプローチについて説明できる
4. 外傷初期看護の留意点を述べることができる

1. 災害現場の応急処置の目的

災害現場での応急処置の目的は，多くの傷病者を安全に病院まで搬送するために必要最小限の処置を行うことであり，根治的治療ではない。そのため，治療の大部分はA（気道），B（呼吸），C（循環）の安定化である。

2. 緊急度と重症度への影響

緊急度は「重症化（死亡あるいは機能障害）に至る速度，あるいは重症化を防ぐための持ち時間あるいは時間的余裕」，**重症度**は「病態が生命予後あるいは機能予後に及ぼす程度」と定義されている[19]。

応急処置は緊急度の高い傷病者，いわゆる「赤」の傷病者が優先される。そのなかでもより緊急度の高い傷病者，いわゆる時間的余裕の少ない傷病者の処置が優先される。適切な応急処置によって緊急度・重症度が下がり，搬送順位を下げることが可能になる場合もある。

3. 災害現場での評価と応急処置の原則

トリアージされた傷病者は，それぞれのカテゴリーに準じて，現場救護所に搬入される。応急処置は，より緊急度，重症度の高い傷病者から施されるため，医療チームも医療資器材も「赤」の救護所に手厚く充(あ)てられる。「赤」の救護所では医師しかできない医療処置が多くあり，そこに医師を必要としているため，「黄」や「緑」の救護所に医師を配置できないこともある。そのため「黄」や「緑」の救護所で，傷病者の状態を継続的に観察する役割を看護師が担う場合がある。災害現場での観察に際しては，**生理学的評価**や**病態生理**，**臨床推論**の能力が求められる。

「赤」の救護所内では，病院での外傷への救急初期対応で実施されるJATEC™（Japan Advanced Trauma Evaluation and Care™）の手順に従い，生理学的所見を中心にABCDE（気道，呼吸，循環，意識，体温）の順序で異常の有無を評価しつつ，ABC（気道，呼吸，循環）の安定化処置を実施していく。

病院と異なるところは，現場救護所にはX線検査やCT検査のような画像診断装置がなく，血液検査なども行えないこと，また，医療資器材も限られていることである。現場救護所内の治療はあくまでも安全に病院へ搬送するための安定化であり，確定診断や根治的な治療を行うわけではないことを十分理解したうえで，看護師は診療の補助にあたる必要がある。また，診療の補助とは，医師の指示に従って実施する業務ではあるが，医師の補助をするのではなく，患者の状態や反応を分析し，災害現場という診療に適さない環境で，より安全・安楽に診療が受けられるように配慮することも重要である。

4. 救命処置

救命処置は，より高度な評価と治療に重点を置くもので，それに要する時間は救命に影響を及ぼす重要な要素である。したがって，医師と診療の補助を行う看護師とが，いかに円滑なチームワークによって短時間で遂行できるかが重要となる。そのため看護師は，医師が何を観察し，どのように評価しているのかを理解し，次にどのような処置が必要となるかを予測しながら，ロスタイムを最小にすることを目指して診療の補助を行う必要がある（表 2-6）。

1　第一印象の把握

傷病者の緊急度をおおまかな全体像で把握し，医療チーム内で情報を共有する。トリアージタグが装着されている傷病者であれば，その記載内容を参考にする。

トリアージタグがない，あるいは記載が不十分であれば，「わかりますか？ お名前は？」などの問いかけへの対応（A と D），息づかい（B）を観察，同時に橈骨動脈と皮膚の状態（湿

表 2-6　現場救護所でのABCDECrアプローチと安定化処置

第一印象	トリアージタグの確認，または緊急度をおおまかな全体像で把握 チームでの情報共有	
ABCDECr アプローチ	A：気道評価・確保（頸椎保護）	評価：気道確保の要否確認，モニタリング開始 治療（処置）：気道確保（気管挿管，外科的気道確保等を含む） 頸椎カラーは適応に応じて装着する
	B：呼吸評価と致命的な胸部外傷の処置	評価：呼吸回数・様式，SpO_2，打聴診，胸壁動揺，皮下気腫 治療（処置）：酸素投与（ルーチンで高濃度酸素投与は行わない），適切な換気，胸腔ドレナージなど
	C：循環評価および蘇生と止血	評価：ショックの有無（皮膚・脈の性状，血圧）出血源検査（視診，FAST） 災害時のオプションとして腹膜刺激症状の評価 胸部・骨盤 X 線などの画像検査は行えない 用手的骨盤動揺評価，両側大腿骨骨折の評価 治療（処置）：止血（圧迫，骨盤簡易固定など），静脈路確保，輸血（ルーチンでない）など
	D：生命を脅かす中枢神経障害の評価	評価：重篤な意識障害（GCS 合計点≦ 8），瞳孔・麻痺の評価 治療（処置）：2 次性脳損傷回避＝酸素化（気管挿管，人工呼吸）
	E：脱衣と体温管理	評価：体温測定と圧挫などの観察 治療（処置）：保温，被覆
	Cr：クラッシュシンドロームの早期認知	評価：長時間挟圧の有無，患肢の疼痛，筋力低下，運動知覚麻痺， 黒～赤褐色尿，増高 T 波 治療（処置）：厳重なモニター監視，大量輸液，炭素水素ナトリウムの投与， 高カリウム血症への対応

注）赤字：現場救護所に特有の事項
出典／日本集団災害医学会，DMAT 改訂版編集委員会編：DMAT 標準テキスト，改訂第 2 版，へるす出版，2015，p.95.

潤，冷感）を触れ（C），見える範囲での外出血の有無を確認（C）し，第一印象を把握する。第一印象の把握は15秒以内で行い，ABCDのいずれかに異常がある場合は重症と判断し，「重症」と宣言する。

2 ABCDECrアプローチ

次に心電図モニター，血圧計，パルスオキシメーターなどのモニタリング機器があれば装着する。必ずしも機器があるとは限らないため，五感を使い，容態変化に注意しながら観察する。

❶気道（A）の評価と処置

▶ 評価　気道の異常は緊急性が最も高い。発語ができていれば気道は開通している。発語がない場合は胸郭の動きを見て，呼吸流気を聞いて，呼気を感じて評価する。

▶ 処置　異常がある場合は気道確保が必要となる。気道確保は，用手的気道確保，吸引やマギール鉗子を用いた異物除去，バッグバルブマスク換気，エアウェイ挿入，気管挿管，輪状甲状靱帯穿刺（せんし）・切開などの外科的気道確保によって行われる。

❷呼吸（B）の評価と処置

▶ 評価　現場救護所ではX線検査が行えないため，視診，聴診，触診，打診による評価が重要となる。

視診：胸郭の動き，呼吸数，胸郭表面の創傷の有無もみる。

聴診：呼吸音の異常や左右差をみる。特に気胸や大量血胸による片側呼吸音の減弱，もしくは消失に注意する。

打診：鼓音・濁音の有無を評価する。

触診：圧痛，胸郭の動揺，皮下気腫の有無などを評価する。

▶ 処置　呼吸の異常に対しては，バッグバルブマスク換気あるいは気管挿管下の人工換気，緊張性気胸・大量血胸に対する胸腔穿刺・胸腔ドレナージ，フレイルチェストに対する外固定などがある[20]。

❸循環（C）の評価と処置

▶ 評価　ショック状態に陥っていないかを判断する。脈拍，血圧の測定だけでなく，皮膚の冷感，湿潤の有無，眼瞼結膜の色，また，不穏や興奮はショックの進行の徴候でもあるため，意識レベルも併せて総合的にショックの有無を評価する。

現場救護所ではX線検査やCT検査を行うことができないため，内出血に対しては携帯式超音波検査装置を用いて胸腔内・腹腔内の出血，心嚢液（しんのうえき）貯留の有無を評価する。後腹膜腔への内出血の原因となる骨盤骨折や，骨折のなかでも出血量が多くショックに陥りやすい両大腿骨骨折に関しては，用手的に骨盤の動揺や疼痛の有無で評価する。

▶ 処置　外傷によるショックに陥る原因には出血性，閉塞性（緊張性気胸，心タンポナーデ），神経原性（上位脊髄損傷）の3つがある。出血性ショックの場合，外出血に対しては圧迫止血あるいはターニケット（止血帯）による止血を行う。内出血には輸液を行うが，これはあくまでも対症療法であり，根治的治療は病院での止血処置（手術や血管内治療）しかないため，搬送を優先する。閉塞性ショックを疑う場合，緊張性気胸に対しては胸腔穿刺（せんし）もしくは胸腔ドレナージを，心タンポナーデに対しては心嚢（しんのう）穿刺もしくは心嚢ドレナージを考慮する[21]。神経原性ショックには，輸液と昇圧剤の投与を考慮する。

❹中枢神経障害（D）の評価と処置

▶ **評価**　意識レベルをグラスゴー・コーマ・スケール（GCS）によって評価し，瞳孔径，対光反射と麻痺の有無を確認する。

▶ **処置**　GCS 合計 8 点以下である場合には，「切迫する D」と判断し，気管挿管の適応となる。意識障害により気道が閉塞しやすく，低酸素血症などの 2 次性脳損傷を回避するためにABC の安定化に努める。

❺脱衣と体温（E）管理

▶ **評価**　全身の衣服を除いて観察するが，プライバシーへの配慮に努めるとともに，低体温に注意し保温に努める。外傷患者はショックによる熱産生低下，外気や輸液による冷却によって体温はいっそう下がりやすくなる。

▶ **処置**　低体温はアシドーシスや血液の凝固異常を引き起こし，出血を助長させるため，体温が 35℃以下にならないように，毛布などで保温に努める。

❻圧挫症候群（クラッシュシンドローム；Cr）の評価と処置

▶ **評価**　災害時は圧挫症候群（クラッシュシンドローム）の存在を念頭におき，早期の認識と治療の開始が重要である。重量物に長時間挟圧されたエピソード，患肢の運動知覚麻痺や皮膚紅斑，水疱（すいほう）形成，壊死など皮膚所見に注意する。クラッシュシンドロームを疑った場合は，膀胱留置カテーテルを挿入し，特徴である赤褐色の尿（ポートワイン尿）の有無を確認する。

▶ **処置**　尿量を維持するように輸液を行う。高カリウム血症から不整脈を引き起こす可能性がある。可能であれば心電図モニターによる不整脈の監視と除細動の準備が必要である。

5. 外傷初期看護

災害の急性期は，外傷による傷病者が多い。平時の救急医療においても外傷患者の**防ぎ得る外傷死**（preventable trauma death；**PTD**）を防ぐために，病院前の救急隊も含め，多様な医療スタッフとの連携・チーム医療の実践が求められる。そのようななかで，看護師の役割は，①限られた情報からアセスメントを行い，②受け入れ準備と関係するスタッフへ連絡を行い，③患者搬入後は医師の外傷診療のプロセス（JATEC™）を十分理解したうえで，患者がより安全・安楽に診療が受けられるよう配慮しながら予測性をもって診療の補助にあたり，④突然の受傷により精神的に不安定になっている患者や家族に対し心理的ケアを行うことである。

災害時の現場救護所における看護の役割も平時と同様である。災害時の現場救護所に特徴的なことは，①限られた医療資器材やスタッフで，②病院とは異なる脆弱な環境下において，③多くの傷病者に対応しなければならないことである。そのため，現場救護所での診療の目的を十分理解し，限られた医療資源やスタッフを最大限に活用するような，人・物・情報のマネジメントを行う必要がある。

また，現場救護所という特殊な環境下での傷病者の体温管理，疼痛管理，安全・安楽への援助，清潔の保持，排泄や悪心への対応，プライバシーの保護などは重要な看護の役割機能である。特殊な環境で役割機能を果たすには，卓越した看護実践能力が必要となる。

F 搬送

到達目標
1 搬送トリアージで考慮する項目を列挙することができる
2 パッケージングの目的を述べることができる
3 災害時の搬送は分散搬送が原則であるが，その理由を説明できる
4 搬送手段ごとの環境の違いと留意点について述べることができる

1. 搬送トリアージ

現場救護所で必要な応急処置を行った後は，適切な医療機関に，できるだけ迅速に搬送しなければならない。その際に搬送の順位をつけることを**搬送トリアージ**という。

搬送トリアージは現場救護所のリーダー医師が現場指揮本部と連携をとりながら判断するが，全身状態だけで順位づけするのではなく，様々な事項を考慮して決定する（表2-7）。

2. パッケージング

パッケージングは，処置を施された傷病者が状態悪化を起こさず，安全に医療機関へ搬送されるために不可欠なものである。からだの固定だけでなく，次のような様々な内容を含めてパッケージングとよぶ。

❶頸椎固定・全脊柱固定　頸椎損傷，頸髄損傷が疑われる傷病者には，頸椎を保護するための硬性頸椎カラーを装着する。さらに，バックボードによる全脊柱固定を行うのが望ましいが，災害時には資器材に限りがあるため，必ずしも全例に使用できるわけではない。また，移動の前後で運動知覚麻痺の確認を必ず行う。

表2-7 搬送トリアージで考慮すべき事項

❶傷病者の緊急度：気道・呼吸・循環（ABC）の状態
❷応急処置・パッケージングの進行状況
❸搬送先医療機関の収容能力・専門性
❹搬送距離・所要時間
❺搬送手段
❻現場救護所における医療資器材の消費状況
❼年齢，災害時要配慮者

❷**四肢の副木固定**　四肢の骨折などがある場合，固定をしていないと移動時に疼痛や出血を引き起こすおそれがある。無理に牽引（けんいん）や整復はせず，疼痛が少ない肢位で固定を行う。

❸**保温**　外傷患者は特に低体温になりやすい。低体温はアシドーシスや血液の凝固異常を引き起こし，出血を助長させるため，体温が35℃以下にならないように毛布やアルミシーツなどで保温に努める。

❹**輸液管理**　搬送中に輸液が空（から）にならないように，搬送にかかる時間を考慮して，出発前に滴下状態，輸液残量を確認し，少なければ新しい輸液に変える，もしくは追加用の輸液を準備する。

❺**チューブ類の管理**　気管チューブや胸腔ドレーンの抜去は状態悪化を招く。チューブ類は搬送前に再度固定を確認し，ドレーン・バッグ類はからだから離れないように固定する。移動の際は細心の注意を払って行う。

❻**胃管挿入**　胃内に不消化物が貯留している場合，嘔吐により気道閉塞の危険がある。特に航空機搬送では，気圧低下に伴い胃内の空気が膨張し，嘔吐を誘発する危険がある。意識障害のある傷病者では，意図的にゲップ（噯気（あいき））で減圧することができないため，あらかじめ胃管を挿入する。

❼**鎮痛・鎮静**　骨折などの強い疼痛に対する鎮痛や，不穏に対する鎮静は，可能な限り対応する。しかし，出血性ショック症例に対する鎮痛・鎮静薬の投与は血圧低下をきたすことがあるため，慎重に判断する。また，意識障害による気道閉塞にも注意する。

3. 搬送先の選定

搬送先の決定で最も大切なことは，重症傷病者を分散して搬送（**分散搬送**）することである。救命救急センターであっても，一度に診療可能な重症者は3人くらいである。重症者を分散搬送することで，通常の救急医療に近づけることができ，多数の傷病者に対して，最大多数に最良の医療を提供するという災害医療の目的を果たすことが可能となる。

搬送先は，傷病者の重症度，搬送先の医療機関の診療レベル，搬送手段と医療機関までの所要時間などを勘案して決定する。現場からの分散搬送が困難な場合は，いったん近隣の救命救急センターへ集約し，トリアージ，安定化を行った後に，そこから分散搬送してもよい。

4. 搬送手段の確保と搬送中の留意点

多くの傷病者を医療機関に迅速に搬送するには，救急車だけでなく，あらゆる搬送手段の可能性を考え，それぞれの利点・欠点を理解したうえで選択する必要がある。

▶ **救急車，ドクターカー**　最も一般的な搬送手段である。傷病者搬送用に設計されており，モニター，酸素など医療資器材も装備されている。原則1台に重症傷病者1人であり，多数の重症傷病者を搬送するには，台数確保が最大の課題である。また，災害によっては道路状況の影響を受け，搬送能力が低下する可能性がある。

▶ **一般車両，介護タクシー，バスなど** 東日本大震災以降，全国介護タクシー協会や日本福祉タクシー協会，バス会社などが災害時の被災者搬送について自治体と協定を結び，訓練などにも積極的に参加している。バスなどの大型車両は一度に複数の傷病者を搬送することが可能であるが，医療資器材の装備はなく重症者の搬送には適さないため，「緑」の軽症群（III）の搬送に選択されることが望ましい。

▶ **ヘリコプター（消防・防災ヘリ，ドクターヘリ）** ヘリコプターによる搬送は，道路状況の影響を受けることが少なく，また，救急車両より短時間で，ある程度の遠距離の医療機関まで搬送することが可能である。しかし，救急車両よりも数が極めて少ないため，より重症な傷病者の分散搬送に適している。道路状況の影響は受けないものの，雨天，強風，夜間の飛行は制限を受ける。

▶ **自衛隊航空機（大型輸送ヘリコプター，固定翼機）** 大震災などで被災地の医療機関での多数傷病者への対応が困難な場合は，自衛隊航空機を用いた広域医療搬送が行われる。自衛隊航空機は一度に４～８人の重症傷病者を搬送することが可能であるが，傷病者搬送用になっていないため，担架やモニター，酸素などの医療資器材の準備・固定といった機内準備が必要である。

また，民間航空機と異なり，気圧，外気温，揺れ，騒音，照度の問題が大きい。医療チームが搭乗し観察を行いながら搬送するが，状況によっては急変時でも可能な医療処置が限られ，十分な対応ができないことがある。そのため搬送中の状態悪化を招かないように，広域医療搬送の基準からはずれていないかを判断し，搭乗前に予防的なチューブ類の挿入（意識障害のある傷病者に胃管挿入）なども検討し実施する。

▶ **民間航空機，自衛隊船舶など** 民間航空機でも事前に申し込みを行えば，ストレッチャーでの搬送が可能である。しかし，機内に搭載可能な酸素ボンベや医療機器に制限があり，事前調整に時間を要する。災害時に重症傷病者を多数搬送するには現実的ではない。

一方，近年の大規模地震時医療活動訓練では，自衛隊の護衛艦や輸送艦を活用している。訓練では搬送手段というよりは，洋上に停泊させた臨時医療施設としての活用ではあるが，約1000人のベッドを設置可能な広さや手術室を備えた医療施設もあり，重症から軽症まで多数の傷病者を一度に搬送することは可能である。

G 支援と受援の連携

到達目標
1 プッシュ型支援とプル型支援の違いを述べることができる
2 急性期にすべての支援者が心理的応急処置を行う意義を述べることができる
3 連携を阻害する要因を列挙できる

1. 支援のありかた

1 プッシュ型支援とプル型支援

大災害が発生すると，被災地では生活用品，食料，医薬品などの物資が不足する。輸送網も破綻し，平時のように簡単に納入ができないため，被災していない地域から支援物資を届ける必要があり，その方法には**プッシュ**（push）**型支援**と**プル**（pull）**型支援**がある。

▶ **プッシュ型支援** 被災地の具体的な要請を待たず，支援する側が必要不可欠と見込まれる物資をまず送る方法である。災害直後は自治体が，何が不足し，何が必要かを把握することは困難であり，被災地からの具体的な要請を待たずに物資を送ることは重要である。しかし，被災地のニーズと一致しないミスマッチが起こり，十分活用されないこともある。

▶ **プル型支援** 被災地のニーズを聞いてから物資を送る方法であり，物資が無駄にならないが，ニーズを把握するまでに時間がかかる。

上記のことから，被災地の状況がわからない初期はプッシュ型で，状況が明らかになったらプル型に変更する支援体制が必要である。

2 対象（人・地域）の理解

近年の災害時，急性期から避難所には多くの支援が入るが，そのことで混乱が生じることもある。支援者の「必要と思っていること」「大切に思っていること」「してあげたいこと」をするプッシュ型支援ではなく，被災地・被災者のニーズを把握し，ニーズにマッチしたプル型支援でなければならない。そのためには，対象の住民とその地域をアセスメント・診断する必要がある（地域診断）。

地域診断は通常，公衆衛生看護活動を展開するために，その地域で生活を営む人々，自然環境，社会的環境，年齢構成，伝統・風土などをよく観察し，量的データ（人口統計など）と質的データ（住民どうしのつながりや行動力など）から，地域の問題や課題，それを解決する力・資源の状況をとらえ，計画・実施へつなげる一連のプロセスである[22)]。これは，災害時の支援活動にも応用される。特に近年，人々の絆から生まれる資源である**ソーシャルキャピタル***（社会関係資本）が，個人や地域の災害への備えや災害からの回復力の向上に

* **ソーシャルキャピタル**：社会関係資本。人々の絆から生まれる資源のことである。人々のつながりが豊かであることが，情報や行動の普及や助け合いにつながり，規範形成を通じて健康に寄与する可能性が指摘されている[23)]。

寄与する[24]と考えられており，質的データの一つとしてソーシャルキャピタルの醸成を把握する意義はある。

3 被災者・支援者に対する心理的応急処置

心理的応急処置（**サイコロジカル・ファーストエイド；**psychological first aid；**PFA**）は災害時に支援者が共通して身につけておくべき心構えと対応である。その対象は被災者だけでなく，被災地内支援者も含まれる。

2. 受援のありかた

受援とは，災害時に，ほかの地方公共団体や指定行政機関，指定公共機関，民間企業，NPO法人やボランティアなどの各種団体から，人的・物的資源などの支援・提供を受け，効果的に活用することとされている[25]。

効果的に応援を受けるためには，事前に応援の対象となる業務を明らかにし，受援の担当窓口を決めておくなど受援体制を整え，**業務継続計画**（BCP）に明記しておく。

1 病院における受援

災害のフェーズにより，超急性期であればDMAT，急性期以降は系列病院などの医療班や，日本看護協会，日本病院薬剤師会など専門職能団体からの応援が期待できる。各フェーズにおいて，どのような業務を応援してもらうかを具体的に決めておく必要がある。

支援者に外来や病棟などでスタッフの一員として業務についてもらう場合には，医療安全の観点から業務の範囲を定め，共通認識を図ることが重要となる。麻薬や輸血，インスリンなどの指示受け・指示出し，電子カルテのIDや記録類の運用について事前に計画しておくことが望ましい。

2 地域における受援

2016（平成28）年の熊本地震では，被災地外の自治体や防災関係機関をはじめ企業，ボランティア団体などにより，様々な種類の応援が行われ，災害対応に果たした役割は大きいとされている。しかし，具体的な受援にかかわる計画が立っておらず，受援体制の整備がされていなかったことから多くの混乱がみられた。

一般的には，社会福祉協議会などによるボランティアセンターが設置され，支援者の活動調整がなされる。支援をより効果的に活用するためには，被災市町村では受援班を，また，被災都道府県では受援本部を地域防災計画に位置づけ，その役割を明らかにし，被災地で活発な活動を行うボランティア団体や医療・保健・福祉分野における専門職能団体との連携体制を整えておく必要がある。

3. 支援者と受援者との連携

連携の阻害要因は，互いの理解不足，コミュニケーション不足，目的や目標の不明確さ，援助関係における心理的・社会的ダイナミクス[26]があげられる。特に災害時は，多くの場合，初対面で日頃協働していない組織間との連携になり，短時間で信頼関係を構築する必要がある。支援者は様々な準備を整えたうえで応援に来ているのに対し，受援者は災害により日常の体制を失った状況下で，自身も被災者でありながら業務していることを支援者は忘れてはならない。互いに互いを尊重し，スフィア基準の人道憲章にあるように「被災者の援助を受ける権利を保障し，実行可能なあらゆる手段を尽くす」という同じ目的に向かって協働しなければならない。特に，支援にあたる者は「援助者が援助したとする主張ではなく，援助された側が助けられたと感じるかどうかで援助は決まる」[27]ことを心得る必要がある。

III 活動フィールドごとの災害保健医療と看護実践

A 災害時の医療と看護実践

到達目標
1 災害現場（医療救護所）での看護ニーズに対する看護実践の特徴を説明できる
2 災害拠点病院での看護ニーズに対する看護実践の特徴を説明できる
3 そのほかの医療機関における看護ニーズに対する看護実践の特徴を説明できる

1. 災害現場（医療救護所）での看護実践の特徴

災害現場の救護所は，病院内とは違い，屋外である環境に加え，人的・物的資源にも限りがある。最小限の医療資器材を最大限に活用した看護の工夫が必要となる。そして，医療救護所での診療の目的は，傷病者を安全に病院まで到着させるための安定化処置（ABCの安定化）である。このような特徴を踏まえ，災害現場（医療救護所）での看護実践の特徴について解説する。

1 生命維持のための看護

▶ **保温（特に外傷患者の低体温について）** 災害現場の医療救護所は，テント内であるか，もしくは屋外である。そのような環境の中で，治療に伴う脱衣や輸液などの影響で，体温は急激に低下する。低体温は出血傾向を助長し，代謝性アシドーシス，不整脈などの様々な影響を患者に与える。

一般的に外傷性ショックの傷病者において，①低体温，②出血傾向，③アシドーシスの3項目を**外傷患者の致死的3徴**（deadly triad）といい，これらの徴候が出現すると，救命が困難になるとされている。保温はこれら3項目すべての予防につながる。救助後は積極的に保温に努めなければならない。

救護所ではできる限り掛けものやアルミシート，保温シートによるからだの保温とともに，患者の体内から漏出する滲出液や血液などは拭き取り，熱の放散を予防する。また，濡れたシーツやガーゼなどは交換して体温管理を行う。特に外傷患者では，低体温の予防が極めて重要で，保温は生命に直結する処置である。

2　療養上の世話

❶清潔

医療救護所では，患者の救命が優先されるあまり，清潔に関しては後まわしにされがちである。しかし，患者の生命予後を考えると，医療救護所からの清潔ケアが重要である。特に瓦礫（がれき）などからの救出直後は，瓦礫の土や垢（あか）などで，不衛生になる場合が多い。そのような患者に清潔が保たれないまま，挿管などの救命処置を行うと，後に**人工呼吸器関連肺炎**（ventilator-associated pneumonia；**VAP**）を発症する可能性も高くなる。医療救護所であってもVAPの危険性を予測し，可能な範囲内で顔面の清拭や口腔内を清潔に保つなどの看護実践を行う。

❷排泄管理

排泄は人間の基本的欲求の一つである。医療救護所においても，排泄の援助では患者のプライバシーを尊重し，負担や不快を最小限にするよう努める。しかし，医療救護所（特に赤エリア）では，患者の病態により十分な排泄環境が保たれなかったり，禁忌となる場合もある。

看護師は患者の基本的欲求と病態を合わせてアセスメントし，最適な排泄環境を提供する工夫が必要となる。医療救護所では十分な検査が実施できないため確定診断は難しい。骨盤骨折を予測する患者は，骨盤の安静が必要であるため，便器での排泄は禁忌である。おむつや清拭での排泄援助を行いながらプライバシーの確保に努める。

3　倫理・尊厳

❶倫理的配慮

平常時はもちろんのこと，災害時も倫理的配慮に留意する必要がある。被災者は自力で生命を守ることができなかったり，心身の機能が低下しているため，被災による侵襲が大きい人が多く存在する。また，マスコミの標的となる場合も多く，特にプライバシーの保護に留意しなければならない。

❷人間の尊厳を保つ

医療救護所では，超急性期であるための救命処置が最優先される。そのような時間的制約のあるなかでも，看護の対象である人々を全人的にとらえ，生命の尊厳や人類の叡智を大切にし，死に直面している人には苦痛や不安を和らげ，残された生を充実させ，尊厳と安らぎに満ちた生への援助を行うことが大切である。

また，災害時は傷病者とともに家族も被災している場合が多い。通常の救急医療と同様の家族対応は難しい場合も多いと推測される。病院内の救急初療室とは異なる災害現場という特殊な環境で患者・家族にケアを行うことになるためである。自らが被災したり，受傷した患者を目の当たりにした家族は大きな精神的ショックを受け，様々な反応を示す。看護師は，患者や家族がこのような精神・心理状態にあることを理解するとともに，看護師自身も多くの尊い命が失われていく現実を目の当たりにし，命の尊さに向き合うことになる。患者や家族に関心をもつこと，患者や家族に気づかいを示すことが大切である。

4 医療救護所からの搬送

重症度の高い傷病者の搬送には，できるだけモニタリングを継続する。しかし，十分なモニターが確保できない場合も多いため，五感を駆使し傷病者の全体像をとらえたモニタリングを行う。また，行った治療や処置を十分に把握し，搬送中に起こり得る合併症を予測する。不整脈などの出現に備え抗不整脈薬・除細動器の準備を行うなど，予測に基づき，緊急事態に備えた薬剤や医療資器材の準備を行う。

2. 災害拠点病院での看護実践の特徴

災害拠点病院は，災害による重症の患者（多発外傷，広範囲熱傷，クラッシュシンドロームなど）の救命医療を中心的に担い，被災地における多数傷病者の受け入れと広域医療搬送にかかわる病院として全国に整備されている。

災害発生時は，発生直後の混乱を避け，組織的に活動するために院内の災害体制の整備としてCSCATTTを早期に確立することが重要である（第1章-Ⅱ-B「CSCATTTの原則」参照）。看護部においても事前に整備されたマニュアルに基づき，速やかな体制整備が求められる。ここでは，災害拠点病院での役割である多数傷病者受け入れにおける看護ニーズと看護の特徴について述べる。

1 多数傷病者受け入れにおける看護実践の特徴

自施設の被害がない，もしくは最小限であり被災地の傷病者を受け入れると決定がなされた場合，多数傷病者の受け入れのため新設部門の設置を行う。新設部門の設置に際しては，CSCA（C：指揮命令，統制／調整，S：安全，C：情報伝達，A：評価）を迅速に確立する。

具体的には，責任者の任命，職員の再配分と災害対応班の立ち上げ，場のレイアウト（トリアージエリア，治療エリア），通信・情報伝達体制の立ち上げ，薬剤や医療資器材の確認および調達を行う。災害発生時には，日頃訓練を行っていてもパニックに陥ることが予測される。冷静に行動するため，個々の作業の手順が示された**アクションカード**に沿って実践するとよい（図2-2参照）。

2 トリアージされた人への対応

❶最優先治療群（重症群）：Ⅰ（赤）

▶ 主な疾患や病態　大量外出血，気道閉塞，心タンポナーデ，出血性ショック，呼吸困難を伴う胸部外傷（フレイルチェスト，開放性胸部外傷，緊張性気胸），瞳孔不同を伴う頭部外傷，気道熱傷などに代表される。

▶ 看護師の役割　何人の傷病者を同時にみることができるか（人的資源），必要な使える物品（物的資源）はどのくらいあるのかを把握する。「赤」エリア担当の医師と情報を共有，異常の早期発見に着目し，予測をもった継続観察を行う。使えるモニターの台数には制限があるため，優先順位を考えた物品の使用を考慮する。医療機器によるモニタリングに頼らず，フィジカルアセスメントの技能を駆使して観察をすることが求められる。

❷待機的治療群（中等症群）：Ⅱ（黄）

▶ 主な疾患や病態　ショックを伴わない外傷，ヘルニア症状のない頭部単独外傷，気道熱傷を伴わない熱傷，呼吸障害のない脊椎損傷，多発骨折，四肢長管骨骨折，脱臼など。

▶ 看護師の役割　基本的に「赤」エリアと相違ないが，「黄」エリアの特徴として“今は待てる状態であるが，治療が必要な患者である”ことから，よりフィジカルアセスメントを綿密に行い，評価しながら経過観察する必要がある。

❸保留群（軽症群）：Ⅲ（緑）

▶ 主な疾患や病態　小さな骨折，小範囲の外傷，打撲，捻挫（ねんざ），軽度熱傷など。

▶ 看護師の役割　軽症であるからこそ，トリアージは繰り返し実施し，緊急治療（黄，赤）が必要であると判断すれば，速やかにトリアージの変更を行うことが大切である。そのほか，簡単な創傷処置や処方などを行い，診療の終了した傷病者から帰宅を促す。可能であれば，避難生活に向けての保健指導についても配慮する。感冒や食中毒などの感染症対策について，活動の縮小に伴う体力の低下などについて注意喚起する。被災者にみられる特徴的な疾患として**静脈血栓塞栓症（エコノミークラス症候群）**がある。これは避難所生活や車中泊で長時間からだを動かさないことが要因で，足の静脈に血栓ができ，肺の血管に詰まって呼吸困難やショック状態を引き起こすものである。水分摂取をしっかり行い，からだをこまめに動かすことが大切で，歩行や足関節の運動，弾性ストッキングの着用などの予防策を指導する。

❹救命困難もしくは死亡群：0（黒）

▶ 主な疾患や病態　生命徴候のないものや，平時でも救命が不可能であったり，またはその状況下では救命・生存の可能性が明らかにないものである。

▶ 看護師の役割　身元確認や付き添いのために，家族の待機場所を確保し，家族の反応（悲嘆など）に適切に対応する。「黒」タグには極端に記載内容が乏しく，そのことが後の遺族ケアを不十分なものにしている可能性も報告されている。できる限り，いつ・どこで・どのような状況で発見されたかなどもトリアージタグに記入する努力をする。遺体の管理と身元の確認を行う。また，どのような所持品であっても，遺族にとっては大切な遺品であり，身元確認の重要な参考資料となる可能性もあるので十分な管理を行う。

3 病棟，手術室，病院隔離（籠城）などでの看護ニーズと看護の特徴

病棟や手術室での看護は，災害発生時は患者の安全確保から応急処置，避難誘導，継続看護の判断など，災害状況に応じて，その実践内容は多岐にわたる。災害時はライフラインの欠如または停止により，十分な看護実践が行えない可能性がある。また**病院隔離（籠城）**などで支援の見通しが立たない場合もあり，救助が来るまで限られた資源で，看護の優先順位を考える必要がある。

❶継続治療中の患者の看護

酸素療法施行中や人工呼吸器装着中の患者は，無停電電源の使用や酸素配管の故障の有無などを確認する。直ちにバッグバルブマスクなどでの補助換気の準備を行い，患者の呼吸状態，酸素化の状況（Spo_2の変化やチアノーゼの有無）などの観察を行う。呼吸状態を観察しながら最低限の酸素投与に変更するが，事前に主治医と酸素投与量の変更などの調整を行っておいてもよい。また，点滴中の患者は，病態をアセスメントし，可能な限り生理食塩液などでロックする。

❷療養上の世話

災害発生直後は，ライフラインや医療資器材の欠如などにより十分な療養上の世話が行えないことが予測される。特に生命に直結しない看護実践の優先順位は下がってしまう可能性がある。そのような場合でも，可能な限り看護の必要性をアセスメントし，優先順位の判断を行い，実践する必要がある。

▶ **清潔**　水道や電気の停止により清潔ケアが困難となり不衛生な状態になりやすい。口腔の清潔も保たれにくくなるため，誤嚥性肺炎のリスクが高まる。また陰部の清潔が保たれないと尿路感染を招く可能性もある。これら口腔，皮膚，陰部の状態のリスクをアセスメントし，限られた資源で最低限の清潔が保たれるような看護実践が必要となる。

▶ **排泄**　下水道の故障や上水道が停止した場合は，十分な排泄環境が保たれない。不衛生な環境のため，感染症のまん延を招く可能性もある。おむつや簡易トイレの設置，**ディスポーザブル製品**の準備（図2-10）など患者に合わせた排泄環境を整える看護実践を行う。

▶ **食事**　災害発生時の食事は非常食で賄われることが多い。非常食では食事形態や治療食への対応が難しくなる可能性がある。治療食が提供できない場合は，食事に伴う病態への影響を注意深くアセスメントする必要がある。また，食事の形態変更などについては，患者の病態，食事摂取状況，栄養状態，排泄状況などをアセスメントし，栄養士や主治医と共に検討する必要がある。

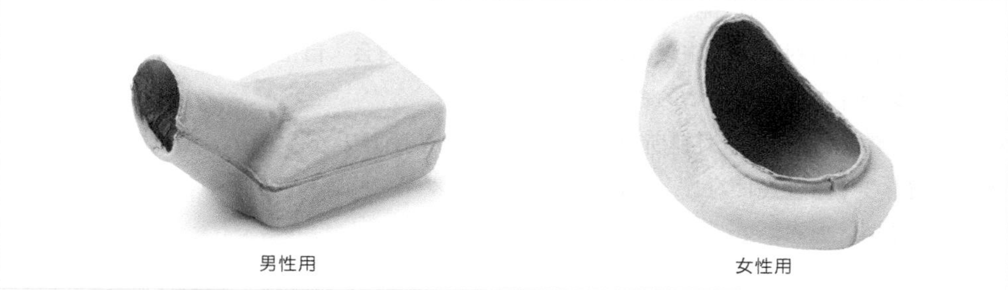

図2-10 ディスポーザブル尿器の例

3. そのほかの医療機関における看護の実際

そのほかの医療機関としては，災害拠点病院以外の病院，診療所，助産院などがある。災害時に優先度が高いいわゆる**要配慮者**には妊娠中の女性が含まれる。助産院などの施設における看護ニーズに対する看護実践の特徴は，災害発生時であっても全妊婦を安全な分娩へ導くことである。

助産院では，外来通院している全妊婦の安否確認を行うと同時に，助産院が診療継続できるか判断する。診療が継続できない場合は後方支援病院の調整と紹介を行う。助産院で分娩中の妊婦に対しては，第一に安全の確保である。安全が確保できたうえで余震の状況によって安全な場所で分娩させる。

B 災害時の地域保健と看護実践

到達目標

1. 避難所の生活における災害時要配慮者への対応について説明できる
2. 避難所の看護活動を実施するうえで必要な情報について列挙できる
3. 災害発生時の訪問看護師の担う役割を述べることができる
4. 一般の避難所と対比し，福祉避難所の特性を説明できる
5. 災害時における保健所と保健師の役割について説明できる
6. 保健医療調整本部および災害時健康危機支援チームの概要と役割について説明できる
7. 被災地外の災害拠点病院で患者を受け入れる際に必要となる医療体制と医療者の担う役割について説明できる

1. 避難所

1 避難所の開設，運営における看護の視点

▶ 開設　**避難所**（福祉避難所を含む）の開設は，各自治体の**地域防災計画**にあらかじめ定められており，一般の避難所の多くは学校や公共施設で，福祉避難所はバリアフリー化された福祉施設や養護学校などである。

▶ **開設・運営者**　避難所の開設・運営者は，自治体や災害の規模，施設との協定などの事情で異なり，市町村職員，施設の管理者，自治会・町内会・自主防災組織などの住民代表者，ボランティアなど様々である。

▶ **指定外の避難施設**　指定避難所の施設が被災し開設困難となったり，大規模な災害時には，避難を要する住民に対し，指定避難所の数やスペースが不足し，やむなく指定外の施設に避難することがある。この場合は事後に指定される。

▶ **健康ニーズの把握**　一般に指定避難所は近隣住民の避難を想定して開設されるが，災害が発生した時間帯などによっては，通勤，通学，旅行者など，多様な人々が最寄りの施設へ緊急一時的に避難することもある。そのため自治体は，いずれの場所で，どのような人々が避難生活を送っているのかを正確に把握するのに困難を極めることが多い。したがって，被災直後の避難者数，避難所設置数などの情報は流動的であることを念頭におきながら，被災地の健康ニーズの把握に努める必要がある。

▶ **看護の機能**　避難所の管理・運営を担う者は，自治体などとの連絡調整や，避難生活に必要な物資の提供，被災支援に関連する各種行政手続き，医療チームなどの多様な支援者などの受け入れなど，避難所の住民の生活，安全，健康管理のために重要な役割を果たすことが期待される。内閣府が定める**避難所運営ガイドライン**[28]では，市町村災害対策本部の避難所支援班，避難所運営責任者を含む避難所運営委員会および外部支援者が，避難所運営会議などにおいて，顔の見える関係で避難所の情報共有，対策の検討をすることが望ましいとしている。外部支援者としてかかわる看護職は，このような避難所の組織運営管理体制を把握したうえで，住民の健康管理の観点から，関係者と情報共有を図り，健康支援のために直接的・間接的にかかわる役割がある。

2　超急性期の避難所の医療と看護職の機能

災害発生直後の避難所には，多くの住民が無秩序に殺到することが多く，混乱が生じる。災害の発災後初期に避難所において看護職が担う役割は，多様なニーズをもつ避難者のなかでの，医療や看護ケアを必要とする緊急性の高い住民の把握である。

特に甚大（じんだい）な被害を受けた地域で，地域の医療機関などが被害を受け診療機能が低下した場合，早期に大規模な避難所などへの救護所の開設や，巡回診療チームによる医療救護支援などが必要となる場合がある。

▶ **救護所，巡回診療**　避難所の救護所などで医療救護活動に従事する看護職は，トリアージや応急処置，医療機関搬送などを行う。

▶ **現病歴の把握**　被災者のなかには持病のある住民が，処方薬や在宅酸素ボンベ，衛生器材・衛生材料，特殊栄養食品など，被災後早期に入手することが困難なものを持ち出せずに避難することもある。このような場合，対応の遅れにより急性増悪（ぞうあく）をきたす可能性があり，救急治療ニーズのある患者への対応のみではなく，現病歴のある住民の健康課題，特に個別性の高い医療ニーズのある住民について早期に把握し，必要な対応を図ることが求められる。

3 急性期の避難所の健康課題と災害時要配慮者への対策

救出救護・救急医療ニーズが高い超急性期以降は，避難所における避難生活や生活環境衛生がもたらす２次的健康被害（呼吸器・消化器系疾患，静脈血栓塞栓症，ストレスや急性期反応などのこころのケアなど）の予防を図る必要性がある。そのため，被災者との信頼関係を構築し，想定される健康課題の早期把握や予防のための個別あるいは集団に対する保健指導や健康教育を行う（第７章「災害時のメンタルヘルス」参照）。

また，自治体の要配慮者の名簿などを活用して安否確認をし，保健福祉的視点によるトリアージを行い，緊急入院や緊急入所などの措置の必要性の判断と，避難や移動のための関係者との連携・調整を図る（表 2-8）。

4 避難所におけるラピッドアセスメント（RA）

避難所の衛生環境や，避難住民の生活が，心身の健康に２次的な被害をもたらす可能性がある。そのため，避難した住民の個別の病状の把握に加え，避難所を生活空間としてとらえ，衛生環境に関する状況を把握し，健康へ影響をもたらし得る要因を明らかにし，予防を含めた対策を図ることが求められる。このような住民の生命や健康に影響をもたらし得る避難所の情報項目の例を示した（表 2-9）。

▶ ラピッドアセスメント　非日常的で緊迫化した過酷な状況となる被災後の急性期は，表 2-9 の情報を網羅的に収集することには困難が伴う。また，限られた時間や人員のなかで，緊急性の高い課題に対し，速やかに対応を図ることが求められる。そのため被災後の初期は，迅速なアセスメントを行う必要があり，これを**ラピッドアセスメント**（rapid assessment；**RA**）という。ラピッドアセスメントについて國井は「投入できるリソース（時間や手段，要員など）が制約されるために通常行われるような時間をかけた調査や分析ができない状況下で，優先度を考慮し実用的な手法を駆使しながら必要な情報を効果的に収集・分析するプロセス」と述べている[29]。避難所の衛生環境の問題が生命や健康へ悪影響をもたらす可能性が高い。ラピッドアセスメントが望まれる情報を表 2-9 では◎印により示した。被災後早期に，これらの情報収集・アセスメントを重点的に行い，避難所運営委員会など関係者，関係機関と早急な課題の共有・検討をし，早期介入による改善を図る。

表 2-8 避難所などでの要配慮者対策における情報

項目	確認事項
自治体における要配慮者対策（方針）	• 福祉避難所の開設担当部署確認 • 要配慮者の基準確認 • 要配慮者名簿の有無
要配慮者への対応	• 要配慮者名簿に基づく避難者の実態 • 要配慮者の状態に応じたトリアージ（福祉避難所・施設・医療機関など） • ２次避難先などへの移送（移送手段の確保，手続きなど） • 避難所避難者への対応（サービスなどの支援調整，環境整備など）

表2-9 避難所衛生環境などに関連する情報

項目	主な情報（例）
避難施設の基礎情報	• 避難所名称 • 施設管理者（代表者） • 所在地（住所，電話・ファックス番号） • 避難所スペース（避難者使用可能居室数，広さ［m^2］） • 避難所運営組織の有無と代表者
ライフラインに関する情報	◎電気 ◎上下水道 • ガス • 通信機能（通信手段の有無） • 避難所周辺の交通事情
避難者に関する情報	◎避難者人数 • 避難者構成（高齢者・乳幼児数，男女の利用比率など） ◎要医療者 ◎有症状者 • 要配慮者（人数，特性など）
医療など支援に関する情報	◎医療救護所（設置・運営状況），巡回診療の有無 • そのほかの支援チーム（保健・医療・福祉・介護など）
食事に関する情報	◎食事（回数，内容） • 炊き出しの有無
飲料水に関する情報	◎飲料水 • ポリタンクなどの保管状況（管理者，保管場所） • ペットボトル以外で供給される水（にごり，異物など）
生活用水の衛生管理に関する情報	◎手指消毒 • 生活用水充足状況（トイレ，そのほか） • 洗濯機の利用可能数
排泄環境の衛生管理に関する情報	◎既設水洗トイレの個数，使用・清掃状況 ◎下水放流の可否 ◎仮設トイレの個数，使用・清掃状況 ◎仮設トイレの管理状況（くみ取り頻度，清掃状況の適否） • そのほか排泄環境整備に必要な備品などの在庫
室内環境の衛生管理に関する情報	◎居室内温湿度・換気（適否） • 居住スペース（広さ，床素材・履き替え有無） • 手洗い場（数，消毒などの有無） • 日当たり・通風 • 自炊場・洗濯場・乾燥場・ごみ集積場の環境・管理状態 • 衣服の衛生状態，身体の衛生状態 • 寝具の種類・量・管理状態 • 衛生害虫の発生状況 • 喫煙所（分煙対策） • 避難所生活ルール有無・内容・運用状況
ペット対策に関する情報	• ペット数と種類（犬，猫，そのほか） • 同伴者とのゾーニング • 収容場所の確保 • ペットによる苦情
仮設浴場に関する情報	• 浴室・浴槽・浴槽水衛生状態（適否） • 管理者，管理状況（記録有無）

◎：特に被災後の早期に把握する必要性の高い避難所情報（ラピッドアセスメントが望まれる情報）

5 避難所環境の整備

ライフラインが寸断され，甚大な被害をもたらす大規模災害時には，避難所での避難期間が中長期にわたることが多い。避難所での集団生活環境が健康へ悪影響をもたらすことから，その環境整備は重要な支援である。開設された直後から，避難所の住民の生活が中長期にわたることを想定したうえで，生活の場の視点をもち，衛生管理，安全の確保へ留意することが求められる。

▶ 環境整備　具体的には，避難場所として確保した限られたスペースが，飲食や寝床など1日の生活のすべてを過ごす空間となるため，フロア内の土足厳禁のルール化やこまめな清掃などの周知徹底が必要である。また，安全な歩行ができる通路幅の確保，段差解消への配慮，高齢者や障害者などがトイレなどへ容易で安全に移動できる配置にするなど，生活行動や安全面に留意した**環境整備**が必要である。

▶ 感染症対策　避難所の生活空間は不特定多数の共同生活であること，ライフラインなどの途絶による不自由な生活であること，被災による喪失体験や避難生活のストレスなどから免疫機能も低下しやすく，感染症がまん延(えん)しやすい環境である。そのため個別支援としては，感染制御のための**手指消毒**，マスク着用などの感染経路の遮断のための対応を図る。また感染症のまん延を防ぐため，感染症の発症疑いや発症者を早期に発見し治療につなげることや，一時的な隔離スペースの確保も必要である。ただし，隔離による本人や周囲の者の誤解や偏見も生じやすいことから，人権に配慮した対応に留意する必要がある。

▶ 要配慮者対策　精神疾患，発達障害，認知症などの患者は，日常生活とは異なる環境や災害によるショックなどによって不穏になったり不安が増し，避難所における集団生活に支障をきたす場合がある。また，乳児の泣き声や幼児の騒ぐ声なども，多数の避難者が密集する避難所において住民間のトラブルに発展することがある。さらに授乳などの対応ができない母親など，要配慮者である避難者に対し，福祉避難所などの活用も検討する。

一方，大規模災害時には，不穏状態にある住民や乳幼児のために福祉避難所を確保することが困難な場合も多い。そのため，体育館などの避難所の一定の区画や特定の教室を，配慮を要する特性上の共通性の高い人たち専用の避難場所とするなど，避難所を運営するうえでの工夫が必要な場合がある。

▶ 看護の機能　避難生活の長期化が見込まれる場合には，要配慮者への理解や，プライバシーの確保に留意した避難所運営がなされるように，避難所の管理運営者などと連携し，必要な提案や調整を図ることが求められる。また，必要に応じて医療･保健･福祉関連サービスやボランティアなどの早期活用や調整を図ることも求められる。

6　避難生活と避難所

1997（平成9）年，人道援助を行う非政府組織と赤十字社は，災害や紛争により被害を受けた人々を守るために表2-10に示すような概念に基づいたスフィア・プロジェクトを立ち上げた。ひとたび災害が発生すると，いかなる国においても，日常生活の場を失った人々は避難所での生活を送ることになるが，社会は非日常的な避難生活環境から被災者や避難民を守り，健康な生活に向けた救援を行うことが求められる（図2-11）。

保健医療の救援も人道主義に基づく行動規範に従う。近年，わが国においてもスフィア･

表2-10 スフィア・プロジェクトの基本概念

❶災害や紛争により被害を受けた人々は，尊厳をもって生活する権利をもち，そのために必要な援助を受ける権利がある。
❷災害や紛争により生じる苦痛を軽減するために，でき得る限りの方策を講じるべきである。

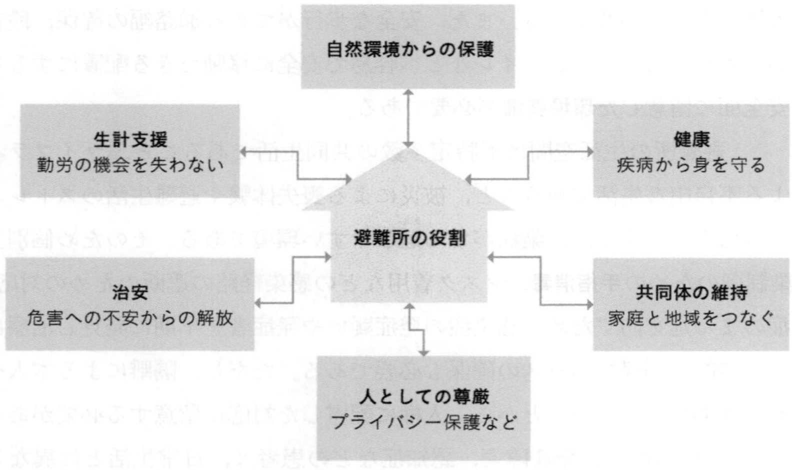

資料／Sphere Association：The Sphere Handbook：Humanitarian Charter and Minimum Standards in Humanitarian Response, 2018 Edition, 2018. の "Shelter and Settlement" の章の内容から作成.

図2-11 避難所の役割

プロジェクトのハンドブック[30]に示された避難所の数値指標が参照されることが多いが，無条件に引用するのではなく，その基本概念に基づいた検討が必要である。

7 避難所の評価

避難所の評価は，健康維持や疾病予防に向けた対応には欠かせない。評価すべき内容は環境面と避難者の状況に大別され（表2-11），特に公衆衛生的な側面における重要項目に留意が必要である。複数の避難所が開設されるため，対応策を検討するにあたり，評価のための共通の様式と指標が有用である（表2-12，図2-12）。

2. 訪問看護

訪問看護ステーションでは，利用者や家族，施設職員の安全を守り，被害を最小にとどめるための対応を組織的に行うことが求められる。訪問看護施設の設置主体，規模などによって災害後の組織体制など対応は異なるが，ここでは共通性のあるものについて述べる。

1 災害時の情報把握

- 施設の安全確認・被害状況の把握をする。施設の設備・機器などの物的被害の確認とともに，可能な通信手段の活用や，外出から帰所した職員の得た情報などを集約し，被害

表2-11 避難所評価の要点

評価の目的	評価の項目
避難所の環境	アセスメントの有無，人数，安全，ライフライン（水，食事，電気，寝具，冷暖房），衛生環境（トイレ），救護の有無
避難者の状況	有症状者数，要配慮者数（要医療，要援護），医療需要
そのほか	要望

出典／災害医療ACT研究所：研修資料.

表2-12 避難生活で重要な項目

❶WASH（Water Supply，Sanitation and Hygiene Promotion，図2-12）：飲料水と生活用水の供給，水源，食品および排泄物やゴミ処理などにおける衛生管理，公衆衛生促進
❷食品と栄養の管理
❸避難所の生活環境
❹健康維持

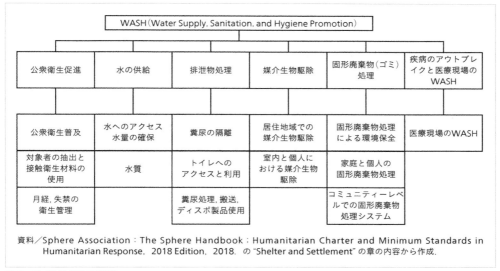

資料／Sphere Association：The Sphere Handbook；Humanitarian Charter and Minimum Standards in Humanitarian Response，2018 Edition，2018．の“Shelter and Settlement”の章の内容から作成.

図2-12 WASHの要素

状況を把握する。

- 訪問看護サービス提供中のスタッフや，在宅のスタッフを含めた施設登録全職員の安否確認を図る。
- 関係機関，関係者（主治医，かかりつけ医，医療機器メーカー担当者など）との情報の共有・連携を図る。
- 収集した情報を分析し，緊急性を要する課題の明確化，組織としての対応方針の決定をする。
- 備蓄物品などを確認し，必要な救急医療用品や人的支援の要請や確保を図る。

2 災害時指揮系統の決定

- 訪問看護ステーションの所長（看護師長）は，事業主の方針を確認し，支援体制を確立

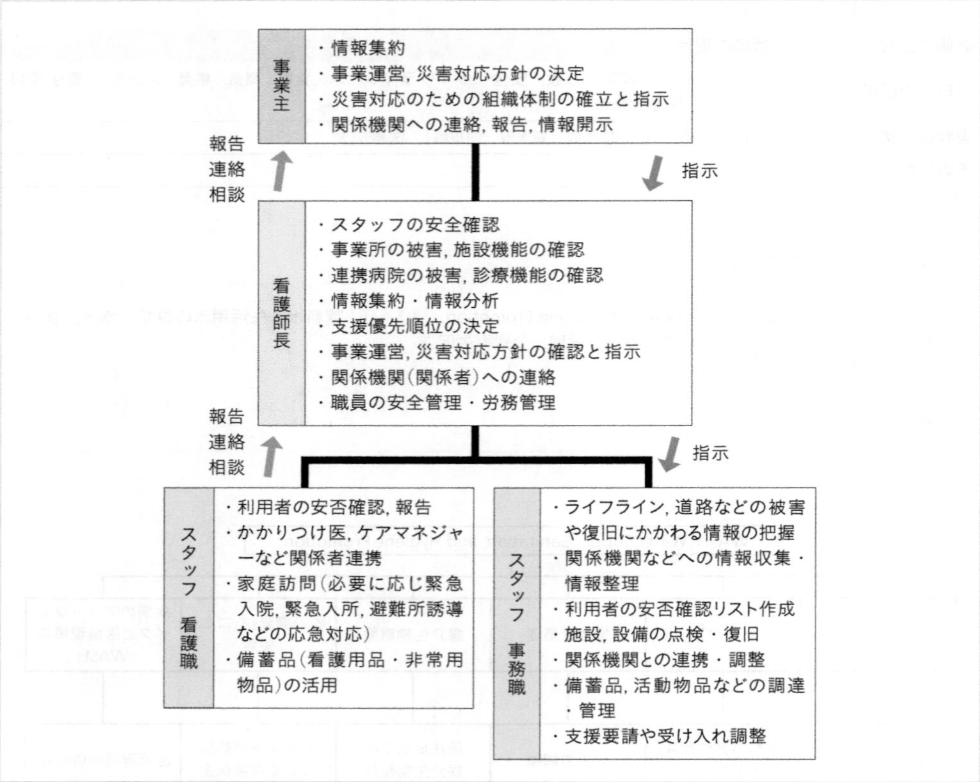

図2-13　災害発生時の指揮命令系統と役割分担の例

し役割分担，指示を行う（図2-13）。

- 訪問看護職員や事務職などのスタッフは，把握した情報や所長の指示に基づく対応と，対応結果の報告，連絡，相談を密に行う。
- 訪問先の患者の情報や対応などの結果はリストを作成し管理する。

3　利用者への対応

❶訪問看護サービス提供者が訪問先で被災した場合

訪問看護サービス提供中に発災した場合，患者本人，家族，支援従事者などの安全の確保，住居家屋の損壊状況やライフラインの被害状況，在宅療養の継続の可否，本人・家族の意向などを確認したうえで，訪問看護ステーションや主治医へ状況の報告を行い，必要な指示を得る。

在宅療養の継続が困難と判断した場合は，必要に応じ緊急入院，緊急入所，避難所（福祉避難所を含む）への安全な避難誘導などの対応を行う。

❷訪問看護の継続時の留意点

被災地の被害状況，ライフラインの寸断状況などを把握したうえでの判断により，訪問看護サービスを継続する場合，訪問経路の安全や2次災害のリスクの把握に努め，状況に適した訪問手段の検討，複数体制による訪問など，安全性の確保に留意する。

▶ 訪問物品　ライフラインの寸断による影響が想定される療養生活に必要な物品などの手配をあらかじめ行う。また，身分証明書や緊急通信手段（携帯電話，充電用バッテリーなど）を必携する。必要に応じて，ヘルメット，軍手，マスク，厚底の運動靴などの装備により自身の安全の確保を図る。

▶ 通常のケアを超えた対応　被災地の状況によっては，平常時，利用者が訪問看護サービス以外に活用していた，ほかの保健・医療・福祉関連サービスが，一時的休止となるなどの可能性がある。そのため，本人の病状悪化や家族の介護負担増，精神的不安などへ悪影響をもたらす可能性が生じ得る。また，被災による人的・物的被害や喪失経験などが，精神的なショックやパニックをもたらすこともある。そのため通常の訪問看護ケアの提供にとどまらず，本人や家族の心理面・精神面への支援や，関連する機関との速やかな情報の共有と課題解決のための連携を図る必要性が高い。

❸関係者との連携

在宅療養者の自宅では**連絡ノート**などの活用により，被災後の影響や経過を含めた情報の共有を図り，支援の連携が平常時以上にスムーズに行える工夫をする。

また，衛生材料，介護用品，日用品などの不足があれば，救援物資などの調達を図る。

3. 社会福祉施設

社会福祉施設は，高齢者，子ども，障害のある人などに対し，福祉サービスを提供する施設であり，これらの人たちが自立してその能力を発揮することができるように，必要な日常生活の支援，技術の指導などを行っている。施設は入所型，ショートステイ型，日中活動系のデイサービスなどがあり，施設の種別や運営組織によって多様性がある。このような社会福祉施設に勤務する看護職の役割は，施設の利用者の健康課題やその特性に応じた健康管理や必要な看護サービスの提供である。

▶ 施設の特性　社会福祉施設の利用者の多くは，その特性から，**避難行動要支援者**に該当する場合が多い。そのため，災害による被害が想定される早期から，施設外避難を要する必要性が高い場合は，平常時に定めた計画に沿って，要援護度や緊急性の高い対象者から安全な避難誘導などを速やかに図る。

施設の安全性が確認され，施設内でのサービスを継続する場合は，ライフラインの寸断や復旧見込み，備蓄食料や看護・介護に必要な物品の量，施設利用者のニーズによる提供方法の工夫，不足する物資の速やかな調整などを図る。

▶ 看護職の役割　このような施設の利用者の安全と健康を守るため，介護士，介護福祉士，ケアマネジャー，作業療法士，理学療法士，言語療法士など多様な施設職員と連携を図り，被災後の利用者の安全を守り，被害を最小にとどめるための対応を図る。

具体的な対応としては，前項で述べた訪問看護と類似する。すなわち被災時の情報を把握し，緊急性や対応方針を明確にしたうえで，災害時の指揮命令系統を確立し，所属組織の福祉，介護，事務などの関係職員との役割分担により，利用者への必要な看護の提供，関係者との連携などを行う。

▶ 福祉避難所　社会福祉施設は，その施設の特性から福祉避難所として開設・運営される場合がある。福祉避難所として開設された場合は，通常の入所や通所などの利用者に加え，近隣住民のなかで，一般の避難所の利用が困難な避難行動要支援者に相当する人およびその家族が避難することになる。そのため，通常の利用者とは異なる対象者のニーズに応じた支援提供を行う。そのため，施設内での福祉避難所の開設・運営に必要な人的・物的支援の要請の検討や，外部支援者との協働による対応を図る必要性がある。

4. 被災地外の保健医療活動チーム

1　災害時の保健所と保健師の役割

❶災害時の保健所の役割

保健所は**地域保健法**により，都道府県，指定都市，中核市，そのほかの政令で定める市または特別区に設置が義務づけられている。地域保健法第6条には保健所の業務として14の基本事項が定められていたが，災害対策については記載されていなかった。1994（平成6）年の地域保健法の改正時に**地域保健対策の推進に関する基本的な指針**[31)]が初めて示され，1995（平成7）年の阪神・淡路大震災の経験を経て，保健所を地域における健康危機管理の拠点として機能させるべく，以下の3点が強調された[32)]。

❶ 地域医療とりわけ救急医療の量的および質的な提供状況を把握し，地域の医師会などの救急医療にかかわる関係機関と調整を行い，地域における医療提供体制の確保に努めること。
❷ 健康危機発生時において，保健所は，広域災害・救急医療情報システムなどを活用し，患者の情報の収集および提供，健康被害者に対する適切な医療の確保のための支援措置などを図ること。
❸ 健康危機発生後において，保健所は関係機関などと調整のうえ，管理体制ならびに保健医療福祉の対応などに関して科学的評価などを行い，その後の計画に反映されること。

しかし，2011（平成23）年の東日本大震災では多くの保健所が被災したため，避難住民の健康状態および避難所の衛生環境の把握や情報共有が十分に行えず，被災地内における保健調整機能の維持が課題となった。これを受けて2012（平成24）年には，災害時の保健所の役割として以下の3点が加えられた。

❹ 災害時に保健所の機能低下を想定し，関係団体との連携・保健活動支援の受け入れ体制の構築・地域住民とのリスク・コミュニケーションを行うこと。
❺ 健康危機管理に関する意識を地域住民のなかで醸成すること。
❻ 災害時に所轄区域の市町村との有機的な連携に必要なしくみや人材育成・技術支援・保健活動の調整を実施する体制づくりを行うこと。

❷災害時の保健師の役割

保健所には，様々な保健医療専門職が働いている。そのなかで保健師は平均30%を占め，さらに年々増加しており，保健所における保健サービス業務の主な担い手となっている。

東日本大震災では，自治体などへ保健医療福祉支援を行った専門職のなかで保健師の割合は34%と看護師の15%や医師の14%と比べても高く，災害時保健医療福祉支援において保健師が中核的な役割を果たした。災害時の保健師の派遣は，厚生労働省が一元的な調整を図っている。また，保健師の被災地での活動は**大規模災害における保健師の活動マニュアル**[33]に従って実施されている。

2 保健医療調整本部と災害時健康危機管理支援チームの役割

2011（平成23）年の東日本大震災，2016（平成28）年の熊本地震において，被災地で保健医療活動を展開する保健師チームと，災害医療を担うDMATとの間の情報共有に関する課題が浮きぼりとなり，被災地に派遣される保健師チームと医療チームを全体として統括する機能を構築する必要性が指摘された。

こうした点を踏まえ，厚生労働省は各都道府県における大規模災害時の保健医療活動にかかわる体制整備にあたり，保健医療活動チームの派遣調整，保健医療活動に関する情報の連携・整理および分析などの保健医療活動の総合調整を行う**保健医療調整本部**を設置するよう各都道府県に通知した[34]。これにより，都道府県が被災した場合，速やかに都道府県災害対策本部の下に保健医療調整本部を設置できるようになった。

❶保健医療調整本部の構成員

保健医療調整本部には，被災都道府県の医務主管課，保健衛生主管課，薬剤主管課などの関係課および保健所職員，災害医療コーディネーターなどが参画し，相互に連携して作業を行う。

❷連絡窓口の設置

保健医療調整本部には，保健所，保健医療活動チーム（DMAT，日本医師会災害医療チーム［JMAT］，日本赤十字社の救護班，国立病院機構の医療班，歯科医師チーム，薬剤師チーム，看護師チーム，保健師チーム，管理栄養士チーム，災害派遣精神医療チーム［DPAT］ほかの災害対策にかかわる保健医療活動を行うチーム）などの連絡および情報連携を行う窓口が設置される。

❸本部機能の強化

保健医療調整本部は，保健医療活動の総合調整を円滑に行うため，必要な場合は災害対策基本法などに基づき都道府県などに業務を補助するための人的支援として**災害時健康危機管理支援チーム**（disaster health emergency assistance team；**DHEAT**）[35]を要請することができるようになった（第1章-IV-G「災害時健康危機管理支援チーム（DHEAT）」参照）。DHEATは，被災都道府県の保健医療調整本部および健康危機管理にかかわる指揮調整などに関する専門的な研修・訓練を受けた都道府県職員を中心として編成し，被災都道府県からの要請に基づいて応援派遣される。

❹保健医療活動の実施

▶ **保健医療活動チームの派遣調整**　これまで保健師チームの派遣調整は各都道府県の担当課

が行い，医療チームの派遣調整は派遣調整本部が行ってきたが，派遣調整本部は設置せず，保健医療調整本部が一括して保健医療活動チームの派遣調整の役割を担うことになった。

▶ **保健医療活動に関する情報の連携・整理と分析** 保健医療調整本部および保健所は，保健医療活動チームに対して，活動内容・収集した被害状況と医療ニーズなどを報告するよう求めることができる。報告の際には，**災害診療記録報告書**[36]や大規模災害における保健師の活動マニュアル[37]を参考にした報告書を用いることが望ましいとされる。

保健所は，保健医療活動チームから収集した情報を整理・分析する。それらの情報に基づき，保健医療調整本部が保健医療活動の総合調整を行う。

5. 被災地外の災害拠点病院における患者受け入れ

1 患者受け入れにおける被災地外の災害拠点病院の役割

被災地に赴くことだけが災害支援ではない。南海トラフ地震や首都直下地震のような広域かつ甚大な被害の災害が発生した場合は，被災地内および近隣都道府県のみでは医療対応が難しくなることが想定される。このようなヘリコプターで搬送できる範囲内での患者受け入れが困難となった場合には，全国広域に患者を搬送する必要がある。

超急性期から急性期にかけて多数発生する頭部外傷，重症四肢外傷，クラッシュシンドローム，広範囲熱傷の患者や慢性疾患を含めた内因性疾患の患者まで幅広く医療搬送の対象となる。医療搬送を行う場合には，医療チームが添乗し，断続的な医療を提供しつつ患者搬送を行う必要がある。

災害拠点病院は，自施設または近隣にヘリコプターの離発着場や医療搬送の役割を担うDMATを有しており，広域医療搬送実施時には傷病者搬送先の被災地外の拠点施設としての役割を果たすことが求められる。

2 広域医療搬送による患者受け入れの実際

▶ **事前計画と準備** 地域の災害拠点病院は，都道府県と協力して災害発生の搬送拠点の場所，**航空搬送拠点臨時医療施設**（staging care unit；**SCU**）の設置計画，医療搬送に必要な医療資器材の整備，地域搬送計画などを事前に策定し，それらの情報を共有しておく必要がある。

▶ **情報共有ネットワークの確立** 広域医療搬送には，医療機関，消防組織および自衛隊など多機関の連携が必要となる。そのため，経時的に的確に情報を把握できるように**広域災害救急医療情報システム**（emergency medical information system；**EMIS**）を活用した情報共有ネットワークを確立しておくことが不可欠である。

▶ **医療搬送の実施** 航空機により広域医療搬送される患者の情報は，EMISを用いて伝達される。伝達された情報をもとに，被災地外の拠点施設となった災害拠点病院では患者受け入れ施設や搬送手段を確保する。広域医療搬送される患者のほとんどは広域医療搬送基準を満たす重傷者であるため，医療機関に搬入されるまで災害拠点病院から派遣された医師や看護師が添乗し，モニタリングや治療を継続して提供する必要がある。収容した医療機関では，被災地内では提供が困難であった根本治療や集中治療などを提供する。広域医療搬送により受け入れる患者数が多い場合は，被災地外の拠点施設である災害拠点病院を起点として，ほかの災害拠点病院や地域の中核病院への搬送も考慮する必要がある。

文献

1) 阪神・淡路大震災に係る初期救急医療実態調査研究班：阪神・淡路大震災に係る初期救急医療実態調査研究報告書；平成7年度厚生科学研究費補助金健康政策調査研究事業，1996.
2) 復興庁，内閣府（防災担当），消防庁：東日本大震災における震災関連の死者数（平成30年9月30日現在調査結果），2018. http://www.reconstruction.go.jp/topics/main-cat2/sub-cat2-6/20181228_kanrenshi.pdf（最終アクセス日：2019/2/8）
3) 前掲書1).
4) 泉眞樹子：東日本大震災における災害医療と医療の復興〈国立国会図書館調査及び立法考査局：東日本大震災への政策対応と諸課題〉，2012，p.35-56. http://dl.ndl.go.jp/view/download/digidepo_3487576_po_20110404.pdf?contentNo=1&alternativeNo=（最終アクセス日：2019/2/8）
5) 日本透析医会：災害時情報ネットワーク；災害時情報伝達・集計専用ページ. https://www.saigai-touseki.net/（最終アクセス日：2019/2/7）
6) 日本呼吸器学会：災害時の対応について，2019. http://www.jrs.or.jp/modules/citizen/index.php?content_id=147（最終アクセス日：2019/2/7）
7) 東京都福祉保健局：東京都在宅人工呼吸器使用者災害時支援指針，2012. http://www.fukushihoken.metro.tokyo.jp/iryo/koho/books.files/shishin.pdf（最終アクセス日：2019/2/7）
8) 日本糖尿病学会編著：糖尿病医療者のための災害時糖尿病診療マニュアル，文光堂，2014.
9) 内閣府：平成26年度版防災白書，2014. www.bousai.go.jp/kaigirep/hakusho/pdf/H26_honbun_1-3bu.pdf（最終アクセス日2019/1/13）
10) 総務省：避難行動要支援者名簿の作成等に係る取組状況の調査結果等，2018. www.fdma.go.jp/neuter/topics/houdou/h30/11/301105_houdou_1.pdf（最終アクセス日：2019/1/13）
11) 髙橋和行，扇原淳：自治体における避難行動要支援者名簿の整備・共有状況とその分析，地域安全学会論文集，No.32，2018. http://isss.jp.net/isss-site/wp-content/uploads/2018/03/%E6%9C%80%E7%B5%82%E5%8E%9F%E7%A8%BF_2017-072.pdf（最終アクセス日：2019/9/27）
12) 産経ニュース：高齢者・障害者らの安否確認；要支援者名簿生かせず難航，2016. https://www.sankei.com/region/news/160617/rgn1606170008-n1.html（最終アクセス日2019/1/13）
13) 厚生労働省：病院等における防火・防災対策要綱について，各都道府県知事・各政令市長・各特別区長あて厚生労働省医政局長通知（平成25年10月18日），医政発1018第17号，2013.
14) 厚生労働省：災害拠点病院指定要件の一部改正について，各都道府県知事あて厚生労働省医政局長通知（平成29年3月31日），医政発0331第33号，2017.
15) 内閣府（防災担当）：避難所運営ガイドライン，2016. http://www.bousai.go.jp/taisaku/hinanjo/pdf/1604hinanjo_guideline.pdf（最終アクセス日2019/1/18）
16) 内閣府（防災担当）：避難所における良好な生活環境の確保に向けた取組指針，2013. www.bousai.go.jp/taisaku/hinanjo/h25/pdf/kankyoukakuho-honbun.pdf（最終アクセス日2019/1/18）
17) 岡田尚子，大西一嘉：平成28年熊本地震における福祉避難所での要配慮者の受入状況；受入開始時期と受入期間，地域安全学会論文集，31：87-96，2017.
18) 厚生労働科学研究事業「健康危機管理における効果的な医療体制のあり方に関する研究」班編：救急医療機関におけるCBRNEテロ対応標準初動マニュアル，永井書店，2009.
19) 森村尚登，他：緊急度判定の体系化；発症から根本治療まで，日本臨床救急医学会雑誌，19（1）：60-65，2016.
20) 前掲書19).
21) 前掲書19).
22) 日本公衆衛生協会：地域診断ガイドライン〈地域診断から始まる見える保健活動実践推進事業報告書；平成22年度地域保健総合推進事業〉，2011，p.51-83. http://www.jpha.or.jp/sub/pdf/menu04_2_10_02.pdf（最終アクセス日：2019/1/31）
23) 相田潤，近藤克則：ソーシャル・キャピタルと健康格差，医療と社会，24（1）：57-74，2014.
24) 前掲書23)，p.57.
25) 内閣府（防災担当）：地方公共団体のための災害時受援体制に関するガイドライン，2017. www.bousai.go.jp/taisaku/chihogyoumukeizoku/pdf/jyuen_guidelines.pdf（最終アクセス日2019/1/31）
26) シャイン，E.H. 著，稲葉元吉，尾川丈一訳：プロセス・コンサルテーション；援助関係を築くこと，白桃書房，2002.
27) 前掲書26).
28) 内閣府（防災担当）：避難所運営ガイドライン，2016. http://www.bousai.go.jp/taisaku/hinanjo/pdf/1604hinanjo_guideline.pdf（最終アクセス日：2019/3/29）
29) 國井修編：災害時の公衆衛生；私たちにできること，南山堂，2012，p.53-64.
30) Sphere Association：The Sphere Handbook；Humanitarian Charter and Minimum Standards in Humanitarian Response，2018 Edition，2018.
31) 厚生労働省：地域保健対策の推進に関する基本的な指針（H27.3.27　厚生労働省告示第185号），2019. http://www.mhlw.

go.jp/stf/seisakunitsuite/bunya/tiiki/index.html（最終アクセス日：2019/6/24）
32）佐々木隆一郎：大規模災害における保健所の役割；全国保健所長会を中心とした研究を主に，保健医療科学，62（4）：421-427，2013.
33）日本公衆衛生協会，全国保健師長会：大規模災害における保健師の活動マニュアル，平成24年度地域保健総合推進事業「東日本大震災における保健師活動の実態とその課題」を踏まえた改訂版，2013．http://www.nacphn.jp/02/pdf/saigai_H25_manual.pdf（最終アクセス日：2019/2/7）
34）厚生労働省：大規模災害時の保健医療活動に係る体制の整備について，2017．https://www.mhlw.go.jp/file/06-Seisakujouhou-10600000-Daijinkanboukouseikagakuka/29.0705.hokenniryoukatsudoutaiseiseibi.pdf（最終アクセス日：2019/2/7）
35）厚生労働省：災害時健康危機管理支援チーム活動要領について，2018．https://www.mhlw.go.jp/file/06-Seisakujouhou-10900000-Kenkoukyoku/0000198472.pdf（最終アクセス日：2019/2/7）
36）前掲書34）.
37）前掲書33）.

参考文献

・日本集団災害医学会，DMAT改訂編集委員会編：DMAT標準テキスト，へるす出版，改訂第2版，2015.
・日本救急看護学会監修：外傷初期看護ガイドライン，改訂第4版，へるす出版，2018.
・世界保健機関，戦争トラウマ財団，ワールド・ビジョン・インターナショナル著，国立精神・神経医療研究センター，ケア・宮城，プラン・ジャパン訳：心理的応急処置（サイコロジカル・ファーストエイド：PFA）フィールド・ガイド，2012．https://saigai-kokoro.ncnp.go.jp/pdf/who_pfa_guide.pdf（最終アクセス日：2019/1/31）
・大友康裕編：多数傷病者対応 増補〈プレホスピタルMook 4〉，永井書店，2010，p.105-124，p.51-52.
・黒田裕子，酒井明子監修：災害看護；人間の生命と生活を守る，メディカ出版，2008.
・酒井明子，菊池志津子編：災害看護；看護の専門知識を統合して実践につなげる，改訂第3版，南江堂，2018，p.238.
・日本看護協会：分娩施設における災害発生時の対応マニュアル作成ガイド，2013.
・南裕子，山本あい子編：災害看護学習テキスト；概論編，日本看護協会出版会，2007.
・Advanced Life Support Group著，小栗顕二，他監訳，MIMMS日本委員会訳：MIMMS大事故災害への医療対応；現場活動における実践的アプローチ，第3版，永井書店，2013，p.121-125.
・徳島県看護協会：災害対策マニュアル．http://www.toku-na.jp/houmon/download/saigai_manual.pdf（最終アクセス日：2019/3/29）

第3章

亜急性期の災害保健医療と看護実践

I 亜急性期の医療ニーズ

到達目標
1 災害発生後の時間経過による医療ニーズの変化を説明できる
2 継続的な医療提供の重要性とありかたを説明できる
3 亜急性期の健康問題の特徴について述べることができる

1. 災害発生と医療需要

災害という言葉は，地震や豪雨などの事象と，その事象が直接作用することにより生じる様々な結果が集積することにより生じる環境の変化，社会の混乱と，その時間経過をすべて内包している。保健医療の立場からは，発生した事象が直接人体に与える影響と，事象の結果，発生するライフラインの障害や日常生活とは異なる環境での避難生活が人体に及ぼす影響を考慮することになる。それらは災害発生から時間経過とともに変化する。

地震を例にとれば，地震発生により建物倒壊や火災という事象が発生し，人体は運動エネルギー，位置エネルギー，熱エネルギーなどを直接受け，外傷や熱傷を受傷し，生命危機をもたらす。このような影響は地震発生直後から2～3日の間に生じることが多い。一方，そのような生命危機から逃れ，避難所などで避難生活を送る状況では，疾患をもつ人たちの日々の通院が途絶え，避難による常用薬の紛失などにより医療の継続が困難となるため，慢性疾患の増悪が想定される。非日常的な環境や将来への不安は，ストレス，摂食障害，生活不活発などを誘発し，種々の疾病(しっぺい)の発生や増悪につながる。また，生活環境が整わない状況での生活を余儀なくされる集団生活においては感染症の拡大が危惧される。

2. 留意すべき医療需要

被災地において留意すべき医療需要を次に述べる。

1 特殊な治療の中断による増悪

病院や在宅において人工呼吸器などの特殊な機器や水・酸素を使用している場合，ライフラインの途絶により電気や水・酸素の供給が途絶えると，生命維持が困難となる。このため，それらの療養をしている患者の所在や安否の確認が必須となり，対応の一環として，ふだんから代替え手段などの確保や災害時の対応に関する確認が個々に必要である。また，**希少疾病用医療機器**（**オーファンデバイス**）は維持管理や部品などの供給が不安定になる可能性があり注意が必要である。

2 薬剤治療の中断による増悪

薬剤治療の中断は，時に生命維持が困難となり，基礎疾患の増悪につながるため注意が必要である（表3-1）。また，**希少疾病用医薬品**（**オーファンドラッグ**）はその確保や供給が困難

表3-1 中断が問題となる主な薬剤

薬剤	中断による主な影響
インスリン（特にⅠ型糖尿病）	高血糖，ケトアシドーシス，意識障害など
抗てんかん薬	痙攣（けいれん）やその重積
経管栄養剤	脱水，低血糖，栄養障害
向精神病薬	悪性症候群，増悪
抗うつ薬	抗うつ薬離脱症候群（感冒様症状，不眠，吐き気，ふらつきなど）
抗パーキンソン病薬	悪性症候群，増悪
ステロイド薬	ステロイド離脱症候群（副腎不全，ショック）
血液製剤（血友病）	出血傾向

となる可能性がある。

3 基礎疾患の増悪や疾病の発生

非日常的な環境や将来への不安はストレス，摂食障害，身体活動の低下などを誘発し，種々の疾病の発生や増悪につながる。特に脱水，**循環器疾患**，**睡眠障害**，**生活不活発病**（**廃用症候群**）は相互に関連するため留意しなければならない。

▶ 脱水　水分摂取は生命維持に欠かすことができず，脱水は生体に悪影響を及ぼす。ここで留意すべきは，飲料水や食事摂取のみならず，排泄環境も強調されるべきで，災害発生と同時に排泄環境，すなわちトイレ環境を整えることが重要である。トイレ環境が整えば，水分や食物の摂取を控えることは避けられ，疾病予防に寄与する。

▶ 循環器疾患　ストレスや睡眠障害による交感神経亢進による高血圧と，摂食や飲水の不足による脱水と身体活動の低下による血栓傾向が主な要因で，災害当初から発症する。たこつぼ心筋症，肺動脈血栓塞栓症，高血圧関連疾患（脳卒中，心筋梗塞，狭心症，大動脈解離，心不全）は命にかかわり，発症リスクはふだんのおよそ1.5～2倍となり，かつ数か月にわたり持続する。これらの傾向は高齢者に強く，生活不活発病とともに留意すべきである。

▶ 睡眠障害　睡眠障害そのものがストレスでもあり，サーカディアンリズムの障害につながり，交感神経亢進をきたす。

▶ 生活不活発病（廃用症候群）　世界保健機関（WHO）の**国際生活機能分類**（International Classification of Functioning, Disability and Health；**ICF**）によれば身体活動は，健康状態，心身機能と身体構造，活動，参加，環境因子，個人因子が相互に関係し，それらのバランスの影響を受けるとされる（図3-1）。災害時は環境因子が悪化し，健康の維持が難しく，社会的な活動も制限されるため，自宅や職場で日常的に行われるはずの動作ができず，おのずと身体活動は低下する。身体活動の低下は身体機能が低下するのみならず，拘縮や褥瘡などの身体構造，血栓傾向や代謝，そして意欲の低下などの精神活動に大きな影響を及ぼす。このためICFを念頭においた生活機能低下の予防は，健康維持や疾病予防に欠かすことができない。

▶ 感染症　生活環境が整わない状況での生活を突然余儀なくされる集団生活においては，

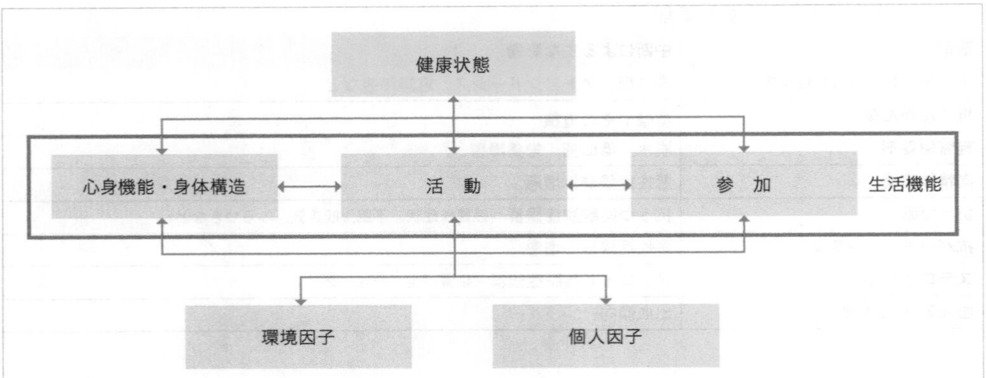

- 健康状態：病気，けが，妊娠，高齢，ストレスなど
- 心身機能・身体構造：心と体のはたらき，体の部分
- 活動：歩行，家事，仕事などの生活行為
- 参加：仕事，家庭内役割，地域社会参加など
- 生活機能：参加，活動，心身機能・身体構造の３つを含む包括概念
- 環境因子：建物，福祉用具，介護者，社会制度など
- 個人因子：年齢，性，ライフスタイル，価値観など

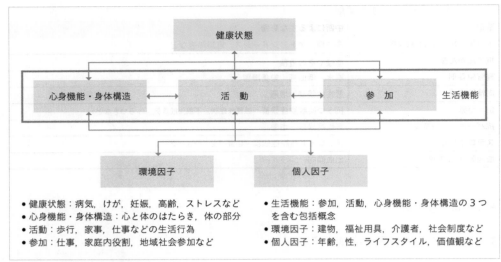

図3-1　WHOの生活機能モデル（2001）

各種感染症の拡大が危惧されるため，感染予防が重要である。手洗いやそのほかの洗浄のための水の確保が課題である。また，災害時は**破傷風**が好発するため注意する。

3. 災害時における医療提供のありかた，医療需要の高まり

人が健康に生きるため，保健，医療，福祉の３分野が役割分担をしつつ，互いに協働しているが，被災により人的被害，建物やライフラインなどの障害が発生すると，保健，医

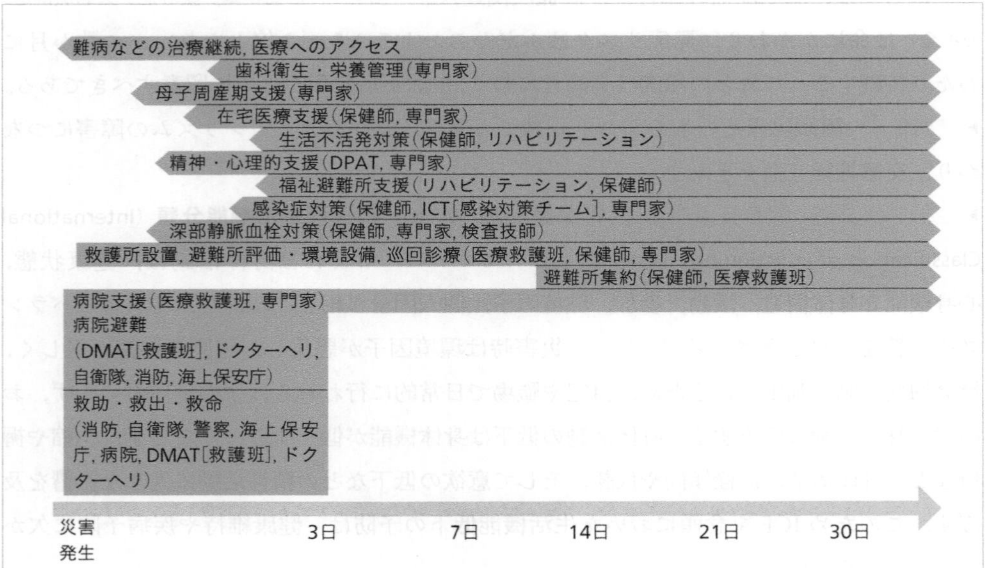

図3-2　災害発生後の医療需要の推移

療，福祉の継続が困難となる。なかでも，①被災による生命の危機に対する救命医療，②医療の継続を必要とする人々への医療提供，③避難生活の環境の悪化やストレスによる健康被害など，災害発生後に様々な医療需要が高まる（図 3-2）。

それらの需要に応えるためには，医療の継続が求められるが，被災した地域の医療資源のみによる医療の継続は難しい。このため，多くの場合，**災害対策基本法**や**災害救助法**などの法律に基づき，救援のための人的・物的・医療資源としての医療救護班が編成され，派遣される。被災地内における救援活動は，都道府県または当該市区町村の許可が必要である。保健医療の分野であれば，救護班は行政により設置される災害対応にかかわる保健医療活動の総合調整を行うための**保健医療調整本部**などの組織に登録後に活動する。

4. 疾病動向の評価

限られた医療資源の有効活用や，必要とされる救援内容，あるいは救援収束の判断には，疾病（しっぺい）動向を把握する必要がある。WHO とフィリピン保健省は災害時の疾病のサーベイランスに有用な Surveillance in Post Extreme Emergencies and Disasters（**SPEED**）という報告手法を開発し，実災害で運用した。

近年，SPEED をモデルにわが国の災害医療分野で開発された**災害時診療概況報告システム**（Japan Surveillance in Post Extreme Emergencies and Disasters；**J-SPEED**）を災害診療記録に取り入れた。J-SPEED による症候群の集計結果をもとに，疾病の動向を把握し，医療救護活動に反映させている。

II 活動フィールドごとの災害保健医療と看護実践

A 災害時の医療と看護実践

到達目標
1 亜急性期に医療救護所や災害拠点病院などを受診する患者の健康問題について説明できる
2 亜急性期に医療救護所，災害拠点病院などで行われる治療・看護の原則と実際について説明できる
3 亜急性期の在宅避難者，車中泊の避難者への予防的ケアの根拠と方法について説明できる

1. 亜急性期に医療救護所や災害拠点病院を訪れる人の健康問題の特徴

亜急性期になると，災害時に応急的な救護を行う場として設置される医療救護所や災害

拠点病院などの病院を受診する患者の健康問題は，生活背景に起因する内科疾患や心理的な反応が増加する。

また，災害の規模にもよるが，外部からの医療支援から復旧状況に応じて地元の医療機関へと移行していく時期となる。災害時の医療体制から平時の医療体制へと安全に移行していくには，被災地全体の医療・看護ニーズに応じた資源の適正配置を検討する必要があり，情報共有と連携体制を維持して計画を立案していくことが重要である。

2. 医療救護所，災害拠点病院などで行われる治療・看護の実際

1　亜急性期にみられる主な疾患や病態，症状

❶医療救護所，災害拠点病院などに受診する患者の特徴

亜急性期には，慢性疾患の増悪（ぞうあく），感染症，呼吸器疾患，消化器疾患，アレルギー疾患，そして軽症の外傷患者，腰痛，筋肉痛，疲労感を訴える患者が多くなる。

▶ **慢性疾患の増悪**　慢性疾患が増悪する要因には，医療へのアクセス困難，常用薬の入手困難などによる治療中断がある。また，被災体験や長期化する避難生活によるストレスや疲労の蓄積によって引き起こされる生体反応もある。たとえば，交感神経の活性化による血圧上昇やストレスホルモンによるインスリン分泌の低下に伴う血糖値の上昇などである。また，インフラの破壊やライフラインの途絶による環境衛生の悪化も健康問題を引き起こす要因となる。特に，トイレの絶対数の不足，洋式トイレや多目的トイレといった質的な不足，不衛生なトイレなどが原因で飲水を控え，脱水や熱中症，脳卒中，心筋梗塞を発症することもある。トイレが遠い，通路が整備されていない避難所環境では，処方されていた利尿薬を飲み控えることで心不全の悪化をきたすケースもある。

▶ **感染症の増加**　感染症は，災害の種類や規模，ライフラインの復旧状況，季節などに影響されるが，集団が近接して生活することに伴う飛沫または空気感染のリスクの増大，洗濯・入浴・洗浄など衛生施設の不足に伴う感染リスクの増大がある。避難所でしばしば問題となるのは，急性呼吸器感染症やインフルエンザの流行である。衛生施設の不足に伴う感染では，感染性胃腸炎（ノロウイルス感染症），高齢者の誤嚥性（ごえんせい）肺炎や尿路感染症などがある。高齢者は，咀嚼（そしゃく）・嚥下（えんげ）力に応じた食事の受給や摂取が困難となりやすいことや，唾液分泌の低下，断水などによる口腔ケアの不足などがリスク要因とされている。さらに，義歯の喪失あるいは体重減少に伴う義歯の不具合なども影響要因となる。

潜伏期があることや瓦礫（がれき）の片付けが本格的に行われる時期にあたる亜急性に注意すべき感染症としては破傷風がある。また，瓦礫の片付けなどにより，minor injury といわれる軽症の外傷患者や腰痛・筋肉痛などの症状，疲労を訴える患者が増加する。

❷災害拠点病院などに入院する患者の特徴

亜急性期は，災害対応の観点から**初期集中治療期**，**感染症期**，**急性後遺症期**といわれる。

▶ **初期集中治療期**　災害発生後に緊急入院となった患者の集中治療・ケアの継続が行われる。外傷患者のみならず緊急度・重症度の高い循環器系疾患の患者の増加も指摘されており，集中治療・ケアを要する患者が通常よりも増加することが想定される[1)]。

▶ **感染症期**　災害発生によって入院患者への看護業務を必須業務レベルとせざるを得ない場合がある。通常と同様の環境整備や感染症予防策が講じられない場合には感染症が増加する可能性がある。

▶ **急性後遺症期**　急性期に，人的・物的資源の不足により褥瘡などの合併症予防対策やリハビリテーションが制限された場合には，合併症の増加や日常生活動作（ADL）の低下などをきたすおそれがある。

2　看護師の役割機能

❶医療救護所，災害拠点病院などに受診する患者

図3-3に，災害が原因となって発生する疾患の発生機序を示す。これらは，適切な対応がなされないと**災害（震災）関連死**に結びつく重大なリスク要因となる。

▶ **慢性疾患患者への対応**　災害時には，慢性疾患で常用薬がある人の診療は，かかりつけではない医師の診断・処方となる場合が少なくない。また，被災によってお薬手帳を喪失または携帯できない場合や，病院とかかりつけ薬局のデータが失われることもある。看護師は，医師や薬剤師と連携し，対象者が述べる情報や病態に基づいて症状コントロールに必要な薬剤が処方されるか，処方された薬剤が正しく服用されているか，副作用の出現はないかなど，薬の服用における留意点の説明や確認を平時以上にていねいに実施する必要がある。

また，災害時には効果効能は変わらなくても薬剤の形状や色の異なる薬剤が処方される

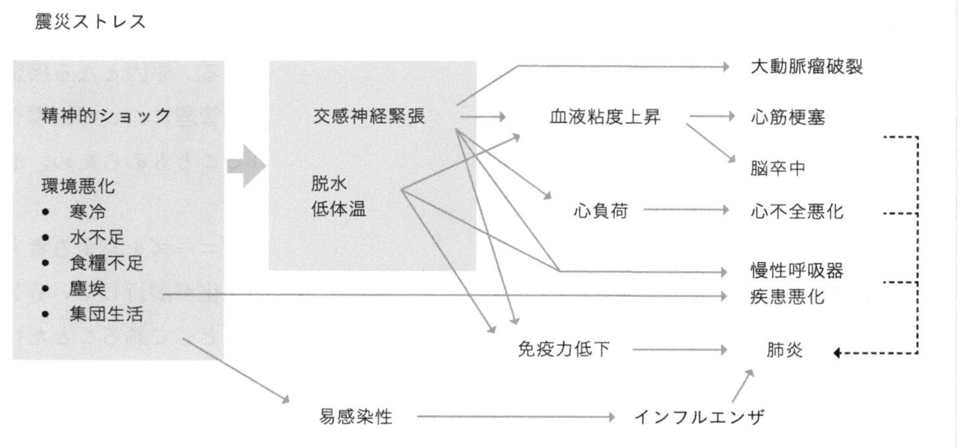

出典／上田耕蔵：東日本大震災 医療と介護に何が起こったのか；震災関連死を減らすために，萌文社，2012.

図3-3 災害が原因となって発生する疾患の発生機序

ことがある。変化への適応が難しい高齢者では特に注意を要する。さらに，環境変化によって認知症の発症や進行の恐れもあることから，認知機能を確認し，必要があれば本人のみならず家族などサポートができる人への説明も行う。

▶ **感染症患者への対応**　感染性疾患の患者の受診に対しては，その患者を含め多くの受診者や家族も易(い)感染状態であることを考慮し，2次感染を予防するための隔離など環境調整や安全対策が必要である。トイレや手洗いなどの衛生環境，水分や食事の入手状況などについて情報を得て，必要があれば行政や支援者らと連携して生活環境の改善に取り組む必要がある。また，正しい手洗いの方法や環境消毒の方法について具体的な指導を行う。

発熱や，食事や水分の摂取が困難な場合には脱水に陥りやすい。静脈血栓塞栓症（エコノミークラス症候群）や脳卒中，急性冠症候群のリスクが高まることを説明し，その徴候や予防策についても情報提供を行い，水分摂取の必要性を十分に認識して行動化できるような健康管理指導を実施する。静脈血栓塞栓症の予防では，活動性を低下させないことや弾性ストッキングの適正な装着も重要である。

誤嚥性(ごえんせい)肺炎の予防には，定期的な口腔ケアが非常に重要である。とくに義歯使用者は口腔内が不潔になりやすいため，セルフケアが可能な人は，躊躇(ちゅうちょ)なく義歯の洗浄などができるよう環境を整える。また，セルフケアの低下している人に対しては，口腔ケアを行う。解剖学的に，水平位では胃液の逆流が起こりやすいため，上半身を挙上して過ごすよう説明し，寝具の調整を促す・整えるなどの援助も重要である。

▶ **軽症の外傷患者などへの対応**　軽傷の外傷や創傷の場合には，創部の洗浄と被覆材による保護で対応可能なものが多いが，創傷による運動機能や作業機能の低下により，再度の受傷や創部の汚染などによる創感染のリスクがある。そこで看護師は，それらのリスクへの具体的な予防策について説明を行う必要がある。さらに，発熱，局所の腫脹や疼痛などの症状に留意を促すこと，また作業時に創部に負荷がかからないようにするため，被覆材の選択や固定の方法を患者と相談しながら実施する。

腰痛や筋肉痛，疲労感に対しては，その原因となる疾患が潜んでいる場合もあるため，ほかの症状やバイタルサインなど全身の観察を行うことも必要である。原因となる疾患が疑われない場合には，鎮痛薬や湿布薬，ストレッチなどによる疼痛管理について指導を行う。また，災害時には，鍼灸マッサージ師らによる支援が行われることもあるため，活動場所などの情報提供を行うことも有用である。

医療救護所を受診する人のなかには，主訴とは別に潜在する医療ニーズを有する者もある。特に留意すべきは，災害関連死につながるような生活習慣病の悪化が潜行しているケースや心理的な健康問題を生じているケースである。訪れた人が主訴として語ることだけでなく，ほかに健康問題が潜んでいないか推測しながら全身を観察することも必要である。たとえば，疲労感を主訴に受診した人が，実は未診断の糖尿病があり災害によるストレスによって高血糖になっている場合や，親から虐待を受けている青年期の子どもがこころのケアを求めて訪れている場合などがある。さらには，甚大な喪失を体験し，心的外傷後ストレス障害（PTSD）や重い抑うつの症状があって自身が気づいていない場合もある。これらは注意しなければ見過ごされやすいケースであり，発見した場合には適切な専門家や福祉につないでいく必要がある。

❷災害拠点病院などに入院する患者

急性期には，医療ニーズの増加に対応するために看護業務を必須業務レベルとせざるを得ない場合がある。亜急性期では，優先度や重要度の高い看護業務を判断し，看護ニーズと看護資源とのバランスを考慮しながら段階的に通常業務へと速やかに移行させていくことが重要である。看護ニーズが増加した状況で通常業務レベルへ速やかに移行するには，人的・物的資源の調達が必要となる。外部からの支援者を有効に活用できるような受援体制の整備が求められる。

3. 在宅避難者，車中泊の避難者の医療ニーズへの対応

1　在宅避難者，車中泊の避難者の特徴

新潟県中越地震や熊本地震では，避難所には行かず，車で避難したまま生活する被災者が多数いた。避難所の集団生活に馴染めない人，家族に障害者や乳幼児がおり避難所に行くことを躊躇した人，余震が続くなか自宅で過ごすのは不安だが，自宅から遠く離れたくない人など，その理由は様々であった。車中泊で最も心配されるのは，狭い車中で長時間過ごすことで，生活不活発病のリスクが高まることである。

また，東日本大震災では，ライフラインが停止し，暖房もない状況で夜間外気温が氷点下になるような状況にもかかわらず，自宅を離れない在宅避難者もいた。余震で倒壊のリ

表3-2 災害関連死の報道

震災関連死の疑い相次ぐ　認定進まず計4人

東日本大震災で，震災が引き金となった発病や持病の悪化などで亡くなる「震災関連死」とみられる例が被災地で相次いでいる。しかし，市町村が集計する「震災死」は現段階では，津波や建物の倒壊などによる「直接死」。行方不明者の捜索や避難住民の対応などで，調査の手が回らないためだ。関連死は「見えない震災死」になりつつある。

市町村によって関連死と認定されたのは18日現在，4人。内訳は，余震での死者も含めて宮城県内3人，福島県内1人。

阪神大震災（1995年）で認められた関連死は900人余り。震災から数カ月後の死亡が認められたケースもあり，東日本大震災でも今後，関連死の認定が急増する可能性が高い。

今回の被災者は，津波で体をぬらした上に，燃料不足から暖房のない避難所の厳しい寒さに見舞われた。宮城県では，気仙沼市の中学の体育館で避難生活を送っていた80歳以上の10人が死亡。岩手県釜石市でも，浸水で停電した病院に入院していたお年寄り13人が肺炎などで亡くなった。

岩手県陸前高田市でも，介護施設の入所者15人が避難先で死亡。福島県では，福島第一原発周辺からの避難指示を受け，避難所に移送中や移送後にお年寄りら18人が亡くなっている。

また，阪神大震災の時に比べ，仮設住宅の建設は大幅に遅れており，警察庁によると18日現在，約13万7千人が避難所暮らしを余儀なくされている。避難所の生活環境や衛生状態を改善しないと，今後も関連死は続き，阪神の死者数を超えるおそれもある。

関連死は，震災との因果関係があることが認定要件。通常，遺族らによる災害弔慰金の申請を受け，医師や弁護士らで構成する市町村の委員会が審査する。（後略）

出典／宮崎園子：震災関連死の疑い相次ぐ：認定進まず計4人，朝日新聞，2011年4月19日，抜粋．

スクがあり，かつライフラインが崩壊している状況で過ごすことは強い身体的および精神的ストレスがもたらされるだけでなく，低体温症のリスクが高まる。低体温症は長時間，寒冷にさらされることにより生じ，深部体温の低下から生体の恒常性の保持が困難となり，生命危機に直結する。東日本大震災では，このような状況が原因となって亡くなる人が多数いた（表 3-2）。

2 在宅避難者，車中泊の避難者への予防的ケア

避難者は避難生活という非日常的な生活において，活動が停滞しやすく，清潔行動のとりづらさ，摂取する食物や栄養の偏りなどにより，誤嚥（ごえん）性肺炎，生活不活発病，感染症，体温異常による健康問題を生じるリスクがある。特に冬場の低体温症，夏場の熱中症，静脈血栓塞栓症には十分な対策が必要である。

予防のためには，避難者が適度な運動や他者との交流が行える支援，飲水の促進や咀嚼（そしゃく）・嚥下（えんげ）力に応じた食事の工夫，口腔ケア，居住環境の温度調整や公衆衛生活動などが非常に重要となる。避難所などでは羞恥心により排泄行動が遅れたり，義歯の洗浄不足なども生じやすい。これらの排泄行動や清潔行動が無理なくできるように，プライバシーに配慮した環境調整も必要である。

静脈血栓塞栓症は，血流のうっ滞，静脈壁損傷，血液凝固亢進が３要素といわれており，長時間の座位，蹲踞（そんきょ）（うずくまり姿勢）などの下肢屈曲姿勢，運動不足は血流のうっ滞を生じやすく，また水分摂取の不足やストレスによる交感神経優位状態は血液粘稠（ねんちゅう）・凝固を促進すると考えられている。したがって，避難者にこれらのリスクと根拠を示しながら，水分摂取の促しや，運動不足解消とリラックスを目的として体操などを勧（すす）めることが必要である。

Column 新しい避難所・応急仮設住宅の選択 ―テントハウス，トレーラーハウス―

避難所といえば，小・中学校や公民館などが一般的であるが，2016（平成 28）年の熊本地震では，断続的に余震が続き，屋内で過ごすことへの不安から，車中泊を選択する人が多かった。しかし，狭い車中ではからだを伸ばすことがままならず，静脈血栓塞栓症などの災害関連疾患のリスクが高まる。そこで，SNS での呼びかけに応じた人々が出資して，キャンプ用のテントが張り巡らされた「テント村」が開設され，多くの人が避難所として利用した。

また，熊本地震では，初めてトレーラーハウスが公的に福祉避難所として活用された。トレーラーハウスは，トラックで牽引されて目的地に到着して留め置かれ，１棟ずつ独立した住宅となる。隣家の生活音が響きにくいことから，今後も選択肢の１つとして，普及が期待される。

B 災害時の地域保健と看護実践

到達目標
1. 亜急性期の避難所での生活状況と健康への影響について説明できる
2. 亜急性期の避難所で生活する人々に必要な看護について述べることができる
3. 亜急性期の在宅療養者・社会福祉施設で生活する人々の災害に伴う健康への影響を説明し，必要な看護について述べることができる
4. 亜急性期における被災地外の保健医療チームの役割機能について述べることができる

災害の種類や規模によって復旧・回復に要する時間は異なるが，亜急性期は地域医療やライフライン機能，交通機関などが徐々に復旧してくる状況とされる[2)]。一方では，長期化する避難生活による心身への影響が懸念され，さらに生活再建という重大な課題に直面していく時期となる。また，被災地外の人々の関心が薄れ始める時期でもあり急性期からのシームレスな（継ぎ目のない）支援が必要とされる。

1. 避難所

1 避難所の生活環境と健康問題

避難所は，人の生活のためにつくられた施設ではなく，体育館や集会場などの公共施設が活用されることが多い。亜急性期では，そのような環境での集団生活が1週間以上続いている状況となる。災害発生直後から内閣府の**避難所における良好な生活環境の確保に向けた取組指針**[3)]（表3-3）や**避難所運営ガイドライン**[4)]に基づいた避難所環境の整備がなされていることが望ましいが，被害の状況によっては整備に時間を要することもある。

2011（平成23）年の東日本大震災では，亜急性期になっても電気，水道，トイレが使用できず，十分な食事も暖房もない生活が続いた避難所も存在した[5)]。2012（平成24）年8月時点で1632人の**震災関連死**が報告され，その9割が66歳以上で，死亡時期は発災から1か月以内が約5割，原因の約3割が「避難所等における生活の肉体・精神的疲労」と指摘されている[6)]。1995（平成7）年の阪神・淡路大震災でも避難所生活は，特に高齢者にとって困難が多く，**避難所肺炎**などの健康上の問題が数多く発生したと指摘されている[7)]。

表3-3 避難所の機能

災対法86条の6に基づき，被災者の避難所における生活環境の整備に必要な措置を講ずるため，優先順位を考慮して，必要に応じ，次の設備や備品を整備しながら，被災者に対する男女別のトイレ・更衣室・洗濯干し場や授乳室の設置等によるプライバシーの確保，暑さ寒さ対策，入浴及び洗濯の機会確保の他，子どもの遊びや学習のためのスペースの確保等，生活環境の改善対策を講じること。

ア　畳，マット，カーペット，簡易ベッド	オ　仮設風呂・シャワー
イ　間仕切り用パーティション	カ　テレビ・ラジオ
ウ　冷暖房機器	キ　簡易台所，調理用品
エ　洗濯機・乾燥機，洗濯干し場	ク　その他必要な設備・備品

出典／内閣府（防災担当）：避難所における良好な生活環境の確保に向けた取組指針，2013，p.15.

避難所生活で生じやすい健康問題には，感染症，慢性疾患の悪化，静脈血栓塞栓症（エコノミークラス症候群），生活不活発病，熱中症（夏季），偶発性低体温（冬季），便秘，心理的ストレスなどがある。

2 避難所での看護活動

避難者の医療ニーズや看護ニーズを把握し，優先度の高いニーズから看護資源の投入を行う（ヘルスケアトリアージ，第6章-1-2「H（Healthcare Triage：ヘルスケアトリアージ）」参照）。感染症，慢性疾患の悪化，静脈血栓塞栓症，熱中症（夏季），偶発性低体温（冬季）など生命を脅かす健康問題を抱えた避難者はいないかどうかを把握し，避難所内で実施可能な応急的なケア（Helping Hand，第6章-1-3「H（Helping Hand：ヘルピングハンド，手を差し伸べる）」参照）を提供する。状態に応じて医療機関や医療救護所での診療，静脈血栓塞栓症やメンタルヘルスなどのスクリーニングチーム，介護や福祉サービス，福祉避難所への移送など必要なサービスにつなぐ活動を行う（Handover，第6章-1-4「H（Handover：ハンドオーバー，つなぐ）」参照）。また，厚生労働省の**避難所生活を過ごされる方々の健康管理に関するガイドライン**[8)]などを参考に，予防を目的とした啓発活動を行うことも重要である。

避難所生活で生じやすい健康問題は，避難所の生活環境や衛生環境に影響されるものも少なくない。亜急性期は，暫定的な避難所運営から安定的な運営への移行期でもある。男女共同参画の視点など多様性に配慮し[9)]，かつ適正な役割分担による運営体制となっているか，十分な居住スペースが確保されているか，プライバシーは保護されているか，生活に必要な設備が整えられているか，衛生的な環境となっているかなどを確認する。

避難所は住民による自主運営が原則であることを踏まえ，避難所の施設管理者や行政職員，避難所リーダーや運営組織などと課題を共有してコンサルテーション手法などを活用して自立を支援する。

避難所における支援は，被災者の生活再建という最終目標を視野に入れ，その対応力の向上につなげていくことも重要である。罹災証明書の申請や応急仮設住宅への入居手続きなど行政サービスにアクセスできているかなどを確認して必要な支援を行う。

2. 訪問看護

亜急性期は，急性期の対応から徐々に通常業務へと移行させていく時期となる。それぞれの利用者の状況を把握し，必要に応じて**ケアプラン**やサービス内容の変更などを検討する。また，訪問看護事業の事業主や管理者は，災害による影響を考慮した労務管理を行う。

1 利用者の健康状態と生活状況の把握

急性期には災害による被害や環境変化，通常業務の機能停止または機能低下により訪問看護サービスが受けられない場合もあり，病状の悪化や肺炎，尿路感染症，褥瘡などの合併症が発生する可能性がある。利用者の病状や合併症の有無，災害による影響などについて包括的に情報収集を行う。また利用者宅のライフラインの復旧状況，損壊状況や改修計画，物資の調達状況，情報へのアクセス，経済的な状況，介護を担う家族の健康状態，**家族ダイナミクス***の変化などについても情報収集を行う。

2 訪問看護の役割機能

得られた情報から現状の課題と今後の予測についてアセスメントを行い，情報提供，ケアプランの見直しやサービス内容の変更，状況によっては医療機関や社会福祉施設，福祉避難所への入所調整を行う必要がある。物流システムが復旧していない状況で在宅療養を続ける場合には，物資調達に関する支援や情報提供を行う必要がある。その際には，ボランティア団体などの協力を得ることも有用である。

訪問看護は，病気や障害をもつ人が住み慣れた地域で，その人らしく療養生活を送れるように支援するサービスであるが，被災状況によっては住み慣れた地域を離れなければならない場合もある。応急仮設住宅への入居が必要な場合には，早期に行政担当者と連携してバリアフリー住宅などへの入居ができるよう調整を行う。また，利用者の健康状態の変化や被災状況，家族ダイナミクスの変化によっては福祉避難所や社会福祉施設への入所が必要となる場合もある。さらに，被災地の被害状況によっては他県などの遠隔地にある社会福祉施設への入所を余儀なくされることもある。環境変化に対する抵抗感や家族負担の増加などに十分に配慮し，ていねいな説明と同意をもって調整を進めていく必要がある。

また，事業者や管理者は職員の疲労や疲弊に配慮し，メンタルヘルスを含む労務管理を行って事業継続が可能な体制を構築する必要がある。

3. 社会福祉施設

1 利用者の健康への影響

ライフラインの途絶などによる生活環境の変化，共有スペースでの集団生活，資源の不足に伴う通常業務の制限などに影響されて感冒や肺炎の併発，インフルエンザや感染性胃腸炎などの発症も危惧される。また，レクリエーションやリハビリテーションなどの活動不足による運動機能や認知機能の低下なども生じる可能性がある。さらに余震などの影響による利用者の不安，家族の被災によるダイナミクスの変化や経済的な困難なども生じる可能性がある。

重度・重複障害児・者の被災後の反応として不安や恐怖，情緒不安定，摂食障害，睡眠障害，自傷・他傷などが報告されている。また，マッサージや身体運動の機会が減り子どもたちの身体がとても固くなっていたことも指摘され，さらに特別なコミュニケーションを必要とする子どもたちは，周囲の大人にゆとりがないため触れ合いや，表情の変化や小

* **家族ダイナミクス**：家族の一人ひとりが，それぞれの立場から関連し合い，その相互作用により家族がつくられる動的な関係性。

さな身体の動きに応じたコミュニケーションが不足し，体調の悪化，常同行動や自傷行動の増加につながった可能性が指摘されている[10)]。

2　看護や介護の役割機能

建物被害や家具の倒壊，液状化，ライフラインの状況などに応じて，段階的に通常業務への移行を進めていく。通常業務に加え，復旧対応，被災に伴う施設経営などの観点からの対応が必要となるため人員不足が課題となることが多い。都道府県や地域に設置される保健医療調整本部や全国社会福祉協議会，職能団体などに応援要請を行い，人的支援を確保して対応にあたることが望ましい。また，あらゆる物資の不足が継続することも想定される。職能団体の拠点施設や行政などに要請し，必要な資源の調達に努め，より快適な療養環境の整備に努める。人・物・情報・資金などの資源を調達しながらできるだけ早期に復旧させ，利用者の健康被害を最小にするような組織運営を行う必要がある。

建物被害や液状化によって施設が使用できないと判断される場合や，被災施設の利用者の処遇改善と施設の負担軽減などを目的として，被災施設の利用者をほかの施設に移動する場合がある[11)]。利用者は被災体験と環境変化にさらされ，新たな看護・介護者によるケアを受けることになる。移動に際しては，移動先の施設担当者に必要かつ十分な情報が提供され少しでもストレスの少ない状況でケアが受けられるよう配慮する。

また，事業者や管理者は職員の疲労や疲弊に配慮し，メンタルヘルスを含む労務管理を行って事業継続が可能な体制を構築する必要がある。

3　福祉避難所としての機能

社会福祉施設を福祉避難所に指定している市町村もある。福祉避難所として要配慮者の受け入れが継続される場合には，定員を超える人数のケアを数週間から半年間くらい行うことになるため，早期に人的･物的資源の確保を行い施設の負担軽減に努める必要がある。また，施設利用者とは異なり，災害救助法による費用支弁となるため行政担当者と情報共有を図り，その対処方法について確認をしておく必要がある。

4. 被災地外の保健医療活動チーム

亜急性期では，被災地の復旧・回復に応じた支援をシームレスに展開しつつ，徐々に被災地内の支援者が自立できるようにサポートすることが重要となる。被災地外からは被災者へのケア提供といった直接的な支援に留まらず，被災地内の支援者を対象とした企画支援や長期的な計画立案といった支援も考慮が必要である。

東日本大震災の教訓を踏まえ 2016（平成 28）年の熊本地震以降，都道府県に保健医療調整本部が設置されるようになり，亜急性期においても様々な保健医療支援組織や団体，行政職員などが合同で活動調整を行う体制となっている。また，市町村や地域単位でも保健医療調整本部が置かれることもあり，より効果的な支援体制の構築が試みられている。

1 亜急性期の主な看護支援活動

❶**医療支援チームとしての活動**　日本赤十字社の医療救護チームや日本医師会による日本医師会災害医療チームなどの一員として，主には避難所の救護所や巡回による医療支援活動を行う。外来診療と同様の診療の補助や健康管理指導，避難所生活の長期化に伴う健康被害の予防に向けた啓発活動などを行う。

❷**災害時健康危機管理支援チーム（DHEAT）としての活動**　急性期からの保健医療支援の継続性と慢性期へ向けた支援活動の収束計画などを行う。被災地での公衆衛生に関する課題をアセスメントし，健康被害の最小化や感染症の拡大防止対策などの予防活動にも重点が置かれる。

❸**保健師支援チームの活動**　全国からの行政保健師が各被災市町村の支援に入り保健師活動の支援を行う。被災地内の保健師は支援者らのコーディネートや個別ケースのフォローなどを担当し，保健師支援チームは被災地内保健師の指示のもとに避難所の健康調査およ

Column　被災地での援助活動が中長期化した際の看護師の課題

2016（平成28）年4月14日と16日に起きた熊本地震は，観測史上初の最大震度7を28時間の間隔で2度経験した最大避難者18万人を超える未曾有の災害である。余震が続くなか，被災地域が拡大し避難所数・避難者数も増えていった。それに伴い熊本県看護協会ならびに日本看護協会からの災害支援ナースの派遣要請は隣県から全国へと順次拡大し，延べ1961人が支援にあたった。

援助活動が中長期化するに伴い，離職による看護職不足が課題として浮上してきた。発災後，熊本県看護協会では，県内の医療機関を対象に「熊本地震による看護職員離職影響調査」を実施した。そこでわかったのは離職した者が216人で，そのうち62人が熊本県東北部の阿蘇地域での従事者だったことである。阿蘇地域は，これまでも慢性的な看護職員の不足が課題だったが，被災による基幹道路の寸断で通勤に支障をきたし，看護職の確保がさらに困難となり，地域医療体制にも影響を及ぼすことになった。

そこで都道府県看護協会の無料職業紹介事業であるナースセンターのしくみを活用し，つなぎ就労や短期就労も可能とした「くまもと復興応援ナース」の体制を熊本県と熊本県看護協会との協働で創設，覚書を締結し，全国に向け募集を開始した。その結果，2018（平成30）年10月までに68人が登録，延べ49人が就業，4人が定着した。途切れない「くまもと復興応援ナース」による支援と，行政・看護協会，医療機関，関係機関が連携しての取り組みは，病院間の連携も良好にし，阿蘇地域全体での看護職の確保対策となった。「くまもと復興応援ナース」では，高度急性期病院や看護管理者など多様な経験を有する看護師が支援に携わった。このことは就労を通じて現場の看護提供体制の見直しや，阿蘇地域の看護体制の充実につながっている。現在は長期的対策として住民を含めた地域全体で看護職確保に取り組むための体制づくりを行っている。看護職確保にあたっては，働きやすい職場環境づくりやキャリア支援など，平時からの取り組みが重要であることも押さえておきたい。

び健康相談，応急仮設住宅入居後の訪問健康調査など１次スクリーニングの支援などを行う。

❹災害支援ナースの活動　活動期間は災害発生３日目以降から１か月の期間を目安としていることから急性期の後半から亜急性期での活動となる。保健医療調整本部，被災県看護協会，日本看護協会などの調整のもと，主に医療機関，社会福祉施設，避難所（福祉避難所）で支援活動を行う。看護職だけの支援チームという特徴があり，被災者に加え被災地の看護職の負担軽減に努めることも主な活動目的となっている。

東日本大震災では，延べ3770人の災害支援ナースが派遣され，被災地の避難所や医療機関等での活動が展開された。医療・介護が必要な避難者へのケア，感染症アセスメントと環境衛生，感染管理措置の対応・隔離者のケアをはじめ福祉避難所設置に向けた支援などが行われた[12]。

文献

1） 宮尾 雄治，他：熊本地震前後における循環器系疾患救急患者の当院での動向，国立病院機構熊本医療センター医学雑誌，17（1）：7-12，2017.
2） フェーズごとの災害時のイメージ〈東京都西多摩保健所編：西多摩圏域市町村災害時保健活動ガイドライン；保健師の活動を中心に〉，2017，p.15-22．http://www.fukushihoken.metro.tokyo.jp/nisitama/tiiki/kadaibetu_plan/saigaiguideline_phn.files/guideline_p15-22.pdf（最終アクセス日：2019/8/13）
3） 内閣府（防災担当）：避難所における良好な生活環境の確保に向けた取組指針，2013．https://www8.cao.go.jp/genshiryoku_bousai/pdf/02_ukeireshishin2.pdf#search=%27内閣府＋避難所＋指針%27（最終アクセス日：2019/8/13）
4） 内閣府（防災担当）：避難所運営ガイドライン，2016．http://www.jcp-chugoku.net/_cms/wp-content/uploads/2018/07/66a95e90dcd310e229bd4d644373f3f12.pdf#search=%27内閣府＋避難所＋指針%27（最終アクセス日：2019/8/13）
5） 石井美恵子：前例のない福祉避難所支援の検討，DRI調査研究レポート，38：16-24，2017.
6） 復興庁震災関連死に関する検討会：東日本大震災における震災関連死に関する報告，2012．http://www.reconstruction.go.jp/topics/240821_higashinihondaishinsainiokerushinsaikanrenshinikansuruhoukoku.pdf#search=%27東日本大震災における震災関連死に関する報告平成24年8月21日.%27（最終アクセス日：2019/8/13）
7） 避難所の生活環境〈内閣府防災担当：阪神・淡路大震災教訓情報資料集〉．www.bousai.go.jp/kyoiku/kyokun/hanshin_awaji/data/detail/pdf/2-1-2.pdf（最終アクセス日：2019/8/13）
8） 厚生労働省：避難所生活を過ごされる方々の健康管理に関するガイドライン，2011．https://www.mhlw.go.jp/stf/houdou/2r9852000001enhj-att/2r9852000001enj7.pdf（最終アクセス日：2019/8/13）
9） 内閣府男女共同参画局：男女共同参画の視点からの防災・復興の取組指針，2013．http://www.gender.go.jp/policy/saigai/shishin/pdf/shishin.pdf（最終アクセス日：2019/8/13）
10）菅井裕行：重度・重複障害児・者の被災と，防災への提言〈田中真理，他編著：東日本大震災と特別支援教育；共生社会にむけた防災教育を〉，慶應義塾大学出版会，2016.
11）江澤和彦：全老健の東日本大震災への対応について，全国老人保健施設協会機関誌，22（3）：8-17，2011．http://www.roken.or.jp/wp/wp-content/uploads/2012/09/p00812.pdf（最終アクセス日：2019/8/13）
12）前掲書5).

参考文献

・小野寺英孝，児玉貴光：東日本大震災における聖マリアンナ医科大学医療救護班の活動，聖マリアンナ医科大学雑誌，40：7-14，2012.
・前原潤一：2016年熊本地震後の肺血栓塞栓奨励について，血栓止血誌，28（6）：675-682，2017.
・石井正：石巻赤十字病院の東日本大震災対応の経験から見えてきた大震災時における被災地域の保健医療福祉提供体制のあり方，保健医療科学，62（4）：374-381，2013.
・上田耕蔵：東日本大震災 医療と介護に何が起こったのか，PHNブックレット，2012.
・芝祐輔，他：亜急性期以降の長期災害医療支援チームの診療記録と処方箋データ解析，日本プライマリ・ケア連合学会誌，36（1）：23-26，2013.
・田中純太：肺血栓塞栓症「防ぎえた死」を防止するための深部静脈血栓症対策，日本内科学会雑誌，101（10）：3019-3024，2012.
・日本環境感染学会：大規模自然災害の被災地における感染制御マネージメントの手引き，アドホック委員会被災地における感染対策に関する検討委員会報告，2014.
・Kobayashi，S. et al.：慢性閉塞性肺疾患の患者に対する大規模自然災害の影響；2011年の東日本巨大地震の余波，Respiratory Investigation，51（1）：17-23，2013.

第4章

慢性期の災害保健医療と看護実践

I 慢性期の医療・福祉ニーズ

A 慢性期の医療ニーズ

到達目標
1 慢性期の医療ニーズの特徴を説明できる
2 慢性期に注意すべき疾患とその特徴について列挙できる
3 慢性期の医療者の役割について列挙できる

1. 慢性期の医療ニーズの特徴

災害発生後およそ1か月以降になり，慢性期に移行してくる時期になると，ライフラインや医療資器材の供給体制は少しずつ回復してくる。この時点では避難所にまだ多数の被災者がいる一方で，応急仮設住宅に移動し生活環境がまた変わる被災者も多数出てくる。

この時期には，被災地の医療機関も自立を目指し，災害医療から平時の医療体制へ戻ろうとする。そのためには被災地の復興状況も重要になってくる。公共交通機関が麻痺した状況下では被災者の通院の足の確保が必要になるためである。

災害後はフェーズの変化に伴い医療ニーズも変化する。一般的には急性期には外傷などの災害に起因する疾患の医療ニーズが多く，慢性期に移行するに従い内科的な慢性疾患に対する医療ニーズへと変化していく。重要なことは，この医療ニーズが変化する時期は災害の規模や種類により大きく異なり，災害ごとに見極めていく必要があることである。

慢性期の医療ニーズの特徴を表4-1に示す。慢性期は復興が進んでくる時期ではあるものの，地域間でも個人間でも復興状況に格差が生じており，医療者はこの状況をよく見極めてニーズに応えていく必要がある。

2. 慢性期に注意すべき疾患とその特徴

1 循環器疾患

災害時の循環器疾患の発症には時系列がある（図4-1）。災害時には，直後より強い精神的ストレスで引き起こされるたこつぼ心筋症や突然死がみられ，さらに数日後より深部静脈血栓症（deep vein thrombosis；DVT），肺動脈血栓塞栓症（pulmonary artery thromboem-

表4-1 慢性期の医療ニーズの特徴

- 避難所暮らしから応急仮設住宅暮らしへの対応に移行していく必要がある。
- 日常の医療と同様，慢性疾患や生活習慣病に対する予防医学的観点も含めた対応が必要である。
- 長期に及ぶ心身のストレスによって，こころのケアの必要度が増してくる。
- 震災を契機にADL（日常生活動作）が大きく低下する高齢者への対応が必要になる。

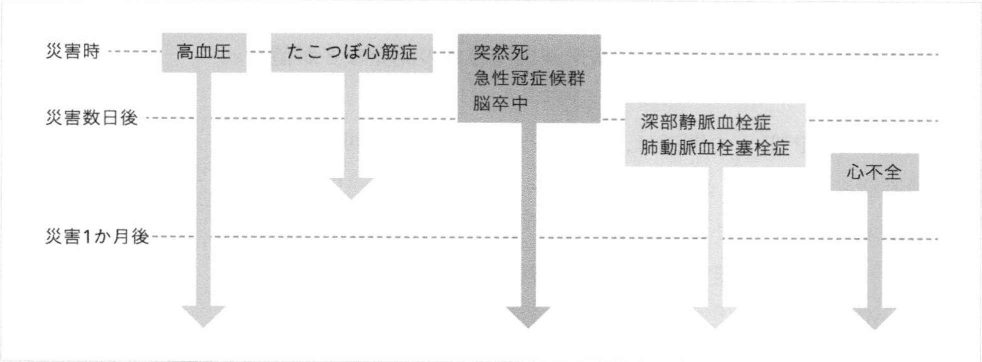

図4-1 災害がもたらす循環器疾患への影響

bolism；PTE）が発生する。高血圧関連として，急性冠症候群，心不全，脳卒中などが増加する。

❶急性冠症候群

災害発生後の時間経過と急性冠症候群発症の関係については様々な報告がされている。大規模災害では，長期的な交感神経の活性化状態，生活環境の変化や不安からくる活動性低下，サーカディアンリズムの破綻などが持続することから，慢性期になっても急性冠症候群の発症増加が継続する可能性がある。東日本大震災では急性心筋梗塞の発症増加と震度に関連があり，本震のみならず震度の大きな余震でも発症が増加すること[1]，さらに大津波で壊滅的損害を受けた地域は心筋梗塞の発症増加が長期間続くこと[2]が報告されている。

この時期には循環器疾患の危険因子のある人は，通常よりも急性冠症候群の発症リスクが高まっているという認識をもち，環境整備などの発症予防を行いながら，被災者を慎重に観察していくことが望まれる。

❷心不全

東日本大震災では震災後に心不全が増加したという報告が相次ぎ，注目された。岩手県の津波被災地では震災後３～４週をピークに心不全が著増したが，地震のみで津波被害が大きくない地域では心不全の増加が明らかではなかった[3]。この理由として東日本大震災は，①超高齢地域において３月という寒冷環境下で発生した災害であったこと，②津波被災による避難所での配給生活で塩分摂取量が増加したこと，③瓦礫(がれき)処理などの身体的負担が大きかったこと，④津波により自宅を失い，肉親や近親者を亡くし，不自由な避難所生活を強いられることで多大な精神的ストレスがかかったこと，⑤被災者は定期内服薬を津波により流されて失い，通院先の医療機関も被災しカルテを消失し，十分な医療活動ができず，服薬治療の中断が起きたこと，⑥血圧が上昇したこと，⑦呼吸器感染症が増加したことなどが考えられている。

さらに大津波で壊滅的損害を受けた地域は，心不全の増加が長期間続くことが報告されている[4]。慢性期には心不全発症リスクが高まっているという認識をもち，ストレスの軽減に努めつつ，高血圧，感染といった加療可能な心不全増悪因子に対して，早期から介入する必要がある。また，薬剤の備蓄や減塩保存食の開発などが望まれる。

❸深部静脈血栓症（DVT），肺動脈血栓塞栓症（PTE）

災害とDVT, PTEとの関連は，2004（平成16）年の新潟県中越地震後に明らかとなった。車中泊避難者のPTEによる死亡がクローズアップされ，PTEの基礎疾患であるDVTが避難者に多発していることが確認された[5]。

2007（平成19）年の能登半島地震と新潟県中越沖地震では，避難所でもDVTリスクが高いことが証明された[6]。2008（平成20）年の岩手・宮城内陸地震では，避難所環境が異なるとDVTの発生頻度も異なり[7]，応急仮設住宅に移動してからも新規DVT発症例があることが判明した[8]。

このようにDVT，PTEに対しては，慢性期になっても生活不活発に対する対策や包括的な環境整備を行い，元の生活に戻すための介入を続けていく必要がある。新潟県中越地震（2004［平成16］年）5年後の調査で，DVTが脳梗塞の危険因子となること，DVT保有者が下肢腫脹や疼痛など血栓後症候群と考えられる状態に移行する率が高いことが明らかになった[9]。DVT発症により，長期にわたりリスクが高い状態が続いてしまうため，予防に力を入れた長期フォローアップが必要となる。

❹災害高血圧

災害高血圧は被災直後から発生し，生活環境と生活習慣が回復･安定するまで持続する。震災後2～4週間は収縮期血圧が平均で3～25mmHgほど上昇するが，この血圧変動は個人差が大きい。血圧上昇は通常一過性であるが，高齢者，微量アルブミン尿を有する慢性腎臓病，肥満・メタボリックシンドロームなど食塩感受性が増加している患者では災害高血圧が遷延する[10]。

高血圧は，各種循環器疾患の発症リスクとなる。したがって，この慢性期の血圧コントロールは各種循環器疾患の発症抑制の観点から極めて重要である。

❺脳卒中

災害後には脳卒中の頻度が増加することが知られている。

東日本大震災では，本震のみならず震度の大きな余震でも脳卒中の発症が増加しており，心的ストレスの影響が考えられる[11]。特に津波被災地の高齢男性の脳梗塞が被災後4週間で増加しており[12]，浸水被害が大きいほど脳卒中罹患が増加していた。心血管疾患と同様に震災後の避難所生活，ライフラインの停止，医療サービスの低下などの生活環境の影響が考えられることが報告されている[13]。脳卒中の予防・管理のためには心血管疾患と同様に血圧コントロールと生活環境の改善が重要である。

2　呼吸器疾患

災害時の呼吸器疾患の発症にも時系列がある。東日本大震災の津波被災地では，直後に津波肺とよばれる津波由来の肺炎が発症し，急性期には在宅酸素療法患者への対応が迫られた。慢性期には肺炎，**慢性閉塞性肺疾患**（chronic obstructive pulmonary disease；**COPD**）の増悪，気管支喘息発作による入院患者が増加した[14]。

❶肺炎

東日本大震災後に津波被災地で肺炎が増加した要因として，発災が3月という寒冷環境下であったこと，津波により陸に運ばれたヘドロが乾燥して粉塵として街中を舞い，さらに瓦礫撤去作業や家の片づけなどで粉塵を吸入したこと，避難所の環境が劣悪だったことなどがあげられる。さらに慢性期には，震災前にはADLが自立していた被災者が寝たきり，あるいは準寝たきりの状態になり，肺炎を発症するパターンが増えた。急性期からの継続的な生活不活発への対策が必要である。

❷慢性閉塞性肺疾患（COPD）の増悪

東日本大震災後に津波被災地でCOPDの増悪が増えた要因として，肺炎と同様の要因に加え，治療の中断が起きたことがあげられる。環境整備とともに薬剤の備蓄が望まれる。

❸気管支喘息発作

東日本大震災後に津波被災地で気管支喘息発作が増加した要因として，治療の中断や粉塵による大気汚染の問題に加え，喫煙の問題もあったと考えられている。様々な理由で既喫煙者の再喫煙が起こっているとされており，慢性期にはメンタルケアも含めた喫煙対策が必要と考えられる。

3　上部消化管出血

東日本大震災の津波被災地では，震災数日後から1か月は，上部消化管出血が著明に増加し，その後も通常より多い状態が続くことが報告された[15]。上部消化管出血の原因としては胃・十二指腸潰瘍が多く，震災による精神的・肉体的ストレスに加え，服薬治療の中断が影響したと考えられている。

また，慢性期になると進行がんからの出血も増加した。医療施設も被災し，通常の医療体制を維持できず，がんが進行した状態で見つかるようになったためと考えられている。

4　そのほかの内科疾患

災害後のストレス，避難などによる生活スタイルの変化により，体重の増減が著しい人が出てくる。このようなことを背景として慢性期に糖尿病，脂質異常症，メタボリックシンドローム，肥満の問題が顕在化してくることがある。

また，飲酒，喫煙の量が増える，あるいは開始・再開するといった問題も出てくる。精神面をサポートしつつ，食事内容，生活習慣をチェックし是正していく必要がある。

5　メンタルヘルス

災害時には精神的にも大きな負荷がかかり，多彩な精神症状をきたし得る。慢性期になると災害後の生活環境の大きな変化や将来の生活への不安などが慢性的なストレス要因と

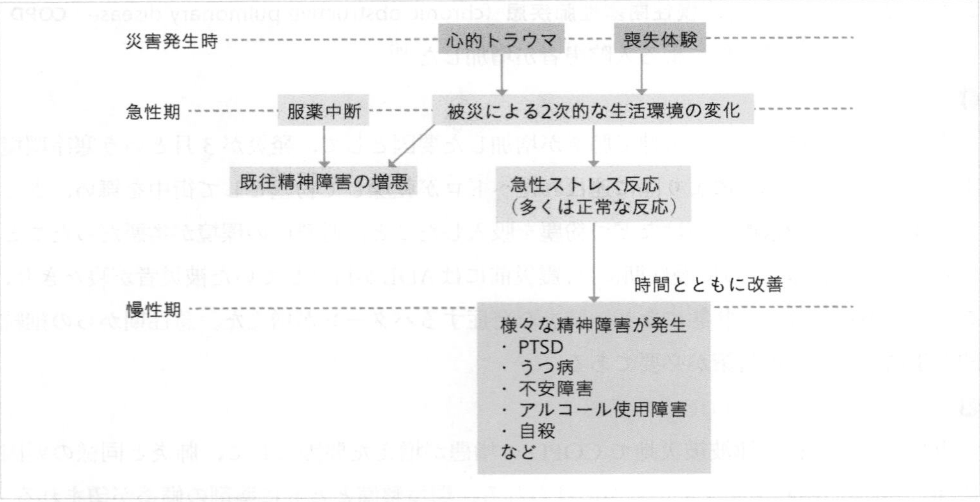

図 4-2 災害がもたらす精神面への影響

して被災者を長期に苦しめる。

また，この時期には，生活環境の復興状況に地域間，個人間の格差が生じてくる。時間とともに回復していく人とそうではない人の格差が，はさみを開くように広がり（**はさみ状格差**），そのことがますます回復を遅らせる要因になる。災害がもたらす精神面への影響を図 4-2 に示す。

❶心的外傷後ストレス障害（PTSD）

直接的な恐怖体験によって生じる心理的反応が 1 か月以上遷延し，著しい苦痛を伴ったり，社会的な機能障害をきたしたりした場合に**心的外傷後ストレス障害**（post-traumatic stress disorder：**PTSD**）が診断される。地域の復興が進むにつれ，被災者は通常心の健康を回復していくが，心理的負担の大きかった被災者の回復が遅れ，取り残されていくことに注意が必要である。PTSD が疑われる場合には精神科医へつなぎ，適切なケアや治療が受けられるように支援する必要がある。

❷うつ病

災害時には様々な喪失体験をすることにより悲嘆反応が生じる。悲嘆反応には個人差があり，多くは時間とともに消失していき，つらい体験を乗り越えることができるといわれている。しかし災害のような特殊な状況では，通常の回復プロセスをたどらず，現実を受け入れられない状況が生じることがある。これに，抑うつ感や自責感などが伴う状況が一定期間以上続き，日常生活に大きな影響を及ぼす場合には，うつ病を疑う必要がある。

❸不安障害

災害時に最も多くみられる精神症状は不安である。しかし，理由のある不安のほとんどは正常な一過性の反応であり，必ずしも病的現象とはいえない。不安が生じている場合には身体症状に注意し，不安が生活機能に影響していないか確認しつつ，生活への具体的な対応や支援により，生じている不安をできるだけ静めることが重要である。

❹アルコール関連問題

アルコール使用障害*は発災直後より慢性期に問題となりやすい。被災前からアルコール使用障害が認められていた患者は特に注意が必要である。また，アルコールで強い不安をまぎらわせようとすると自暴自棄的な考えかたに陥りやすくなるため注意が必要である。被災者へのアルコール関連問題の啓発が重要であり，対応が難しい場合は精神科医へ紹介する。

❺自殺

被災前からの精神疾患は重要な自殺の危険因子である。応急仮設住宅などへ移動後に孤独感から自殺に至る症例も報告されており，慢性期の自殺対策は重要である。

3. 慢性期の医療者の役割

慢性期は，被災地の医療主体が医療支援チームから本来の地域医療へ戻る時期である。被災地の医療機関は診療を再開して自立を目指し，医療支援チームからの仕事の引き継ぎをスムーズに行うとともに，交通弱者の存在にも目を向けて，医療の空白をつくらないように配慮する必要がある。

この時期の医療者の一番の役割は「災害関連死を減らすこと」となる。そのためには，前述した慢性期で注意すべき疾患に気をつけていく必要があるが，個々の疾患のみに注意を払うのではなく，被災者を生活者としての視点で包括的にとらえて支援していくことが重要である。慢性期の医療ニーズは，いずれも災害による環境因子の変化に伴う健康問題がベースにある。したがって，これらの問題に対処するためには医療処置だけでは不十分で，地域・集団としての予防・管理・ケアを検討していくパブリックヘルス*の視点での対策が必要となることが多い。そのためには，医師，看護師のみならず，保健師，栄養士，ケアマネジャーなどの福祉系職種，ボランティア，行政などを含めた多職種との連携・協働が必要となる。そして，被災者の自立を妨げない支援のありかたを検討していくことが求められる。

慢性期の取り組みの基本は，実は災害のときのみならず，平常時の地域包括ケアのなかで日常的に取り組まれていなければならないものである。慢性期の取り組みをとおして，平常時の取り組みの向上につながっていくことを期待したい。

＊ **アルコール使用障害**：アルコール依存症の名称は，アメリカ精神医学会の「精神疾患の診断・統計マニュアル第5版（DSM-5）」からアルコール物質への依存と乱用を統合したアルコール使用障害に変更された。

＊ **パブリックヘルス**：パブリックヘルスを日本語に翻訳した用語が公衆衛生だが，意味は必ずしも同一ではない。世界的にはパブリックヘルスは公共の健康問題に対する幅広い保健活動と位置付けられている。

B 慢性期の課題

到達目標

1. 災害による死亡を分類することができる
2. 直接死の定義を述べることができる
3. 間接死の定義を述べることができる
4. 災害関連死の定義を述べることができる
5. 生活不活発病について説明できる
6. フレイルについて説明できる
7. 災害による死亡を防ぐための方策を具体的に述べることができる
8. 孤独死・孤立死の定義を述べることができる
9. 孤独死・孤立死を防ぐための方策を具体的に述べることができる

1. 災害による死亡と健康影響

災害医療の最終的な目的は，災害の死者と災害に関連した傷病者をなくすことである。わが国では1年間で136万9000人が亡くなっている（2018［平成30］年，人口動態統計）。災害が起これば，平時の死亡数に，災害による死亡数が上乗せされることになる。

▶ **直接死と間接死**　災害による死亡には大きく2通りの形式がある。1つは災害を引き起こす**ハザード**（地震，暴風，竜巻，豪雨など）そのものによる死亡，もう1つはハザードにより変化したヒトと環境との新たな関係の影響による死亡である。前者を**直接死**（direct death），後者を**間接死**（indirect death）とよぶ。直接死はハザードによる死亡であるため，ハザードが地域に影響を与えている発災時から発災直後の急性期に発生する。一方，間接死はハザードによる環境変化が大きな影響因子となるため，主に急性期以降に発生する。

たとえば津波に飲み込まれて溺死（できし）した場合，津波というハザードが直接的に人命を失うため直接死に分類される。また，避難生活に伴う基礎疾患の治療中断で死亡した場合，災害を引き起こしたハザードは直接的には死亡に寄与せず，間接死に分類される。

▶ **関連死**　**災害関連死**という用語があり，地震の場合には**震災関連死**ともよばれる（ここでは災害関連死と震災関連死を含めて関連死という）。関連死は間接死の一部である。その名のとおり災害に関連した死亡ということになるが，わが国では一般的に災害弔慰金（ちょうい）の支払いが認められた件数で表現される。災害弔慰金の支給等に関する法律（1973［昭和48］年成立）により，遺族や障害を負った被災者に生活再建のため，それぞれ災害弔慰金，災害障害見舞金が給付される[16]。遺族は災害弔慰金を受給するため市町村に申請を行う。市町村ごとに災害弔慰金審査会が開催され，支給対象か否かが決定されるが，事務負担が大きいため，地域によっては都道府県が事務委任を受けたり，複数の市町村が合同で審査会を実施することもある。災害弔慰金の支給の対象となり，かつ直接死でないものが関連死として計上される。ただし，①直接死に対しても災害弔慰金は支給されるため，災害弔慰金が支給されたケースが関連死であるとは限らない，②遺族の申請がなければ真に災害と関連があったとしても関連死として計上されない，③市町村ごとに認定基準が異なることに注意が必要である。

2. ICFモデルで解釈する災害時の健康影響

ICF（国際生活機能分類）モデルはWHO（世界保健機関）が2001年に提唱したモデルであり，主に介護やリハビリテーションの分野で使われる。ヒトの健康を支えるものに**心身機能・身体構造**，**活動**，**参加**があり，これらを修飾する因子として個人因子，環境因子がある。心身機能・身体構造，活動，参加は**生活機能**とよばれる（図3-1参照）[17]。

▶ **一般的な疾病をICFモデルでみる**　たとえば胃がんになり健康が影響を受ける過程を，このモデルで考えてみると，最初に変化する因子は「心身機能・身体構造」である。がんができることにより“消化”という機能が低下する。その結果“食べる”という「活動」が阻害され，“友人と毎週食事に出かける”という「参加」が阻害される。つまり「心身機能・身体構造」の低下により「活動」「参加」という順に阻害され，「健康状態」が影響を受ける。

▶ **災害をICFモデルでみる**　災害対策基本法では災害をハザードで生じた被害としている。たとえば人が津波に巻き込まれ死亡した場合には直接死となるが，ICFモデルでは津波というハザード（環境因子の激変）が心身機能を完全停止させるといえる。また，災害では「環境因子」が激変した結果，「参加」や「活動」が阻害されることが多い。その結果，心身機能が低下した生活不活発病となり，それにより住民が死亡すれば間接死となる。生活不活発病の症状は多種多様であり（表4-2）[18]，災害時には保健師などが生活不活発病の注意喚起のチェックリストなどを配布することも多い。

つまり災害とは，ICFモデルでいえば“「環境因子」の激変の結果，「生活機能」が影響を受けること”である。直接死や外傷の場合は「環境因子」が心身機能へ直接影響することであり，間接死や生活機能低下は「環境因子」が「参加」や「活動」に影響を与え，その結果，心身機能が阻害されることである。

▶ **ICFモデルの利点**　災害がどのように健康に影響を与えるか整理でき，同時に支援や介入が，どの因子に働きかけているかも整理しやすい。災害時の生活機能低下は「環境因子」の激変が契機となって起こるものであるから，もっとも本質的な介入は「環境因子」を整

表4-2 生活不活発病（心身機能に関する主な症状）

Ⅰ．全身に影響するもの	Ⅱ．体の一部に起こるもの	Ⅲ．精神や神経の働きに起こるもの
1. 心肺機能低下	1. 関節拘縮	1. うつ状態
2. 起立性低血圧	2. 廃用性筋萎縮・筋力低下	2. 知的活動低下
3. 消化器機能低下	3. 廃用性骨萎縮	3. 周囲への無関心
a. 食欲不振	4. 皮膚萎縮（短縮）	4. 自律神経不安定
b. 便秘	5. 褥瘡	5. 姿勢・運動調節機能低下
4. 尿量の増加	6. 静脈血栓症	
→血液量の減少（脱水）	→肺塞栓症	

出典／大川弥生：生活不活発病の予防と回復支援；「防げたはずの生活機能低下」の中心課題，日本内科学会雑誌，102(2)：474，2013.

えることである。災害時には体操や医療救護などの心身機能への直接介入も応急的に必要であるが，住民が社会参加や活動ができるように環境を整えることは，災害時の健康影響の流れを考えると，より本質的な対応となる。

3. フレイル

▶ フレイルとは　**フレイル**は加齢に伴う様々な機能変化や予備能力低下によって脆弱（ぜいじゃく）性が増した状態である。かつて**Frailty**の日本語訳は「虚弱」「老衰」「衰弱」「脆弱」とされていた。しかし，これらの日本語訳のイメージは加齢に伴い不可逆的な変化であるという印象を与えるが，Frailtyには適切な介入により健常な状態に戻り得るという可逆性が含まれるため，日本老年医学会では日本語訳として「フレイル」を採用した[19]。フレイルの要素としては**身体的フレイル**，**認知・心理・精神的フレイル**，**社会的フレイル**がある。

▶ フレイルの評価方法　移動能力，筋力，認知機能，栄養状態，バランス能力，持久力，身体活動性，社会性などの構成要素から複数の項目を合わせて評価するのが一般的である。アメリカの老年医学者フライド（Fried, L.）らの定義を基本に，わが国でもいくつかの評価方法が開発されている。

わが国のフレイルの頻度は，おおむね地域在住高齢者（65歳以上）の10％程度である[20]。フレイルは，そのままにしていると進行し，不可逆的な状態となる。災害時には生活機能が低下しやすいため，フレイルへの対応が重要である。

4. 孤独死・孤立死

災害が起きると新聞やテレビの報道で孤独死や孤立死が注目される。**孤独死**および**孤立死**の定義や用法は曖昧（あいまい）で，いまだに全国で共通の認識による統計がない。一般に，病死であると明確に判断された内因死による死体以外は**異状死体**といい，その死亡は**異状死**とよばれる[21]。たとえば応急仮設住宅で倒れている状態で発見され，死亡が確認されれば，その死は異状死である。その場合，警察による検視が行われ，状況に応じて**司法解剖***もしくは**行政解剖***が行われる。

東日本大震災後，宮城県では孤立死を「1人暮らし高齢者（65歳以上）らが地域から孤立し，意思や状況が周囲に理解されないまま，結果として死に至った状況で発見されること」と定義し集計をしたが，該当するケースはなかったという。また宮城県警では「1人暮らしで誰にもみとられずに亡くなり，検視の対象になった事例」を孤独死と定義し，2015（平成27）年8月までで応急仮設住宅の孤独死を79人と報告した[22]。このように孤独死および孤立死の定義は組織や立場によって異なるため注意が必要である。

被災者が地域社会から孤立しているということは，周囲との関係が希薄であるということであり，ICFモデルでは「参加」が低下している状態である。また社会的フレイルであ

---

* **司法解剖**：刑事訴訟法に基づき行われる解剖。
* **行政解剖**：死体解剖保存法に基づき行われる解剖。

るともいえる。孤独死・孤立死は災害時に特有なものではなく，平時の社会においても発生している。災害時には平時の社会の脆弱性が強調されて現れるため，平時からの対策が求められる。

5. 災害による死亡を防ぐために

災害時の死亡を減らすためには，直接死と間接死の両方への対策が必要となる。

▶ 直接死対策　まずはハザードに強い地域をつくることが必要である。たとえば津波に対して堤防をつくる，予報技術の開発などが該当するだろう。また，いち早く予報ができたとしても，住民の防災意識が低ければ避難などの行動に結びつかない。そのため災害体験の継承も重要な課題である。東北地方に伝わる「津波てんでんこ」という標語は，大きな地震が起これば津波がくるものと考え，家族や友人がそろうのを待って避難するのではなく，個々（てんでん）に避難しようという考えかたを示したものである。

一方，ハザードの影響を受けてしまった場合には，迅速な救助と外傷に対する緊急治療が求められる。そのためには公助による救助・救急体制の整備や災害医療体制の整備（災害派遣医療チーム［DMAT］，災害拠点病院，広域災害救急医療情報システム［EMIS］，広域医療搬送計画など）が必要である。

また2014（平成26）年に発生した長野県神城断層地震では白馬村堀之内地区で36棟が全半壊したが，住民自身の迅速な安否確認と救助によって死者が発生しなかったといわれ[23]，地域コミュニティーでの自助・共助も大切である。

▶ 間接死対策　生活不活発病への対策が必要である。そのためには災害後の「環境因子」対策として生活環境の整備が必要であり，避難所の過密対策やトイレ，食事の整備のほか，支援方策に住民の参加や活動を支援する取り組みが必要である。このことは同時にフレイル対策でもある。

災害による死亡をなくすためには，救命救急的な医療活動を行うだけでは不十分であり，平時の地域づくりをベースに，発災後の応急対応と中長期的な総合対策が必要となる。

C 生活の再構築

到達目標
1 災害後のコミュニティーがたどる段階を具体的に説明できる
2 被災者の健康維持と生活再建が一体的であることを具体的に説明できる
3 被災者の災害後の生活再建のニーズについて具体例を列挙できる
4 被災者の生活再建に役立つ法律・制度を具体的に列挙できる
5 看護職が情報のコーディネート機能を発揮すべき理由を説明できる

1. コミュニティーづくり

1　被災コミュニティーと災害看護

大規模な被災地における被災者とコミュニティーの回復プロセス*は次のような段階を経るとされ，後になればなるほど続く期間が長い。

被災者とコミュニティーの回復プロセス

❶ **災害直後期**：自分や家族・近隣の人々の命や財産を守るために，危険を顧（かえり）みず，勇気ある行動をとる。

❷ **ハネムーン期**：劇的な災害の体験を共有し，くぐり抜けてきたことで，被災者どうしが強い連帯感で結ばれる。援助に希望を託しつつ，瓦礫（がれき）や残骸を片づけ，助け合う。被災地全体が暖かいムードに包まれる。

❸ **幻滅期**：被災者の忍耐が限界に達し，援助の遅れや行政の失策への不満が噴出する。人々は，やり場のない怒りにかられ，けんかなどのトラブルも起こりやすい。飲酒問題も出現。被災者は自分の生活の再建と個人的な問題の解決に追われるため，地域の連帯や共感が失われる。

❹ **再建期**：被災地に日常が戻りはじめ，被災者も生活の建て直しへの勇気を得る。地域づくりに積極的に参加することで，自分への自信が増してくる。ただし，復興から取り残されたり，精神的支えを失ったりした人には，ストレスの多い生活が続く。

出典／ロモ，D.L. 著，水澤都加佐訳：災害と心のケアハンドブック，第２版，アスク・ヒューマン・ケア，2011，p.12-14，一部改変.

災害看護は急性期のみならず慢性期に至る中長期の活動を念頭においていることから，看護職としては，❸や❹の時期における被災者の生活への不安や再建のニーズに応える活動を実施することが要請されると考えられる。

2　被災者の健康とは

世界保健機関（WHO）憲章の前文で，健康とは「完全な肉体的・精神的および社会的福祉の状態であり，単に疾病または病弱の存在しないということではない」*と定義している。ここでいう社会的福祉における健康とは，現代社会においては日常生活が維持され，経済的に困窮していない状況の確立を意味すると考えられる。

大規模な災害によりコミュニティーが崩壊し，日常生活環境が激変し，仕事を失うなどして経済的な不安を抱える被災者へのサポートは，健康維持活動そのものである。災害看護においては，命が助かった後には，直ちに社会的健康への配慮，すなわち被災者の生活再建を支援し，不安を除去するための情報提供を行う必要があると考えられる。それは，被災者の心のケアにつながる効果を生み，精神的・肉体的健康の維持にも寄与する。

---

* **被災者とコミュニティーの回復プロセス**：アメリカの精神科看護師デビッド・ロモ（David L. Romo）によれば幻滅期は２か月～１，２年間，再建期は数年間とされている。ただし，救援救護活動により命が助かれば，災害から数日経たないうちに，幻滅期や再建期に入ることは当然あり，そこで生活再建に対する被災者の不安やニーズが早期の段階から発現することには留意が必要である。

* **健康の定義の原文**：Health is a state of complete physical, mental and social well-being and not merely the absence of disease or infirmity.（世界保健機関憲章前文より）

3 被災者の生活再建ニーズ

コミュニティーづくりに欠かせない支援として，被災者の生活再建のニーズに合致した情報提供支援がある。災害時には，健康や物資などの支援ニーズのみならず，今後の生活再建への不安の除去，すなわち住まい再建のための金銭面での支援，生活費，ローン，税金そのほかの支払いに対する経済的支援に関する情報を求めるニーズが発生する。

具体的には「避難所にたどり着いたが，自宅は全壊し，職場も操業不能となり，家族の一人はまだ行方不明だ。いったいどうしたらよいのか，まったく見当がつかない」という絶望的なまでの不安を吐露（とろ）する声。「子どもの入学金を支払わなければならないし，生活用品を買い直す必要もあるが，現在の蓄えでは早々に生活費が不足してしまうし，まとまったお金も支出できない」など生活資金不足で悩む声。さらに「住宅を買ったばかりで2000万円のローンが残っていたが，自宅は流され，仕事もめどがついていない。貯金は底をつきそうで，このままでは支払い不能になってしまう」といった悲痛な声が多く聞かれるのである[24]。

東日本大震災において，死者・行方不明者3500人以上，全壊住宅約2万棟という甚大な被害があった宮城県石巻市における，被災者に対する弁護士の無料法律相談活動の内容を分析した結果（図4-3）によれば，次の4項目が相当高い割合を占めていた[25]。

❶ **相続に関する相談**：災害により亡くなった人の遺族による相談。相続にかかわるあらゆる相談が含まれている。

❷ **震災関連法令（行政などによる公的な支援制度）に関する相談**：災害後に，被災者の生活再建や住まいの復興に役立つ法的支援制度の解説や情報提供を求めるもの。行政機関が被災していることから情報提供には民間専門職の活動が必要になる。

❸ **不動産賃貸借（借家）の当事者紛争の相談**：建物賃貸借契約における賃貸人・賃借人間の紛争や，建物修繕，家賃相場，立ち退きなどを巡る紛争の解決を求めるもの。

❹ **住宅・車・船等のローン・リースの支払いの相談**：住宅ローンなど，災害前からの借入金が災害を理由として支払い困難となった場合などの相談。

出典／岡本正：災害復興法学，慶應義塾大学出版会，2014，p.8-18.

これらの被災者の生活再建に向けた悩みは，同時に精神的な不安となり，肉体的な健康すら蝕（むしば）むことは想像に難くない。一般的に被災者と直接接触する機会の多い看護職には，被災者が生活再建にかかる強いニーズをもっていることを認識した救命救護活動や健康相談活動が求められる*。

＊ アメリカのノースリッジ地震（1994年，マグニチュード6.7，死者61人，全壊家屋1万6000棟）では，援助した個人約70万人から報告された問題のうち，最も件数が多かったものが社会資源についての情報不足（34万7877件）であった（カリフォルニア州ロサンゼルス郡精神保健局：「プロジェクト・リバウンド」1年間のデータ；ノースリッジ地震後の心ケア対策，1994）。

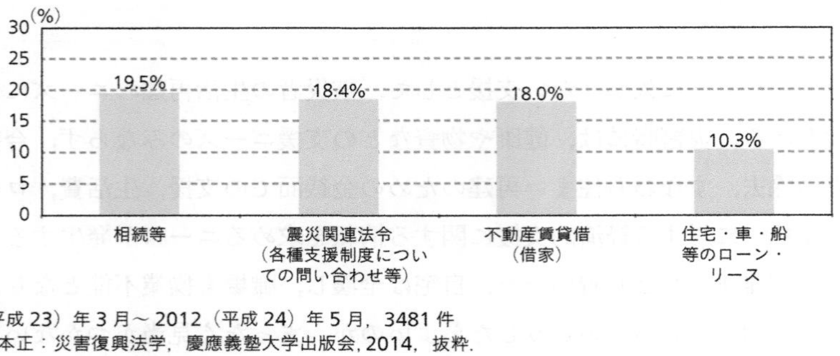

図4-3 東日本大震災時（宮城県石巻市）における主な相談内容

2. 社会資源の活用

1 生活再建のための主な法律・制度

社会的な健康（経済的な再生）を果たすためには，被災者の住まいや金銭面の支援を中心とした生活再建に役立つ法律・制度（社会資源）を把握しておくことが必要になる。これらは，原則としてすべてが法律に基づいて行われるからである。

ここでは被災者が被災直後から抱える生活再建に対する不安を緩和することを第一目的として，看護職から被災者へ即座に情報提供できることが望ましいと思われる法律・制度を列挙する。

❶ **罹災証明書**：地方公共団体が，被災者の申請により，住家の被害状況（全壊，大規模半壊，半壊，一部損壊などに分類）を調査した結果を証明して交付するもの。災害対策基本法に定めがあり，地方公共団体に発行義務がある。各種支援の適用の判断材料として幅広く活用されており，被災者の生活再建の最初の一歩となる制度。

❷ **被災者生活再建支援金**：被災者生活再建支援法が適用される規模の災害において，適用地域内の住宅が全壊，大規模半壊，長期避難認定，半壊後にやむを得ず解体などになった場合に，当該世帯に支給される金銭。被害認定後に支払われる基礎支援金は最大 100 万円。その後，住まいの確保の手段に応じて加算支援金が最大 200 万円支給される。

❸ **災害弔慰金**：災害によって亡くなった場合に，災害弔慰金法に基づいて遺族に支給される見舞金。最大で 500 万円（遺族の収入状況により 250 万円）が支給される。災害直後の直接死だけではなく，災害関連死の場合でも支給される。

❹ **自然災害被災者債務整理ガイドライン**：一般社団法人自然災害被災者債務整理ガイドライン運営機関によって運営されている。災害救助法が適用された災害において，既存のローンなどが支払えなくなった被災者個人の債務を，一定の条件のもと，一定の財産を残したまま免除できる制度。**被災ローン減免制度**ともよばれている。信用情報の事故情報（いわゆるブラックリスト）の登録がない，連帯保証人への請求がないなど，破産手続によるデメリットがなく，残せる財産も相当あり，債務者のメリットが大きい。債務者は，弁護士である登録支援専門家のサポートを無料で受けながら，当該ガイドラインに基づいて，金融機関との間で返済条件などについて協議し，裁判所の特定調停を経て合意に至る。

❺ **災害ADR**：都道府県の弁護士会が，大規模災害後に被災者の抱えている紛争を解決するため，被災者から申し立てがあった場合に，弁護士により話し合い（仲介・あっせん）の場が設けられ，紛争解決を目指す**裁判外紛争解決手続**（ADR）である。東日本大震災の際に宮城県の仙台弁護士会が実施したのが始まりである。その後も熊本地震や平成30年7月豪雨などで弁護士会が窓口を開設する例が続いている。

2 コーディネーターとしての看護職の役割

2011（平成23）年の東日本大震災では，災害現場において**日本弁護士連合会**（日弁連）や都道府県弁護士会が**日本司法支援センター**（**法テラス**）と協力して，被災者に対する無料法律相談活動および生活再建情報提供活動を実施した。1年間で約4万件の相談事例が集約され，被災者のニーズ把握や新たな制度構築に役立った。

同様の取り組みは，平成26年8月豪雨，2016（平成28）年の熊本地震，平成29年7月九州北部豪雨，2018年の平成30年7月豪雨，同年の北海道胆振（いぶり）東部地震などでも行われてきている。その結果，生活再建のための法律・制度についての情報提供活動は，弁護士の被災地における活動の中心を担うものとして，被災者支援関係機関などに認知されてきている[26]。

急性期から慢性期まで中長期にわたり被災者に接触する可能性が高い看護職には，住まいや金銭面における被災者の生活再建ニーズに触れた場合に，地方公共団体の窓口や弁護士会による無料法律相談窓口を紹介・誘導するなどの，所属団体や地域の保健師と連携したコーディネーターとしての役割*を果たすことが期待されている。

II 活動フィールドごとの災害保健医療と看護実践

A 災害時の医療と看護実践

到達目標
1 慢性期における被災地の住民の受療動向の特徴をあげることができる
2 災害サイクルにおける慢性期の医療機関の役割および求められる看護実践を考え，述べることができる

＊ **コーディネーターとしての役割**：災害看護の実践で知られる黒田は，地域におけるネットワークの構築・社会資源の連携が「いのち・暮らし」を継続していくうえにおいて重要であり，日常から関係性を構築しておくことの重要性を述べている[27]。また，医療だけではなく，様々な人々や機関をつなぎ連携することが，地域において被災者の暮らしを支え，命を守るために必要である旨，黒田が述べ実践していたことに，酒井は言及している[28]。

1. 医療機関

1 慢性期に生じる健康問題

亜急性期を過ぎ慢性期に入ると，災害が発生してから長い時間を経ることによる影響が健康面で浮き彫りになる。また，慢性期に医療機関を受診する患者数は，被災者の転居や医療機関の閉鎖など被災後の地域の状況により変動がみられる。ただし受診理由については，全国と比べてみたときに被災地（東日本大震災時の岩手県，宮城県，福島県）での特徴や傾向は明らかではない（表4-3）。

しかし，これまでの災害時における被災者の健康状態に関連する調査などでは，慢性期の健康状態の変化として，中性脂肪，γグロブリン，血圧，BMI（体格指数）への影響がみられるとされている[29)]。また，1年間に1人当たりにかかる医療費に影響する年齢や現病歴の有無に加えて，被災地では人や地域とのつながりが弱いことや運動習慣の減少が影響する。このことから，生活環境によって，医療機関を受診する状況に影響があると考えられる。加えて，不眠，不安，抑うつ状態などの自覚症状を有する人の増加もみられていることから，特に次にあげる疾患の健康問題に着目していく必要がある。

❶高血圧性疾患

慢性期には，環境の変化などにより疲労やストレスが蓄積しやすいことから，発災前と比較し，一時的なものも含めて血圧の変動がみられ，受診も増加しがちである。現病歴や既往歴，生活状況などを把握し，必要な治療が受けられるように努める。

また，生活環境が変わることに関連して，食事内容も変化しやすいため，塩分摂取量への配慮も必要となる。さらに避難所や応急仮設住宅など，慣れない環境下での生活となる場合，自宅に引きこもりがちで外出に消極的となり，活動量が低下することもある。そのため，適度な運動の推奨など，活動性を維持できるような支援も求められる。

表4-3 受療率：外来（人口10万対）の推移

	全国				岩手県				宮城県				福島県				熊本県	
	平成20年度	平成23年度	平成26年度	平成29年度	平成20年度	平成23年度	平成26年度	平成29年度	平成20年度	平成23年度	平成26年度	平成29年度	平成20年度	平成24年度	平成26年度	平成29年度	平成26年度	平成29年度
総数	5376	5784	5696	5675	5604	5541	5492	5597	4718	5637	5656	5884	4949	5441	5449	5608	6550	6572
糖尿病	147	166	175	177	177	177	157	215	116	158	164	189	148	153	211	169	182	206
神経症障害，ストレス関連	39	38	42	47	45	68	35	65	33	42	61	57	34	68	43	78	38	24
高血圧性疾患	471	529	528	511	534	557	527	570	468	540	587	681	615	517	605	566	667	716
虚血性心疾患	53	49	47	44	31	45	40	37	42	47	62	42	62	55	60	89	39	40
脳血管疾患	94	89	74	68	111	122	103	153	106	60	81	56	108	59	77	124	59	67
肝疾患	28	33	26	21	25	32	24	25	16	29	25	17	11	24	15	18	29	31
骨の密度及び構造の障害	47	44	44	47	62	98	55	48	81	68	83	60	47	48	38	36	57	47

資料／厚生労働省：平成20年，平成23年，平成26年，平成29年患者調査より作成．

❷アルコール性肝疾患等

発災1年を過ぎて行った過去の調査では，肝機能の指標であるγグロブリン値が上昇する人が多い傾向もあり，災害後のストレス解消法の一つとして飲酒の量や頻度が増加する可能性が考えられている。また，被災によって仕事を失うなどの出来事を経験し，もて余した時間に飲酒をするようになったり，不眠への対処法として夜間に飲酒をするというきっかけから徐々に飲酒が習慣となり，慢性期まで続いてしまう状況なども見受けられる。

過剰なアルコール摂取が中長期的に習慣化すると，肝障害や内分泌系疾患，脳神経への影響など身体的に影響を及ぼすだけでなく，アルコール使用障害などに陥る可能性も考えられる。したがって，急性期の段階から，それらのリスクをアセスメントし，専門的な支援を早期に受けられるよう配慮する。

❸心的外傷後ストレス障害（PTSD），うつ病

大規模災害は，被災地の住民に対して，仕事や生活の変化をもたらすことが多く，暮らし向きが苦しい状態に陥ることも少なくない。災害によって親しい人や自宅を失うほか，経済的・社会的な多くの喪失を経験する。発災から一定の時間が経過しても，復興までの道のりが見えず，将来への不安を抱え続ける人も少なくない。

そのようななかで，慢性期には心的外傷後ストレス障害（PTSD）やうつ病での受診が増加する。また，ストレスとの関連が疑われる「眠れない」「めまいがする」などの症状がみられることがある。特に不眠は災害前後の生活環境の変化と密接な関係があるとされていることから，患者の訴えや症状だけではなく，災害による患者の生活環境の変化に着目することが求められる。

2　地域包括ケアにおける慢性期の医療機関の役割と看護

❶医療機関を取り巻く状況

亜急性期を過ぎ慢性期に入ると，診療機能が一時的に停止していた医療機関の多くは再開する時期を迎える。同時に被災地外から支援に入っていた保健医療チームなどのほとんどは撤収し，数少なくなる時期である。住民は応急仮設住宅への移動などによって新たなコミュニティーが築かれることとなる。

しかし，被害状況などによっては，再開のめどが立たない医療機関もあることを想定しなければならない。医療機関の復旧・復興の状況は，地域医療に大きな影響を与えることもある。そのため，被災地の近隣にある医療機関は住民の医療ニーズに応えるため，新たな患者の受け入れなどを行う必要が生じる。

また，災害の規模や大きさなどによっては，医療機関で勤務していた看護職が自宅の損失などにより転居せざるを得ず，発災前同様に働き続けられないこともある。そのため，被災地の医療機関では看護職の不足が著しくなることも想定される。

❷医療機関と看護実践

近年の日本は**超高齢多死社会**といわれており，複数の疾患など問題を抱えていても，人々

が住みなれた自宅で最期まで自分らしく暮らし続けることができるように地域で支えていく地域包括ケアシステムの構築に向けて，様々な取り組みが進められている。災害時であっても，人々が地域で変わらず暮らしていくことができるように，医療機関は地域にある他の医療機関や施設，行政などと連携し，被災した住民を支えていくことが求められる。

地域包括ケアシステムを踏まえた医療機関の看護職には，災害時であっても，患者の暮らしに視点をおいた看護実践が求められることに変わりはない。災害前後の生活環境の変化や被災による暮らしへの影響を把握したうえでアセスメントを行い，必要な看護を提供する。医療機関内での個々の患者の支援にとどまらず，訪問看護ステーションや地域の保健師など看護職間での連携やボランティアも含めた他職種との協働による被災地全体を対象とした指導・教育なども求められる。

また，この時期には，前述したような慢性期に起こりがちな症状や疾患を予防するための看護も重要となる。慢性期に患者の健康を脅かすリスクに対処し，問題を防止することは，被災した患者が自ら復興に向け歩んでいくための支援ともなる。

B 災害時の地域保健と看護実践

到達目標

1. 避難所や応急仮設住宅（災害公営住宅を含む）の生活と心身への影響を説明できる
2. 避難所や応急仮設住宅（災害公営住宅を含む）で生活する人々に対して必要な看護について述べることができる
3. 在宅療養者・社会福祉施設で生活する人々の災害に伴う健康への影響を説明できる
4. 災害時の在宅療養者や社会福祉施設で生活する人々に必要な看護について述べることができる
5. 災害時に被災地に入り活動する保健医療チームの役割について述べることができる

1. 避難所・応急仮設住宅（災害公営住宅を含む）

1 災害による住まいの喪失と移動

災害が発生すると，人々は災害の危険から逃れるために，一時的に避難所へ避難し，安全が確保されると自宅に戻る。しかし，災害により自宅を失い，新たな住居を確保することができない人は，応急仮設住宅（仮設住宅）や災害公営住宅などへの住まいの移動を余儀なくされる（第1章-V-B「各種避難所・住宅」参照）。

▶ **仮設住宅** 災害により自宅に住めなくなり，新たな住居を確保することができない人が**一時的に暮らす場所**である。災害救助法では応急仮設住宅とよばれ，建設型仮設住宅と借上型仮設住宅の2種類がある。

▶ **災害公営住宅（復興公営住宅）** 災害により住まいを失い，応急仮設住宅で暮らしていた人が移り住む，恒久的な住宅である。災害公営住宅には，集合住宅やある区域にまとまって建てられる戸建て住宅（防災集団移転）などがある。また，阪神・淡路大震災では，災害公営住宅を復興住宅とよび，震災から20年目に契約期限が切れ，高齢となった住民が退去を迫られる問題もあった。このような度重なる住まいの移動は，コミュニティーを分断させ，人々の生活や健康に影響を及ぼすことから，災害後長期的に人々を支える必要がある。

2 避難所・応急仮設住宅・災害公営住宅の生活環境

❶避難所生活の長期化による影響

大規模災害の場合，避難所生活は長期化することがある。避難所の開設期間は，災害救助法により災害発生日から７日以内と定められているが，東日本大震災では避難所の全閉鎖までに最長２年９か月を要した[30)]。

避難所生活が長期化すると，避難所となっていた学校の再開や避難所の集約化が始まり，ほかの避難所への移動を強いられることもある。また，避難所支援も常駐型から巡回型に切り替わるため，特に経済的問題や生活問題（アルコール使用障害，独居，仕事の喪失など）を抱えている人は，避難所に取り残されやすく，市町村のサービスにつなげて対応することが必要である。

❷福祉避難所の統廃合・解消

高齢者，障害者，乳幼児などの配慮を要する人が避難する場所を**福祉避難所**[31)]という。福祉避難所は，バリアフリー設備や介護員が整っている児童福祉施設，老人福祉施設，障害者福祉施設などの社会福祉施設が指定されており，被災前からの利用者だけでなく，配慮が必要な人（要配慮者）の避難所になることがある。

福祉避難所の利用が長期化し，避難者数にばらつきが出るなどした場合は統廃合や解消が行われる。福祉避難所からの転居先を考える場合，災害前から利用しているサービスを継続して受けられるよう，居住地や交通手段が確保された転居先を選択できるように地域への移行を支援することが求められる。

❸応急仮設住宅の生活環境

応急仮設住宅（図 4-4）は，高台や郊外に建設されることが多く，通学・通勤，買い物，通院などへの交通の不便が生じる。また，山間部や道路建設予定地などに建設されることもあり，大雨の２次被害，復旧工事車両の通行，街灯がなく道路の舗装がされていないなど，住宅周囲の安全性が確保されていないこともある。

応急仮設住宅内の広さは，１戸あたり29.7m^2（9坪，2DK）が基準となっている。世帯人数に応じて，間取り（図 4-5）を選択できるが，足腰の弱い高齢者のベッドや子どもの勉強机を置く場所がないなど，個々の心身機能やライフステージに応じた環境を整えるのは困難である。さらに，収納スペースは少なく，衣類や生活用品の買い物に出る機会の減少や，台所が狭いことによる食事内容の簡素化，浴槽が高いことによる入浴回数の減少など，生活習慣の変更を余儀なくされる場合が多い。応急仮設住宅内外の居住環境に応じた生活習慣への影響もアセスメントする必要がある。

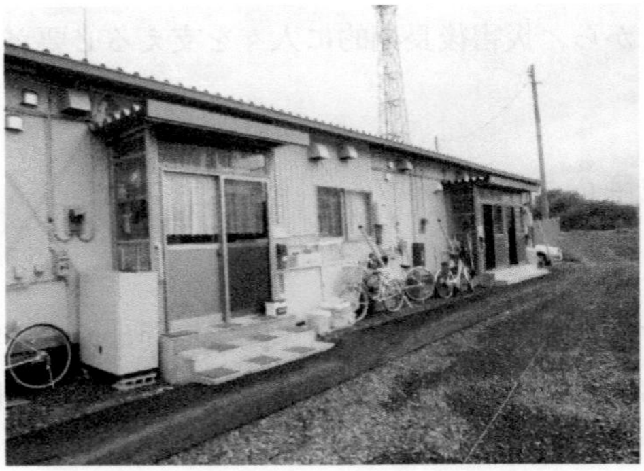

図4-4 応急仮設住宅の外観

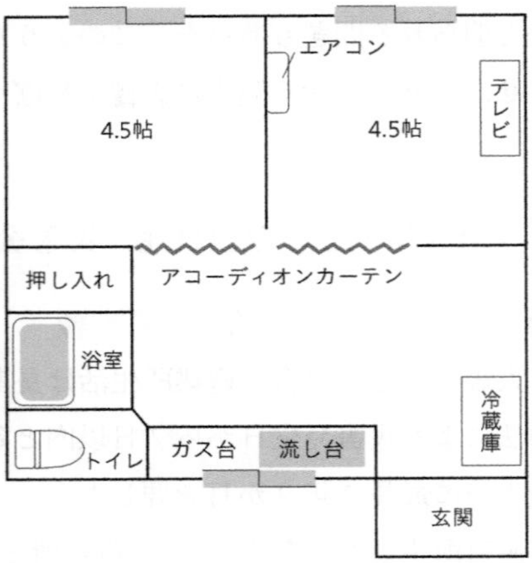

図4-5 応急仮設住宅の間取り（2DK）

❹応急仮設住宅での暮らしの長期化による影響

応急仮設住宅は，災害救助法により供与期間は原則２年と定められているが，東日本大震災では，災害公営住宅の建設が遅れ，震災後10年まで延長された。応急仮設住宅は災害後に早急かつ大量に建設される一時的な住居であるため，応急仮設住宅での暮らしが長期化することにより住宅が老朽化し，結露によるカビの増殖，傾き，雨漏りなどの問題も発生する。また，自力で生活再建を行える人は退去していくため，高齢者や経済的課題を抱える人が取り残されやすく，コミュニティーの維持が困難になる場合もある。

❺災害公営住宅（復興公営住宅）の生活環境

災害公営住宅への入居は，個々の希望に応じて決まり，応急仮設住宅で形成されたコミュニティーもなくなるため孤立しやすい。また，災害公営住宅の居住者には，高齢者や被災により経済的課題を抱えた人も見受けられる。さらに災害公営住宅では，応急仮設住宅と違って家賃が発生することから，自立した生活への支援が重要となる。

3　避難所における健康問題と看護活動

❶避難者の健康状態の把握

長期に及ぶ避難所生活はストレスや疲労が蓄積されやすく，高血圧，糖尿病，心臓病，精神疾患などの慢性疾患の発症や悪化をきたしやすい。また，災害発生からの３か月間に**災害関連死**が最も多く発生する[32]。避難者には周囲への気兼ねから，体調の変化を感じていても自ら訴えることができず体調不良を我慢する人もいるため，避難者の健康状態のアセスメント（表4-4）を継続して行うことが重要である。特に災害関連死が起こりやすい既往疾患のある人や高齢者への注意が必要である。

❷慢性疾患の発症·悪化の予防

慢性疾患をもつ人の健康管理には，服薬や通院などの治療の継続，ストレスマネジメン

表4-4 避難者の健康状態のアセスメント項目

身体的側面	体温，脈拍，血圧，体重
心理的側面	不安，余震などへの恐怖，いらいら，抑うつ，意欲の低下，過敏な反応
自覚症状	疲労感，めまい，頭痛，関節痛，肩こり，不眠，下痢，便秘
生活面	飲水・食事状況（量，内容），飲酒，活動量，睡眠状況，人との交流，身なりや外見

ト，食事，睡眠，休息，排泄などの療養生活を整えることが重要である。

具体的には，①かかりつけ医や保健医療チームへのアクセスの確保，②リフレッシュやリラックスできる場や機会の提供，③栄養バランスがよく温かい食事の提供，④良質な睡眠を得られる寝具や空間の確保，⑤生活リズムを整えることが重要である。

❸生活不活発病の予防

避難所生活は，からだを動かす機会が少なく，特に高齢者は筋力の低下や関節の拘縮（こうしゅく），活動意欲の低下につながりやすい。避難者の能力に応じて，避難所運営・管理の役割を担う，食事の運搬や体操などでからだを動かすなどの，主体的な参加の機会をもつように継続して働きかける。心身機能の維持や活動意欲をもつことは，その後の生活再建の足がかりとなるため，生活不活発病の予防は重要な支援となる。

❹各専門職チームから地域の保健医療への引き継ぎ

避難所には，日本赤十字社，日本医師会災害医療チーム（JMAT），災害支援ナースなどの多種多様な専門職チームが救護所や巡回方式で活動しているが，避難所の統廃合の時期には，これらの専門職チームは少なくなる。このため，かかりつけ医などの地域の保健医療機関につなぐことが必要である。さらに，情報共有や引き継ぎには共通の健康相談票を用いることが有効である。

4 応急仮設住宅・災害公営住宅における健康問題と看護活動

応急仮設住宅や災害公営住宅への移行期では，入居者の生活が落ち着くまで，健康状態の把握とアセスメントを継続し，必要に応じて健康・生活支援活動を行う（図4-6）。住民自身が主体的に自立して生活を営んでいけるように支えることが重要である。

❶入居者の健康状態・生活状況の把握

健康調査，健康相談，家庭訪問などで把握する。東日本大震災では，県・市町村による健康調査が経年的に実施され，入居者の体調，からだを動かす機会，心の問題，飲酒状況について調査された[33]。調査により個別支援が必要となる人を見つけ，自治体保健師や生活支援相談員による支援につないでいる。

❷個別支援が必要となる人へのケア

個別支援が必要な人の健康状態を詳細に把握するために，訪問活動が有効である。看護師は，災害前後の健康状態や生活状況を比較しながら聞き取りをし，その地域の保健医療機関や地域包括ケアシステムにつなぎ，継続した支援を行っていくことが大切である。

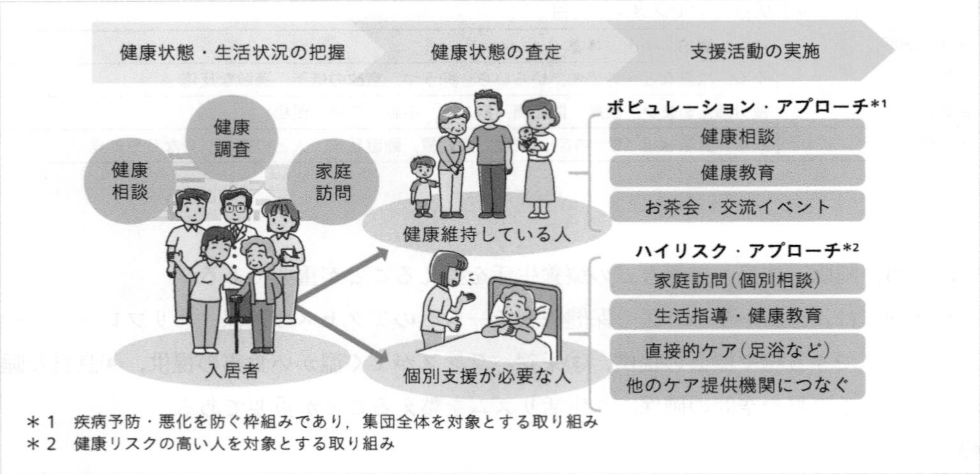

図4-6 応急仮設住宅・災害公営住宅における健康支援活動の流れ

❸住民の健康状態の維持・悪化予防

応急仮設住宅や災害公営住宅には慢性疾患をもつ人や高齢者が多く，また，顕在化した健康問題がない住民にも，健康増進や悪化予防の支援が必要である。

定期的な健康相談や健康教育を実施し，住民が自身の健康への関心を高め，生活習慣の見直しや健康管理方法を習得できるように支援する。また，お茶会や交流イベントの開催は住民どうしのつながりをつくることに効果的である。

❹メンタルヘルス

居住環境が整っていない避難所から応急仮設住宅に移り住むと，生活環境は改善されるが，新たな環境のなかで，今後の住まいや仕事などの現実の生活と向き合う時期となる。入居者が被災体験への気持ちを整理しながら，生活再建に向かえるように支えていく必要がある。

阪神・淡路大震災や東日本大震災では，応急仮設住宅や災害公営住宅での**孤立死・孤独死**が問題となった[34]。特に，災害公営住宅では応急仮設住宅よりもプライベート空間が確立されているため，独居，無就業，アルコール使用障害の人は孤立しやすく，人や社会とのつながりを継続してもてるような支援が大切である。

2. 訪問看護（在宅療養者の健康問題）

災害時に身体的・精神的理由で，避難所や応急仮設住宅で生活ができない人がいる。要介護状態や認知症の高齢者，在宅酸素療法や吸引器などの在宅医療が必要な人，精神疾患や身体障害により集団生活が困難な人などである。

在宅療養者の問題としては，①救援物資や情報が届きにくい，②訪問看護や訪問介護の中断により普段のケアやリハビリテーションを受けられなかったことによる，褥瘡の発生や日常生活動作（ADL）の低下などがあげられる。東日本大震災では，長期の避難生活にによる健康状態の悪化や心身機能の低下により，震災後に要介護認定者が増加した[35)]。

訪問看護スタッフは，災害後の地域全体の保健医療状況を把握し，平常時のネットワークを活用して，在宅療養者が適正なサービスを受けられるように支援する。また，介護保険関連事業所や介護福祉施設との連携も図る。

この時期の訪問看護ステーションは通常の運営体制に戻す努力を要し，訪問看護スタッフの疲労が出てくる。スタッフの勤務体制や役割分担を見直し，必要に応じて応援スタッフの継続を検討する。

3. 社会福祉施設

社会福祉施設とは，高齢者や障害者（児）が福祉サービスを受けることができる児童福祉施設，老人福祉施設，障害者福祉施設を指す。継続的な個別支援が必要な重度の要介護高齢者や障害者（児）は，災害による急激な生活の変化や通常のサービスが受けられなくなることにより，体調の悪化，身体機能・認知機能の低下などが生じやすい。

利用者の基本的な生活を整え，生活機能の低下を予防していくようにケアをすることが重要である。また，利用者だけでなく施設職員の疲労やストレスの蓄積にも配慮が必要である。

4. 被災地外の保健医療チームの活動

1 慢性期の保健医療チーム

急性期から避難所などで活動していた保健医療チームの多くは，慢性期には活動を終了し，被災地外からの支援が急激に減少する一方で，被災地内の保健医療体制が強化され，本来の地域包括ケアシステムなどが稼働し始める。

また，一般住民や**非営利組織**（**NPO**）・**非政府組織**（**NGO**）団体によるボランティア活動が活発になるため，行政や民間団体との連携・協働が求められる。

2 被災地外の保健医療チームの役割

被災地外の保健医療チームは，被災地の課題と復興過程を見すえ，被災地内の保健医療体制と協働し，住民やその地域の資源を活かした活動を展開していく。特に慢性期においては，その地域の保健医療体制や地域包括ケアシステムの状況と，住民の支援ニーズについて繰り返しアセスメントを行っていく。

地域の自治体，保健医療福祉施設や住民が，地域の力を活用して，主体的にケアの継続や支援体制を構築していけるように活動することが重要である。

文献

1) Tanaka, F., et al.：Relationship between the seismic scale of the 2011 northeast Japan earthquake and the incidence of acute myocardial

infarction；A population-based study，American Heart Journal，169（6）：861-869，2015.
2) Nakamura, M., et al.：Long-term effects of the 2011 Japan earthquake and tsunami on incidence of fatal and nonfatal myocardial infarction，American Journal of Cardiology，120（3）：352-358，2017.
3) Nakamura, M., et al.：Comparison of the incidence of acute decompensated heart failure before and after the major Tsunami in northeast Japan，American Journal of Cardiology，110（12）：1856-1860，2012.
4) Nakamura, M., et al.：Sustained increase in the incidence of acute decompensated heart failure after the 2011 Japan earthquake and tsunami，American Journal of Cardiology，118（9）：1374-1379，2016.
5) 榛沢和彦：新潟県中越地震時における急性肺・静脈血栓塞栓症，心臓，39（2）：104-109，2007.
6) 榛沢和彦，他：中越沖地震における DVT 頻度，Therapeutic Research，29（5）：641-643，2008.
7) 榛沢和彦，他：岩手・宮城内陸地震の DVT 頻度：避難環境との関連，Therapeutic Research，30（5）：572-574，2009.
8) 榛沢和彦：震災と下肢静脈血栓症・肺塞栓症，Heart View，16（7）：35-40，2012.
9) 榛沢和彦：エコノミークラス症候群とその予防，血圧，18（8）：740-745，2011.
10) Kario, K.：Disaster hypertension；its characteristics, mechanism, and management，Circulation Journal，76（3）：553-562，2012.
11) Aoki, T., et al.：The Great East Japan Earthquake Disaster and cardiovascular diseases，European Heart Journal，33（22）：2796-2803，2013.
12) Omama, S., et al.：Influence of the Great East Japan earthquake and tsunami 2011 on occurrence of cerebrovascular diseases in Iwate, Japan，Stroke，44（6）：1518-1524，2013.
13) Omama, S., et al.：Extent of flood damage increased cerebrovascular disease incidences in Iwate prefecture after the great East Japan earthquake and tsunami of 2011，Cerebrovascular Diseases，37（6）：451-459，2014.
14) 矢内勝，他：津波災害に関連した呼吸器疾患，日本内科学会雑誌，101（6）：1727-1735，2012.
15) 松浦真樹：地域中核病院における東日本大震災・大津波後の消化管出血の推移ならびに対応について；単一施設よりの報告，日本内科学会雑誌，101（8）：2370-2374，2012.
16) 津久井進：大災害と法，岩波書店，2012.
17) 大川弥生：生活不活発病の予防と回復支援；「防げたはずの生活機能低下」の中心課題，日本内科学会雑誌，102（2）：471-477，2013.
18) 前掲書 17).
19) 日本老年医学会：フレイルに関する日本老年医学会からのステートメント，2014．https://www.jpn-geriat-soc.or.jp/info/topics/pdf/20140513_01_01.pdf（最終アクセス日：2019/2/22）
20) 荒井秀典編：フレイルのみかた，中外医学社，2018.
21) 日本法医学会：異状死ガイドライン，日本法医学雑誌，48（5）：357-358，1994.
22) 産経ニュース：孤独死，宮城県認定「0」県警は 79 人報告；厳しい要件「65 歳以上で地域から断絶，2016 年 2 月 2 日．https://www.sankei.com/affairs/news/160202/afr1602020039-n2.html（最終アクセス日：2019/2/22）
23) 産経ニュース：「白馬の奇跡」で死者ゼロ；全国の防災モデルに，2014 年 11 月 28 日．https://www.sankei.com/affairs/news/141128/afr1411280051-n1.html（最終アクセス日：2019/2/22）
24) 岡本正：災害復興法学，慶應義塾大学出版会，2014.
25) 前掲書 24).
26) 岡本正：災害復興法学Ⅱ，慶應義塾大学出版会，2018.
27) 黒田裕子：阪神淡路大震災後 17 年経過時における被災者の生活リズム，睡眠健康，心的外傷後ストレス障害に関する疫学的研究，高知大学博士論文，2013.
28) 酒井明子：「人間」と「暮らし」と「地域」の一体化に向けた実践〈柳田邦男，酒井智子編著：災害看護の本質；語り継ぐ黒田裕子の実践と思想〉，日本看護協会出版会，2018，p.245.
29) 辻一郎：被災者における健診成績の推移〈宮城県における東日本大震災被災者の健康状態等に関する調査〉，厚生労働科学研究補助金事業平成 27 年度総括・分担研究報告書，2018，p.73.
30) 内閣府（防災担当）：避難所運営ガイドライン，2016．http://www.bousai.go.jp/taisaku/hinanjo/pdf/1604hinanjo_guideline.pdf（最終アクセス日 2019/2/22）
31) 内閣府（防災担当）：福祉避難所の確保・運営ガイドライン，2016．http://www.bousai.go.jp/taisaku/hinanjo/pdf/1604hinanjo_hukushi_guideline.pdf（最終アクセス日：2019/2/22）
32) 震災関連死に関する検討会（復興庁）：東日本大震災における震災関連死に関する報告書，2012．http://www.reconstruction.go.jp/topics/20120821_shinsaikanrenshihoukoku.pdf（最終アクセス日：2019/2/5）
33) 宮城県：東日本大震災応急仮設住宅等入居者健康調査報告書（平成 23 年度～平成 25 年度），2015.
34) 田中正人，上野易弘：被災市街地の住宅セイフティネットにおける「孤独死」の発生実態とその背景；阪神・淡路大震災の事例を通して，地域安全学会論文集，15：437-444, 2011.
35) Tomata, Y., et al.：Long-term impact of the 2011 Great East Japan Earthquake and tsunami on functional disability among older people: A 3-year longitudinal comparison of disability prevalence among Japanese municipalities, Social Science & Medicine, 147：296-299, 2015.

参考文献

・岡本正：災害復興法学の体系；リーガル・ニーズと復興政策の軌跡，勁草書房，2018.
・岡本正：災害を生き抜く生活再建の知識を備える；災害復興法制度研修の必修化を〈榛沢和彦監：別冊地域保健 いのちと健康を守る避難所づくりに活かす 18 の視点〉，地域保健，49（3）：72-75，2018.
・下川宏明，他：災害時循環器疾患の予防・管理に関するガイドライン〈日本循環器学会，日本高血圧学会，日本心臓病学会合同ガイドライン；循環器病ガイドシリーズ 2014 年版〉，日本循環器学会，2015.
・東北大学大学院医学系研究科公衆衛生学分野東北大学地域保健支援センター：宮城県における東日本大震災被災者の健康状態等に関する調査；平成 27 年度総括・分担研究報告書，厚生労働科学研究費補助金（健康安全・危機管理対策総合研究事業），2016.

- 長純一：仮設住宅における健康課題，日本内科学会雑誌，103（8）：1985-1990，2014.
- 林謙治：東日本大震災被災者の健康状態等に関する調査；平成23年度総括・分担研究報告書，厚生労働科学研究費補助金厚生労働科学特別研究事業，2012.
- ロモ，D. L. 著，水澤都加佐訳：災害と心のケアハンドブック，第2版，アスク・ヒューマン・ケア，2011.
- 渡辺毅，他：シリーズ内科医と災害医療，日本内科学会雑誌，101（4）-102（2），2012-2013.
- Fried, L. P., et al.：Frailty in older adults；evidence for a phenotype. Journals of Gerontology, Series A, Biological Sciences and Medical Sciences, 56（3）：M146-156，2001.

第 5 章

静穏期の
災害保健医療と看護実践

I 静穏期の災害保健医療と看護実践

A 施設における防災・減災対策

到達目標

1. 自らの地域で発生頻度の高い災害，健康被害の影響力の高い災害について述べることができる
2. 防災計画，災害対応計画，業務継続計画（BCP）の概要について説明できる
3. BCPの必要性や意義について説明できる
4. 病院における多数傷病者受け入れ計画の概要について述べることができる
5. 業務継続マネジメント（BCM）の概要について述べることができる
6. 地域継続計画（DCP）の実例をあげることができる

1. 事前対策

「何の災害に備えるのか？」

「皆さんの地域で遭遇する可能性の高い災害は何？　それを調べる方法は？」

この問いかけに即座に答えられるだろうか。減災・防災対策を考えるうえで，まず初めに考えるべきことは，遭遇する可能性の高い災害を認識することである。おのおのの地域で過去に経験したことのある災害は，今後も遭遇する可能性が高い災害である。たとえば過去100年間にその地域で発生した災害とその健康被害（死者数，負傷者数など）について図書館，歴史博物館や学校などで調べ，さらに地域の年長者から話を聞くことで列挙することができる。

理科年表を調べれば1000年以上も前から，わが国で発生した地震や火山の噴火について知ることができる。災害の健康インパクト（影響度）は発生頻度と被害の大きさの積で考えることができる。発生頻度が高い災害（台風，河川の氾濫（はんらん），大雪，土砂くずれ，大火など），1回当たりの健康被害が甚大（じんだい）な災害（地震，津波，火山噴火など）も健康インパクトが大きい。このように各地域で発生する健康インパクトを算定することにより，備えが必要な災害の優先順位が明らかとなる。

さらに地理的に災害の起こりやすい地形であるか検討する。たとえば河川の近くであれば氾濫が，海岸線であれば津波が，火山の近くであれば噴火災害が，空港があれば航空機事故災害が，高速道路や主要道路があれば多重衝突事故が，工業地帯であれば化学災害などの特殊災害が，大都市部であればテロ災害が考えられる。特に山や崖（がけ）に面し，谷や扇状地の付け根に位置していれば土砂災害の，以前は田や沼であり埋め立てた土地であれば液状化による災害の危険がある。

災害の被害（disaster）は原因（hazard）と脆弱性（vulnerability）の関係で示され（図5-1），被害から免（まぬが）れるためには原因の低減（防災）と脆弱性の軽減（減災）の取り組みが必

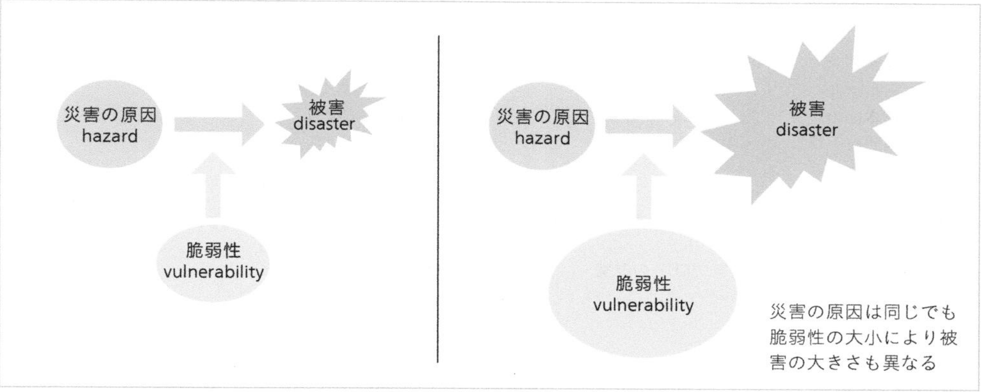

図5-1 災害の被害と原因・脆弱性の関係

要となる。

2. 病院における防災・減災

病院での備え・計画は大別して，①職員や患者，来院者の生命を守る**防災計画**，②災害時に多くの患者の来院に対応するための**災害対応計画**，③災害による機能低下を最小限にし，早期に復旧し，災害の被害を最小限にするための**業務継続計画**（business continuity planning；**BCP**）に分けられる。

1 防災計画

災害時に院内職員や患者の生命を守る目的で作成される計画を**防災計画**という。火災，地震，洪水や津波などの水害，大雨時の土砂災害などが対象となる。

消防法や水防法，土砂災害防止法などにより，病院管理者に防災計画の作成と避難訓練が求められている。消防法により病院には，防火管理者を定め，消防計画の作成，消火，通報および避難訓練の実施などが求められている。また水防法や土砂災害防止法により，浸水想定区域や土砂災害警戒区域内の病院には，避難確保計画の作成および避難訓練の実施が義務づけられている。

2 災害対応計画（災害対応マニュアル）

地震などの災害が発生した場合，多くの負傷者が発生する。投薬を受けている患者が薬を失い，あるいは在宅医療や血液透析を行っている要配慮者が停電などにより自宅やかかりつけの医院での診療継続が不能となる。このような場合，病院には災害発生直後から多くの患者が診療や処方を求めて押しかける。

このような災害後の多数の患者の急激な来院に備え，計画を立て訓練や研修をしておく必要があり，この**災害対応計画**を**災害対応マニュアル**とよんでいる。災害対応マニュアルの目次の例を表5-1に示す。災害対応マニュアルに基づいて各部署の責任者，副責任者，部

表5-1　災害対策マニュアルの目次の一例

災害対策本部の設置	トリアージタグの運用（緊急度の変更）
災害レベルの宣言	災害カルテの運用
現地診療本部の設置	血液検査・輸血検査
施設・人的被害報告	放射線検査
職員登録	増床体制
患者の流れ	ボランティアの登録・活動
新設部門の設置（トリアージエリア，赤エリア，黄エリア，緑エリア，黒エリア）	部門間の連絡体制
主要3部門（赤エリア，手術室，ICU）の連携	部門連絡先一覧
	帳票書式一式

下など一人ひとりの役割を簡潔にカードにまとめたものをアクションカード（図2-2参照）とよぶ。部署ごとの物品とともにアクションカードを備えておき，このカードを参集したメンバーに渡すことで，漏れなく活動が行える。

3　業務継続計画（BCP）

甚大な災害では，①建物の障害，②電気，ガス，水道，通信などのライフラインの障害，③職員の登院困難，④医薬品，医療材料，酸素，食料，燃料などの物流供給障害，⑤エレ

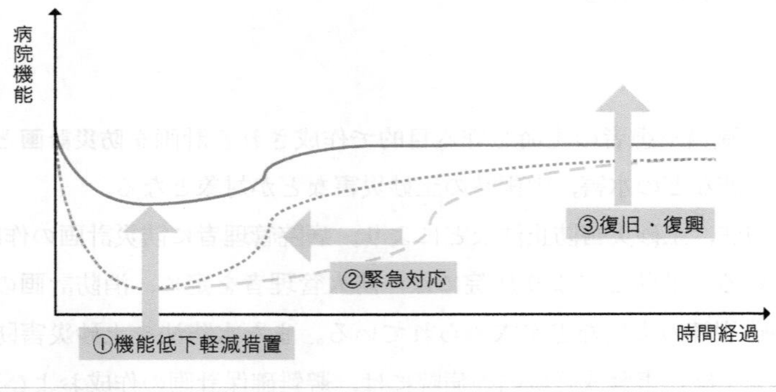

図5-2　病院におけるBCPのイメージ

Column　リスクマネジメント，クライシスマネジメント

企業や病院が直面する危機事態は，すでに述べた災害のみならず，個人情報漏洩，インフルエンザなど感染症のまん延による閉鎖，停電・断水，ストライキ，資材供給の停止，職員の不祥事など様々な原因がある。これらのいつ起こるか予想もできない要因をリスク（risk）といい，そのなかでも特に企業や病院の経営に重大な影響を与える危機的な要因をクライシス（crisis）とよぶ。これらへの対応を，それぞれリスクマネジメント，クライシスマネジメントとよぶ。発災してからの対応をクライシスマネジメント，発災する前に準備しておくことをリスクマネジメントとする定義もある。

ベーターの停止など，病院の機能低下が起こる。機能低下時を想定した準備・対応計画を業務継続計画（BCP）という。BCPは震災などの緊急時に，低下する業務遂行能力を補う非常時優先業務を開始するための計画で，指揮命令系統を確立し，業務遂行に必要な人材・資源，その配分を準備・計画し，タイムラインに乗せて確実に遂行するためのものである。図5-2で示されるとおり，①機能低下を最小限にすること，②早期の対応により可能な限り早く復旧すること，③復旧のレベルを可能な限り災害前のレベルへ近づけること，の3点を達成することを目的とする。

なお，防災計画，災害対応マニュアル，BCPを厳密に区別することは困難であることからすべてを総称してBCP（広義）とすることもある。

4 業務継続マネジメント（BCM）

Plan（計画），**Do**（実行），**Check**（評価），**Action**（改善）を繰り返すことによって，業務を継続的に改善していく手法は**PDCAサイクル**として知られている。BCP（計画），訓練（実行），課題の洗い出し（評価），計画の修正・準備物品の整備・研修（改善）を繰り返すことによってBCPを継続的に改善していく手法は，**業務継続マネジメント**（business continuity management；**BCM**）とよばれる。

3. 地域における防災・減災

地域としての防災・減災対応計画の取り組みは地域連携防災あるいは**地域継続計画**（district continuity plan；**DCP**）といわれる。たとえば大都市で甚大な地震が発生すると電車やバスが止まり，多くの帰宅困難者が発生する。帰宅困難者の対応は，行政や1つの企業のみの対応では限界があり，地域として対応計画に取り組もうという試みである。

つまり各企業が食料を備蓄し災害直後にいっせいに帰宅しないような施策，行き場を失った帰宅困難者を企業や学校などの一時滞在施設に避難させる施策，徒歩で帰宅する人を支援するために飲料水やトイレなどを提供する施策，安否確認や情報提供のための施策などである。特に高齢者施設や病院では迅速な避難行動は困難であり，地域として支援する計画が求められる。

B 教育，研修，訓練

到達目標

1. 災害看護教育の目的と意義を説明できる
2. 災害看護教育が提供される場を列挙できる
3. 看護基礎教育において習得が期待される災害看護のコンピテンシーを列挙できる
4. 災害看護専門看護師について説明できる
5. 静穏期における教育・研修・訓練の必要性・重要性を説明できる
6. 日本災害医学会の活動内容と，学会が実施する研修の概要を説明できる

1. 災害看護教育

1　看護基礎教育における災害看護教育

❶看護基礎教育カリキュラムでの災害看護の位置づけ

看護基礎教育のなかに**災害看護**が明確に位置づけられたのは，2008（平成20）年に行われた看護師養成課程のカリキュラム改正においてである。カリキュラムの改正に向けて開催された**看護基礎教育の充実に関する検討会**の最終報告書で，新たに設けた統合分野の「看護の統合と実践」のなかに含まれる内容として「災害直後から支援できる看護の基礎的知識について理解すること」が提案された[1)]。看護の統合と実践に含む内容としては，災害看護のほかに，チーム医療，リーダーシップとマネジメント，医療安全，国際看護などが提案されていた。必ずしも災害看護を1科目としてカリキュラムのなかに位置づけることが義務づけられたわけではなかったため，このカリキュラム改正を受けて全国の看護基礎教育機関でいっせいに災害看護が教えられる状況になったわけではない。それでも，阪神・淡路大震災以降，大規模な災害が日本国内でも発生していたことを受けて，災害看護を看護基礎教育で教授する必要性に対する認知は高まっていった。

❷看護基礎教育における災害看護教育の内容

看護基礎教育で災害看護を学ぶことの重要性については広く認知されるようになったが，では具体的に何をどこまで修得するべきなのかについては様々な議論があった。

2017（平成29）年10月，文部科学省から看護基礎教育での学修内容として発表された**看護学教育モデル・コア・カリキュラム**[2)]において災害時の看護実践の具体的な内容が示された（表5-2）。ここで示されているのは学士課程における学修目標と学修内容であるが，学士課程以外の看護基礎教育においても参考にし得る内容である。災害発生への心構えや災害時特有の看護実践の原則・方法，災害対応・災害保健医療の制度や体制などの理解，災害発生時だけでなく，災害への備えから中長期にわたる健康課題とその対応など，看護職として働く職場や領域にかかわらず，災害時に看護職としての役割を果たすうえで基本的に求められる知識の修得に焦点が当てられている。

❸看護基礎教育における災害看護教育の展開

日本は世界的にみても自然災害の多発する国である。その日本において看護職として働く以上，具体的にどのような役割が期待されるかは働く場所や領域によって異なるが，看護専門職として災害の発生に対応するという状況は誰しもが直面する可能性があり，基本的な理解は必要である。

この最低限必要な内容を修得するために，看護基礎教育において災害看護を1つの科目として教授することは必要不可欠である。また同時に，ほかの科目においても学修内容に災害時の看護を含めていくことで，より実践的な理解を促すことができる。たとえば災害後の避難生活では糖尿病や高血圧などの慢性疾患を有する患者が，その症状を悪化させる

表5-2 看護学教育モデル・コア・カリキュラムにおける災害時の看護実践に関する学修内容と到達レベル

E-3 災害時の看護実践

E-3-1）自然災害，人為的災害（放射線災害を含む）等，災害時の健康危機に備えた看護の理解

ねらい：災害発生に備えた心構えと看護の方法を学び，平常時から地域全体で備えるとともに，被災時に被災地域や被災者に必要な看護に必要な知識を学ぶ。

学修目標：

❶災害の種類や災害サイクル，地域防災計画，支援体制について理解できる。
❷災害時の医療救護活動のフェーズ（超急性期，急性期，亜急性期，慢性期，静穏期）と各期の看護について理解できる。
❸被災状況や放射線災害が及ぼす健康影響について把握する方法を理解できる。
❹災害時の医療救護活動の基本であるCSCATTTについて理解できる。
❺災害時の医療と看護（災害拠点病院，災害派遣医療チーム（Disaster Medical Assistance Team［DMAT］），災害派遣精神医療チーム（Disaster Psychiatric Assistance Team［DPAT］），日本医師会災害医療チーム（Japan Medical Assistance Team［JMAT］），災害時健康危機管理支援チーム（Disaster Health Emergency Assistance Team［DHEAT］），災害援助対応チーム（Disaster Acute Rehabilitation Team［DART］），日本栄養士会災害支援チーム（The Japan Dietetic Association-Disaster Assistance Team［JDA-DAT］））と看護の役割を理解する。

E-3-2）災害時の安全なケア環境の提供の理解

ねらい：災害時の安全なケア環境の提供について理解する。

学修目標：

❶災害看護活動の場（救護所，避難所，福祉避難所，仮設住宅，被災した医療施設等）における食事，排せつ，睡眠，清潔，環境といった生活への援助，身体的・精神的健康管理について理解できる。
❷要配慮者，避難行動要支援者への看護について理解できる。
❸被災地域の人々，多職種との連携・協働による看護の必要性や方法を理解できる。
❹災害周期の変化に対応しながら多職種，地域の人々との連携・協働の上，安全なケア環境提供を継続する必要性を理解できる。
❺2次災害の発生と危険について理解できる。
❻被災者，救護者のストレスと心のケアについて理解できる。

出典／文部科学省大学における看護系人材養成の在り方に関する検討会：看護学教育モデル・コア・カリキュラム；「学士課程においてコアとなる看護実践能力」の修得を目指した学修目標，2017，p.46-47．http://www.mext.go.jp/b_menu/shingi/chousa/koutou/078/gaiyou/__icsFiles/afieldfile/2017/10/31/1397885_1.pdf（最終アクセス日：2019/2/11）

危険が高いことが知られている。慢性疾患患者のケアを学ぶ際に，災害時にどのような課題が想定されるか，それに対する保健指導などを学修内容に加えていくことも，災害看護教育の１つの方法と考えられる。看護基礎教育の限られた時間のなかで，いかに効果的に災害看護について学修できるのか，個々のカリキュラム上での工夫が求められる。

2 大学院教育における災害看護教育

災害看護についての学修をさらに深めていこうと考えた場合の選択肢として，大学院への進学が考えられる。大学院とは，学術の理論やその応用を学び研究するところであり，高度な専門性が求められる職業を担うための学識や高度な実践能力を養うところである。看護学の分野においては，看護学の研究者の育成を目指す研究コースのほか，高度な実践家の養成を目指した高度実践コースを有する大学院がある。高度実践コースは，日本看護協会が認定する**専門看護師**の養成を行っており，その教育課程は日本看護系大学協議会による認定を受けることで教育の質を保証している。

専門看護師は，高い専門性と優れた実践能力を有する看護職である。患者などに直接看護ケアを提供するほか，ほかのスタッフの教育や相談への対応，医療チーム内の調整，倫理問題の調整，研究活動を役割としており，災害看護学分野では，災害時の対応だけでなく，医療機関や地域における災害への備えや体制づくりなども含めた役割を担うことが期待されている。

このほかに災害看護学の研究と学術的探求を深める修士課程や博士後期課程のプログラムがある。

災害看護は対象，活動の場が多様であり，看護学のほかの専門領域との重なりも多い。また，災害を取り巻く問題へのアプローチは，ほかの学問分野との連携や協働が不可欠である。災害看護学領域の大学院教育は，まだ始まったばかりであり，今後の発展が期待されている。

2. 学会の活動（研修，人材の育成）

1 静穏期に取り組むべき課題

災害サイクルにおける**静穏期**を近年では**準備期**ともよび，多くは災害サイクルの最も長い期間である。静穏期に何を準備するかが，実災害での保健医療活動の成否を左右する。

災害医療は医療を求めるニーズと対応する資源（リソース）のアンバランスに基づく危機であり，ニーズを減らしリソースを増やす準備が必要である。リソースは，人，物，インフラ（電気，ガス，水道，通信など）に大別される。とりわけ“人”は一朝一夕には強化できず，人材育成は静穏期に計画的かつ継続的に取り組むべき課題である。

2 学会活動と災害教育

日本災害医学会は，災害時の保健・医療にかかわる医師，看護師，救急隊員ほか様々な職種により構成される災害医療に関する日本最大規模の学会であり，阪神・淡路大震災や地下鉄サリン事件などの災害を受け 1995（平成 7）年にその母体が発足した。国民全体の保健・医療・福祉に寄与するため，災害時の医療に関する科学的な研究を行い，災害医学の進歩・発展に寄与することを目的としている。

日本災害医学会では，研究と同時に人材育成のための様々な研修プログラムを提供している（表 5-3）。国内ではそのほかにも，大規模災害医療対応を職種横断的に学習・訓練するイギリスの **MIMMS**（Major Incident Medical Management and Support）コースをはじめ，様々な災害医療研修が提供されている。MIMMS の基本理論は国内外の災害対応マニュアルや災害医療研修に応用されている。

災害医療は常に現場があるわけではないため，様々な災害現場に見立てたシミュレーション医学教育が活用される。スウェーデンで開発された**エマルゴ**（Emergo）は，模擬人形を活用した代表的な救急・災害医療の机上シミュレーション教育手法として知られる。

スフィア基準などの緊急人道支援の国際的基準や，**心理的応急処置**（サイコロジカル・ファーストエイド：PFA）など，対象を医療者に限定しないグローバルな研修の重要性も災害医療

表5-3 日本災害医学会の関連する研修

研修名（略称）	概要
日本災害医学会セミナー（JADMS：Japan Association of Disaster Medicine Semminer）	すべての災害医療に関する教育コースの入門。災害医療の基礎知識と技術を習得
多数傷病者への対応標準化トレーニングコース（MCLS：Mass Casualty Life Support）	災害時に発生した多数傷病者への災害現場での適切な対応を習得
• CBRNE 研修（MCLS-CBRNE：Chemical/Biological/Radiological/Nuclear/Explosive）	MCLS標準コース受講者が，さらに特殊災害（CBRNE災害）への初期対応の基本を習得
• 大量殺傷型テロ対応セミナー	MCLS の中で，特に大量殺傷テロ対応の概要と特殊性を理解する
• 大量殺傷型テロ対応病院内コース	MCLS の中で，特に大量殺傷テロ発生時の病院対応について基礎知識を習得
災害薬事研修コース（PhDLS：Pharmacy Disaster Ligfe Support）	災害時に薬事に従事する者の傷病者・患者への適切な対応を習得し，専門職として果たすべき役割を理解する
地域保健・福祉の災害対応標準化トレーニングコース（BHELP：Basic Health Emergency Life Support for Public）	地域保健・福祉関連業務に従事する者が発災直後から避難所での活動を効果的・効率的に実践するために必要な知識と技術を習得
災害医療コーディネーションサポートチーム研修	災害時の保健医療調整本部などにおける本部活動をサポートするために必要な知識や技術を習得
災害死亡者家族支援チーム研修（DMORT：Disaster Mortuary Operational Response Team）	災害死亡者の遺族を災害直後から中長期にわたり支援するために必要な知識と技術を習得

従事者に注目されている（第2章-II-G-1-3「被災者・支援者に対する心理的応急処置」参照）。

また，近年の災害対応の経験から，災害医療におけるロジスティクスの重要性が認識され，その専門家養成のプログラムが日本でも始まった。日本災害医学会では**災害医療ロジスティクス専門家認定制度**を2018（平成30）年度より開始し，災害医療ロジスティクスに携わる人材育成を支援している。

C 検証，研究

到達目標
1 災害の検証・研究の必要性・重要性を説明できる
2 研究デザインと研究プロセスの重要性を説明できる

災害は多様で，その発生は予測困難であり，必ずしも**前向き研究**（prospective study）にはなじまない一面がある。そのため経験を集積して結果を検証する**後ろ向き研究**（retrospective study）が重要になる。つまり災害医療の活動・経験について記録を残し，学会活動や論文を通じて個々の経験を共有・集積し，検証を行うことが重要となる。

前向き・後ろ向きいずれも，研究の基本は仮説の検証である。仮説を証明するのに必要十分な方法論と論理的な考察により研究は成立する。「よかった・役に立った」という主観（感想）によらず，結果を定量化（数値化）するプロセスは特に重要である。合理的な統計手法を活用して検証するなど，より科学的で質の高い研究への取り組みが望まれる。

Ⅱ 活動フィールドごとの災害保健医療と看護実践

A 災害拠点病院とそのほかの医療機関

到達目標
1 災害拠点病院とそのほかの医療機関における災害時に備えた計画と準備すべきことをそれぞれ述べることができる
2 日常の看護業務から災害時に役立てることのできる知識・技術を想起することができる

1. 災害拠点病院

災害に備え，医療機関においては事前に準備や訓練を実施する必要がある。しかし，災害と一言で言っても様々な事態が想定される。

火災など速やかに患者の避難を実施しなければならないものから，地震のように医療機関に留まるか避難をするか検討するもの，洪水のように事前に対処を行う必要のあるものなど多様である。患者の安全を守るためには，そのすべての状況に対処できなければならない。看護師は特に患者の一番近くで業務にあたる職種であることから，これらの様々な災害が発生した場合に，適切な対応がとれるように準備をしておかなければならない。

▶ **業務継続計画（BCP）** 医療機関においては消防法第8条に基づき作成が定められている消防計画や地震災害などを想定した災害対応マニュアルなどが作成されていることが一般的である。東日本大震災の教訓から業務継続計画（BCP）を作成している医療機関もある（本章-Ⅰ-A-2-3「業務継続計画（BCP）」参照）。特に災害拠点病院は，2019（平成31）年度からその指定要件にBCP策定および策定したBCPに基づく研修や訓練を実施することが追加され，災害時に実効性のある計画が必要とされている。

静穏期は，この研修・訓練を実施する機会となるが，通常の診療を実施しながらとなると，職員全員が一度に参加する時間を調整することは難しい。特に，夜間の発災を想定する訓練の場合には，日中よりも人数が少ない状況下で訓練を企画し実施することになり，さらに困難となることが予測される。そこで，特に災害拠点病院で勤務する看護師は，自らの勤務する病院が災害時に求められる役割を自覚し，日常から自院の災害対策について理解し，いざという時に自律的に活動できるように準備することが望ましい。

たとえば，災害拠点病院において，災害発生時の職員の登院基準を設けている場合がある（震度●以上で全員参集，など）。そのような基準があるなかで，自らの危険を顧みずに出勤することのないよう，通勤ルートに火災や建物倒壊の危険にさらされる地域がないかをあらかじめ確認し，危険を回避することで役割の遂行が可能になると考えられる。

また，自らの勤務する医療機関の周辺地域は，ハザードマップなどでどのような災害発生リスクがあるのか，地方自治体が策定している地域防災計画ではどのような災害による被害が想定されているのかなどを理解しておくことで，傷病の想定が一部ではあるが可能となる。このような想定をもとに，もしそれらの疾患の診療に日常的に携わる機会が少ない場合には，あらかじめ治療・看護について学んでおくことによって，災害が発生した際に慌てて調べるといったことが少なくなるとともに，心構えができる。

自らの通勤ルートや勤務する医療機関の災害リスクは，前述のハザードマップで確認できる。ハザードマップは地方自治体のホームページや国土交通省が公開するポータルサイト*で閲覧可能なので，静穏期に必ず確認し，リスク回避に努めることが求められる。

1　入院患者の安全確保，これまでの医療・看護の継続

災害発生時には，多くの傷病者を受け入れる必要のある災害拠点病院であるが，すでに入院している患者の安全を守ることが最優先となる。

CSCATTT の概念から，安全（safety）の確保のためには，自らの安全とその場の安全，患者の安全を守ることが求められるため，たとえば地震が発生した場合に落下してくるような物品は片付け，棚などはあらかじめ固定されていることが必須である。床頭台の上に落下物はないか，ナースステーションの棚は固定されているか，医療機器は転倒防止のロックが正しく使用されているか，廊下は整頓されているかなどの確認を，日頃から確実に行うことを心がける。また，生命維持に直結するような医療機器は非常電源が供給されるコンセントが使用されているか，勤務開始時に必ず確認することが望ましい。

手術室や血管造影室，集中治療室などは，地震や停電によって患者の生命が危険にさらされやすい環境にある。これらリスクが高い病棟では，停電や医療ガスの停止に備えて医療機器のアラームが正しく作動するか，バックバルブマスクがすぐ使用できるように準備されているかといった点を，臨床工学技士らと共に確認する。特に気道・呼吸や循環管理に使用される物品については，その使用に習熟しておく必要がある。また，災害発生時は患者の緊急度の評価が求められることから，入院患者の観察は常に気道→呼吸→循環の順に実施し，いざという時にパニックに陥らないようにする。医療機器の適正使用や患者の観察などは，医療安全の観点から日常的に当然行われる業務ではあるが，短時間でのチェックを習慣化することによって，災害発生時にも役立つ技術となる。

災害時にインフラが停止すると，平時に実施している看護行為が実施できなくなる可能性がある。清拭や洗髪など，ふだん当たり前のように実施しているケアについては，一部の患者（皮膚トラブルのある患者など）を除き，資源の節約や人員の調整目的により制限されてしまう。しかし，災害時だからといって中断できない業務もある。たとえば，気管吸引は吸引用のカテーテルが少ないからといって中断することはできない。吸引器が使用できなくなることも想定して，ポータブル式の吸引器などの代替手段を確保し，スムーズに使

＊ ハザードマップポータルサイト：https://disaportal.gsi.go.jp/（最終アクセス日：2020/1/14）

用できるように訓練しておかなければならない。

実際にどのような業務が実施でき，どのような業務が実施できなくなるかは，災害によって病院機能にどれだけ影響があるかという点に左右される。もし自施設の病院機能が維持できていたとしても，医療資器材の流通や生産に影響が生じている場合には，提供できる看護業務が制限される可能性があるため，日頃から節約を意識するとともに，優先度や緊急度を考慮した業務の組み立てが重要となる。

2　傷病者の受け入れ

傷病者を受け入れる部門では，トリアージエリア，トリアージ区分ごとの赤エリア，黄エリア，緑エリア，黒エリア，家族対応エリア等に配置され活動を行うことになる。資源や時間的な制約が生じる災害時であっても，できるだけ診療を受ける傷病者の状態や反応を分析し，より安全・安楽に診療が受けられるように援助し，ケアリングや倫理的配慮を行って自律的な看護を実践できるよう準備する。災害発生後にこれらの役割やケアの実践について調べることは難しいため，静穏期の間にマニュアルなどを必ず確認しておくことが重要である。トリアージに関する知識はもちろんのこと，必要物品の保管場所や使用方法，傷病の治療・看護に対する技術について，マニュアル確認の際に併せてチェックが必要であると考えられる。

静穏期は，過去の災害の振り返りをもとに新たな対策が報告・発表される時期である。傷病者受け入れに関連した項目では，災害診療記録 2018 が公表されている。併せて J-SPEED2018 も診療データの活用として使用されることから，これらについて日頃からアンテナを張り，知識を得て変化に対応する必要がある。

3　医療チームの派遣

災害拠点病院は被災地への医療チームの派遣も役割としているため，傷病者受け入れだけでなく，医療スタッフの派遣準備も必要となる。派遣される場所や期間，移動手段や移動経路，想定される活動内容，時季などを考慮し，派遣にあたっての装備や携行品，通信手段，医療資器材を準備する。活動にあたっては CSCATTT の原則に基づき，チームメンバーとの役割分担や情報共有を図りながら安全管理，2 次災害防止に努める。チーム編成によっては，看護師がロジスティクスを担当することもある。

災害現場での医療活動は診療環境が整った病院とは異なるため，より安全に配慮した診療の補助や臨機応変な対応が求められる。また，災害現場であってもスタンダードプリコーションに準拠した感染予防策を講じることも必要である。

2. そのほかの医療機関

すべての医療機関において，まずは入院患者等の安全確保，これまでの医療・看護の継続が災害拠点病院と同様に求められる。したがって，医療機関の全患者とスタッフが避難しなければならない被害状況や停電などに備えた事前対策や計画，訓練を実施する必要がある。災害拠点病院以外の医療機関では，その施設の特色によって役割が大きく異なる。**救急告示病院**であれば，災害拠点病院を支援する役割が求められるため，重傷者以外の災害による傷病者を受け入れる準備が必要である。診療所では，救護所での医療活動が求められる。それぞれの医療機関が地域で担う災害時の医療対応を踏まえた準備や計画，訓練を実施しておくことが必要である。

また，血液透析や産婦人科など専門性の高い診療科や訪問診療を実施する医療機関では，災害発生時の支援体制をあらかじめ計画し，患者に対しても事前に情報提供を行って混乱が生じないようする。

看護師や助産師は，勤務する医療機関の専門性や特色，対象となる患者の特性を踏まえて，災害発生時にその患者の生命を脅かす事態や対処が困難となる事態を想定して自助力向上にむけた教育指導を行うことも重要である。特に訪問診療を受けている患者とその家族は，避難行動が困難となることが予測されるため，避難の判断や避難方法，避難場所について検討しておくことが必要である。また，医療依存度の高い患者では，在宅避難に備えて発電機や燃料の備蓄を行うなど生命を脅かす事態に備えるよう教育指導を行う。

B 市町村・保健所

到達目標 1 災害時に備えた市町村や保健所保健師の役割について述べることができる

1 各自治体におけるマニュアルの策定

地方自治体や公共機関（市町村や保健所など）は災害対策基本法（第１条）において，平常時から必要な体制を確立し，責任の所在を明確にした防災計画の作成，災害予防・災害応急対策などの備えを図ることが定められている。自治体に所属する保健師は，その職員として，これら自治体の計画する組織体制への配備と役割分担が定められている。

一方，被災地住民の健康課題への対策は，被災後の早期だけではなく，中長期にわたる専門性の高い継続的な活動となる。また，被害の規模に比例して，組織内外の多くの関係機関，関係職種との連携や協働による支援を行う必要性が高い。そのため，災害後の各期（フェーズ）に応じ，想定される住民の健康課題と，保健師や関係者が果たすべき役割について示した公衆衛生看護活動に関するマニュアルなどを整備することが望ましい。

2 活動体制整備

市町村や保健所の日常業務や各種申請などを通じて，**避難行動要支援者**の名簿の作成とその定期的な更新を行い，対象者や家族への自助力強化のための保健指導，関係機関との情報共有や個別支援計画の策定などを行う。

▶ **物品整備**　地図，関係機関リスト，各種活動記録様式，健康教育や普及啓発のための媒体など必要な物品整備と備蓄など，発災後に速やかに支援活動を開始できるように整備を行う。

▶ **情報収集**　災害時には被災状況などの情報収集と関係部署との連携が重要となる。情報収集の方法や情報共有のための記録についても確認しておく。

3　職員の教育・訓練

災害時の活動の根拠となる法令，関連制度，通知などの理解，災害支援時に連携を要する専門機関の特性や役割分担，感染症対策，こころのケア，最新の災害時の対応に関する知識などを研修などの機会を通じて理解を深める。

また，災害時には限られた人員，資源で，その場の状況に応じた臨機応変な対応を図るなど，平常時以上に自律的な判断や，多様な関係者との協働支援のためのスキル，高度専門性などが求められる。そのため，シミュレーション演習や事例検討などの実践的な研修を繰り返し体験し，求められる専門知識・技術の取得に努めることが望まれる。

4　地域住民への教育，地域づくり

住民自身が災害時に自らの健康管理に関心をもち，主体的な行動をとるために日常の保健活動などの機会を活用し普及啓発を図る。また，要配慮者の対応には，患者や家族の自助力のみでは限界が生じ得ることが多い。そのため，災害時に身近な住民どうしが協力し，安否確認や安全な避難などの必要な支援協力が得られるように，日頃の保健活動や関連機関・関係組織と協力し，地域の共助が培われるような対策の強化が必要である。特に，医療機器などの必要性の高い在宅療養者については，関係する組織，団体の関係者と一同に介して，災害時の安否確認や緊急対応体制について本人・家族の同意のもと，個別支援計画の策定や必要な訓練を行う。

C　訪問看護

到達目標　1 災害時に備えた訪問看護ステーションの体制整備について説明できる

1　災害対応マニュアルの策定，備蓄品の整備

災害発生時の組織体制や役割分担，対応手順などを示した施設対応マニュアルの策定と，ライフラインなどが寸断した場合を想定した備蓄品の整備や管理を行う。

2　施設職員の防災教育・訓練

施設対応マニュアルに沿って，甚大（じんだい）な災害の発生を想定したシミュレーション訓練を実

施し，計画の確認，備蓄物品の点検，情報収集・報告の手順などを確認しておく。

また，施設内の訓練だけではなく，自治体や施設近隣の地域組織などが主催する訓練の機会にも積極的に参画することで，災害時の関係機関との効果的な連携への効果も期待される。

3 利用者への防災教育・訓練

日頃の訪問の機会を活用し，対象者の自助力や近隣住民との共助を高めるための指導に取り組む。具体的には，市町村などの避難行動要支援者名簿への登録，在宅療養環境の整備（家具・医療機器の固定などの療養環境整備，非常用電源など緊急対応用品の確保や点検），災害伝言ダイヤルの活用方法，関係機関連絡先リスト，避難時の移動方法，持ち出し物品の整備などの保健指導の強化である。

特に，高度な医療処置を必要とする患者では，家族などの身近な人で，呼吸状態などの身体状況のアセスメントを行うスキルや，停電時の対応などの具体的な手技の確認（人工呼吸器の内蔵バッテリーの充電の有無と持続時間，作動の確認，外部バッテリーの準備と事前の充電を定期的に実施する）が必要である。また，本人および家族，関係機関や関係者とともに，災害時の安否確認や連絡方法，災害後の対応について具体的な検討と情報共有を図り，避難などの訓練に取り組むことが望まれる。

D 社会福祉施設

到達目標 1 災害時に備えた社会福祉施設の体制整備の要点を述べることができる

社会福祉施設の利用者の多くは，避難行動要支援者に該当する（図 5-3）。そのため，各施設においては，施設の耐震性や免震性などの安全構造の確認，施設の地域に起こり得る可能性の高い災害と，災害発生後にもたらす被害の想定を，自治体などが提示するハザードマップなどで確認し，リスクに応じた対策を図る必要がある。

1 施設外避難の準備

施設の立地やハード面において脆弱性が明らかな場合は，施設外避難のための避難準備のタイミングの決定・判断や方法を含めた計画の策定と，定期的な訓練を行う。また，要介護度や医療の必要性の高い利用者が多い施設では，常勤職員などの施設職員だけでは速やかな避難誘導や介助が困難な場合も予測される。そのため，平時から自治体や，近隣住民，関係者などと安全な避難のための連携について検討を図ることが不可欠となる。併せて，持ち出し用の医療・看護器材や物品の整備と管理，役割分担についても明確にし，組織的な対応が図れるよう共有しておく。

警戒レベル	状況	住民がとるべき行動	行動を促す情報	参考（現行）
5	災害発生または切迫	命の危険　直ちに安全確保！	緊急安全確保※1	災害発生情報（発生を確認したときに発令）
〈警戒レベル4までに必ず避難！〉				
4	災害のおそれ高い	危険な場所から全員避難	避難指示（注）	・避難指示（緊急） ・避難勧告
3	災害のおそれあり	危険な場所から高齢者等は避難※2	高齢者等避難	避難準備・高齢者等避難開始
2	気象状況悪化	自らの避難行動を確認	大雨・洪水・高潮注意報（気象庁）	大雨・洪水・高潮注意報（気象庁）
1	今後気象状況悪化のおそれ	災害への心構えを高める	早期注意情報（気象庁）	早期注意情報（気象庁）

※1 市町村が災害の状況を確実に把握できるものではない等の理由から，警戒レベル5は必ず発令されるものではない。
※2 警戒レベル3は，高齢者等以外の人も必要に応じ，普段の行動を見合わせ始めたり危険を感じたら自主的に避難するタイミングである。
（注）避難指示は，現行の避難勧告のタイミングで発令する。

・警戒レベル4避難指示で，上階への避難や高層階に留まることで安全確保できる住民等に対しては必ずしも立退き避難を求めないことを可能とする規定とし，屋内で安全確保することも促すことができるようにする。
・警戒レベル3で高齢者等に避難すべきタイミングである旨を情報提供し，早期避難を呼びかけることができる規定とする。

資料／内閣府：「令和元年台風第19号等を踏まえた避難情報及び広域避難等に関するサブワーキンググループ」最終とりまとめ（概要），令和2年12月24日.

図5-3 避難情報（警戒レベル一覧表）

2 必要物品などの備蓄

災害発生時，施設滞在による避難が想定される場合，ライフラインが長期にわたり寸断される可能性や，周囲の道路被害や交通事情などによって，物資などの供給が一定の期間，途絶する事態を想定し，生活・看護・介護援助に必要な物品，水や食料などの備蓄を図る。

文献

1) 厚生労働省：看護基礎教育の充実に関する検討会報告書，2007. https://www.mhlw.go.jp/shingi/2007/04/dl/s0420-13.pdf（最終アクセス日：2019/2/11）
2) 文部科学省大学における看護系人材養成の在り方に関する検討会：看護学教育モデル・コア・カリキュラム；「学士課程においてコアとなる看護実践能力」の修得を目指した学修目標，2017. http://www.mext.go.jp/b_menu/shingi/chousa/koutou/078/gaiyou/__icsFiles/afieldfile/2017/10/31/1397885_1.pdf（最終アクセス日：2019/2/11）

参考文献

・厚生労働省医政局：病院におけるBCPの考え方に基づいた災害対策マニュアルについて，2013. https://www.mhlw.go.jp/file/06-Seisakujouhou-10800000-Iseikyoku/0000089048.pdf（最終アクセス日：2019/1/10）
・国土交通省：統合災害情報システム（DiMAPS），http://www.mlit.go.jp/saigai/dimaps/index.html（最終アクセス日：2020/01/14）
・災害時の診療録の在り方に関する合同委員会：災害診療記録2018報告書，http://www.jaam.jp/html/info/2019/pdf/info-20190215.pdf（最終アクセス日：2020/01/14）
・Carley, S., Mackway-Jones, K. 著，MIMMS日本委員会監訳：Hospital MIMMS；大事故災害への医療対応；病院における実践的アプローチ，永井書店，2009.
・HARVARD School of Public Health：Hospital Preparedness Tools & Resources. https://www.hsph.harvard.edu/preparedness/toolkits/hospital-exercise-resources/（最終アクセス日：2019/1/10）

第6章

要配慮者への看護

I 要配慮者の救護（CSCAHHH）

到達目標
1 CSCAHHH とは何かを述べることができる
2 要配慮者の健康維持のために必要な CSCA について述べることができる
3 ヘルスケアトリアージの判断方法を説明できる
4 要配慮者に対するヘルピングハンドの具体策を述べることができる
5 要配慮者に対するハンドオーバーに必要な資源について述べることができる

被災地での地域保健・福祉に関連する活動を効果的・効率的に実践し，被災者や要配慮者の生命と健康を維持するための体系的な対応の原則として **CSCAHHH** がある。

1 CSCA

地域保健・福祉における災害対応においても，災害時の医療対応と同様に災害対応の原則である **CSCA** の確立が重要となる。

CSCA とは，被災者や要配慮者の生命・健康維持のために行う活動の運営責任者の決定や役割分担（C；command & control），安全確保と 2 次災害の防止（S；safety），情報収集や伝達手段の確保（C；communication），目的の明確化と優先度を見極めた分析・判断・評価（A；assessment）である（第 1 章-Ⅱ-B「CSCATTT の原則」参照）。

2 H（Healthcare Triage：ヘルスケアトリアージ）

被災地では生命にかかわるトリアージだけではなく，ヘルスケアを必要とする人々へのトリアージも必要となる。発災後の地域には医療を要する人，介護を要する人，健常な人などが混在する。また被災地では，生活が困難あるいは医療提供が不十分なため，病状の悪化や新たな健康問題が生じる可能性がある。そのため，生命・機能に関する医療対応（**TTT***）が収束した後には，保健･福祉に関する対応としてヘルスケアトリアージを実施し，避難所や在宅での生活の継続が可能かを判断する必要がある[1)]。

ヘルスケアトリアージは，ステージⅠ～Ⅳの 4 つに分類されるが（表 6-1），災害規模や被災地の状況により判断基準は異なる。

3 H（Helping Hand：ヘルピングハンド，手を差し伸べる）

ヘルピングハンドは要配慮者の生命を守るために要配慮者に対して行うケアを意味する。具体的には①健康問題に関する情報収集，②優先度の高い健康問題への直接的なケア，③家族の介護負担の軽減，④環境調整・整備，⑤必要な資源の確保などの視点でケアを実施する，がある。

* **TTT**：T：triage（トリアージ），T：treatment（治療），T：Transport（搬送）。

表6-1 ヘルスケアトリアージ(保健師による保健福祉的視点でのトリアージ)

分類	対象者	対象者の具体例
ステージⅠ:避難所などでの集団生活が困難で常時専門的ケアが必要なレベル	医療依存度が高く医療機関へ保護が必要な避難者	• 人工呼吸器装着, 気管切開などで吸引などの医療行為が常時必要な者
	福祉施設での介護が常時必要な避難者	• 医療ケアが必要でない寝たきりなどで介護が常時必要な者
ステージⅡ:ほかの被災者と区別して専門的な対応をする必要があるレベル	福祉的ニーズが高く介護などの継続が必要な者	• 一部介助や見守りが必要な要介護高齢者・障害者 • 精神障害・発達障害などで個別の対応が必要な者
	医療的なニーズが高く医療やケアが必要な者	• 医療(在宅酸素など)の継続や精神面の個別支援が必要な者 • 感染症で集団生活からの隔離・防御(乳幼児など)が必要な者
ステージⅢ:定期的な専門家の見守りや支援があれば, 避難所や在宅生活が可能なレベル	医療的なニーズ	• 慢性疾患があるが, 内服薬の確保ができれば生活が可能な者 • 精神的不安定さや不眠などで見守りや傾聴などの支援が必要な者
	福祉的なニーズ	• 見守りレベルの介護があれば避難所や在宅生活が可能な者 • ライフライン途絶により, 在宅生活継続のための支援が必要な者
	保健的なニーズ	• 立ち座りに支障がある高齢者など生活不活発病予防対象者
ステージⅣ:現状では生活は自立して, 避難所や在宅生活が可能なレベル		

出典/日本公衆衛生協会, 全国保健師長会:大規模災害における保健師の活動マニュアル, 平成24年度地域保健総合推進事業, 2013, p.58, 一部改変.

4 H(Handover:ハンドオーバー, つなぐ)

ハンドオーバーはヘルピングハンドの支援内容を実現・継続するために獲得可能な人的・物的資源(各種専門家や市町村, 災害対策本部など)につなぐことや, 必要に応じて適切なケアや介護が受けられる場所(医療機関, 福祉避難所, 社会福祉施設など)につなぐことを意味する。

Ⅱ 子ども(小児)への看護

到達目標 1 災害時に留意しなければならない子どもの特性について説明できる

A 災害対策・対応における子どもの特徴と留意点

1. 子どもの特徴

子どもへの災害対策, 災害対応を考えていくうえで, まずは小児と成人の違いを理解しておく必要がある。

1 解剖学的な違い

年齢によって, 小児の身長や体重は異なる。出生直後は身長約50cm, 体重約3kgであるが，1年経てば身長は約70cm，体重は約10kg近くにまで成長し，3歳児では身長が約90cmとなる。体重が異なれば，薬の投与量も異なり，また身長や年齢によって医療資器材のサイズも異なってくる。この薬剤投与量や医療資器材のサイズの違いは，災害時に小児患者の対応を行う非小児医療従事者にとっては不安要素となるだろう。

また，体重当たりの体表面積が成人よりも広く皮膚が薄いため低体温になりやすく，特に新生児は注意が必要である。小児はからだの中で頭が占める割合が大きい。つまり，成人は7～8頭身なのに対し，小児は出生時で4頭身，2歳頃で5頭身である。その結果，成人に比して小児は頭をけがしやすいという特性がある。

2　生理学的な違い

年齢によって，正常な血圧，心拍数，呼吸数が異なる。正常値は成人と異なり，その結果，トリアージの方法や患者の評価方法も異なり，慣れていない非小児医療従事者にとっては判断に迷うこともあると考えられる。災害時には必ずしも小児患者の診療に小児科医がかかわれるわけではない。非小児医療従事者でも問題なく小児患者の対応を行えるように，救護所を運営する予定である組織や市区町村，医師会においては，小児患者の正常バイタルサイン一覧表などを事前に作成し，備えておくことが求められる。

3　精神・発達面での違い

小児，特に乳幼児は言葉に対する理解力が乏しく，また危険に対する理解力，認識力も不十分である。そのため，災害時においても小児の安全管理対策，保護対策が求められる。病院や救護所において，また避難所において，保護者のいない小児が訪れた場合の対応について事前に計画しておくべきである。たとえば病院においては小児科病棟や院内保育園を子どもの保護スペースとして活用するのも一案である。救護所や避難所においては，市区町村単位で地域の保育園や幼稚園を活用するなど，地域全体で子どもを守る体制を平時から考え，地域防災計画にも反映しておくべきである。

2. 災害時に必要な子どもへの支援

急性期には，小児や新生児搬送に伴う問題点が生じることが多い。特に新生児は対応できる医療機関，医療従事者が限られており，また，あっという間に低体温になるため，保育器を用いた搬送，短距離・短時間搬送が望まれる。

亜急性期には，**母子保健活動**が求められる。たとえば避難所での育児支援，母乳育児支援，こころのケア，**食物アレルギー児**への対応といったものがあげられる。また**医療的ケア児**への対応も重要な支援の一つである。災害の状況によっては，レスパイト入院が必要となることもある。

3. 災害時の小児医療体制

災害時には様々な医療救護チームが被災地で医療救護活動を行うが，必ずしも全医療救護チームが，すべての小児患者に対応できるわけではない。特に重症小児患者や新生児患者のなかには**小児集中治療室**（**PICU**）のある小児専門病院や**新生児集中治療室**（**NICU**）のある周産期医療センターなどでしか対応できないことも多く，平時から小児医療や新生児医療にかかわっている医療従事者でないと対応が難しい部分もある。そのため，災害医療と小児周産期医療とをつなぐしくみが必要となる。この両者をつなぐ役割を担うのが，**災害時小児周産期リエゾン**である（第1章-IV-H-5「災害時小児周産期リエゾン」参照）。

B 災害サイクル各期における子ども（小児）への看護実践

到達目標
1 災害が子どもに与える身体的・心理的・社会的影響について述べることができる
2 災害サイクル別にみた子どもに必要なケアについて説明できる

1. 災害が子どもに与える身体的・心理的・社会的影響

子どもは親や親に代わる養育者によってはぐくまれ成長・発達していく。養育者のなかでも特に母親のメンタルヘルスは子どもの成長・発達に大きく影響する。災害後よくみられる子どもの身体的・心理的・社会的反応を発達段階に沿って表6-2にまとめた。

1 身体的反応

成長・発達段階の特徴から，子どもは突然の災害に状況の判断ができず精神的な混乱を招き，避難所などでの不慣れな環境もあって，発熱，悪心（おしん）・嘔吐（おうと），夜泣き，食欲不振，腹痛，頻尿，便秘，下痢などの症状を生じやすい。また，夜尿，尿路感染症，疲労感，睡眠障害，不定愁訴（しゅうそ），アトピー性皮膚炎，喘息（ぜんそく）などを発症することもある。東日本大震災後，被災した一部の地域の子どもでは肥満も問題視された。

その一方で，まったく身体的症状がない，訴えがないという子どももおり，注意が必要である。子どもは自分のからだの変化や負傷を言葉にできていない可能性もあり，保護者や子どもに携わる専門職者は，子どもの身体的なアセスメントを行い，必要時に治療環境を提供する。また，アレルギー疾患にはスキンケアなどに配慮する。運動不足なども肥満の要因となり，子どもの活動と休息に注目した適切な生活指導が必要となる。

2 心理的・社会的反応

災害そのものによる恐怖とともに，周囲の大人の驚き，戸惑う状況，また災害による見慣れた風景の変化によっても子どもの心理面は大きく左右される。幼児期の思考は自己中

表6-2 小児の発達段階にそった災害後よくみられる反応

	身体的な反応	心理的・社会的な反応
乳幼児	発熱，悪心・嘔吐，便秘，下痢，食欲不振（哺乳力の低下），汗疹，夜驚，夜泣き，夜尿，不眠，腹痛，訴えがない，尿路感染症，チック，けがや病気をしやすい，寡黙，動悸，かゆみ・痛みなどの皮膚症状	乱暴な態度，スキンシップを求める，保育園などへの登園しぶり，興奮，泣き，暴れる，悲鳴，無表情，泣かない，声が出ない，音に敏感，からだが動かない，指しゃぶりなどの赤ちゃん返り，パニック，いらいら，ぐずり，不機嫌，感情の起伏が激しい，言葉の遅れ，不安，分離不安，過敏反応，退行，再体験，回避，集中力低下，無関心，外出拒否，かんしゃく，一人で眠れない，爪かみ，引きこもり，親に気をつかう，暗い場所を怖がる，一人でトイレに行けない
学童・青年期	頭痛，腹痛，便秘，下痢，吃音，食欲不振，喘息，アトピー，夜尿，頻尿，遺糞，睡眠障害（眠れない），胸痛，肩こり，発汗，けがや病気をしやすい，疲労感，蕁麻疹（じんましん），円形脱毛症，自律神経失調症，肥満，チック，発熱，めまい，耳鳴り，過呼吸，手足が動かない，意識がぼーっとなる，過食，寡黙，幻聴，かゆみ・痛みなどの皮膚症状，悪夢，失神発作，難聴，ヒステリー，動悸	元気がない（活動力の低下や意欲減退），いじめ，友人関係でのトラブル，暗い場所を怖がる，一人でトイレに行けない，スキンシップを求める，自傷行為，登校しぶり，孤立，忘れ物が多い，学校が怖い，無表情，集中力の低下，パニック症状，気分の起伏が激しい，フラッシュバック，髪の毛を抜く，落ち込む，いらいら，おしゃべり，亡くなった友だちの夢をみる，運動不足，すぐにキレる，けんかが激しい，不安，抑うつ，恐れ，引きこもり，攻撃的な行動，過敏反応，退行，再体験，回避，無関心，悲しみ，ショック，笑わない，外出拒否，一人で入浴できない，隠れて物を食べる，寝つけない，よく眠れない，ゲーム依存，親に気をつかう，爪かみ

心性であり，「ぼくが昨日悪いことをしたから，神様が怒って地震を起こした」といった解釈をすることがあり，子どもに携わる専門職者は子どもが災害をどのように認識しているのかを理解しておく必要がある。

▶ **よくみられる反応**　興奮，泣く，暴（あば）れる，かんしゃくを起こすなどのパニック症状，赤ちゃん返り，指しゃぶりなどの退行現象，母親との分離不安，活動力の低下，外出しぶりや不登校などの引きこもり，感情の起伏が激しい，いらいら，不安，抑うつ，集中力の低下などがみられ，ケースによっては自傷行為，フラッシュバックや回避などの重篤（じゅうとく）な精神状態に陥ることもある。身体的な反応である睡眠障害は，不安，急性ストレス障害，心的外傷後ストレス障害（PTSD）の症状でもあり（第7章「災害時のメンタルヘルス」参照），子どもの身体的反応と心理的・社会的反応は密接に関連している。災害後，生活リズムを整え，良質な睡眠を提供することは，子どもの心身の安定につながる。

▶ **効果的な対応**　①子どもがわかる言葉で，なぜ災害が起きたのかを繰り返し説明する，②子どもが話す内容をしっかりと聞き，否定しない，③手を握る，抱きしめるなどのタッチングで安心感を与える，④絵や作文を書いてもらい，気持ちの表出をさせる，⑤遊び場を提供し，遊びに運動を取り入れ，ストレスを発散させていく，⑥安心できる言葉がけを行い，むやみに励まさない。

災害後，メディアなどで災害に関する映像報道が繰り返されることがある。映像を見ることで精神的に不安定になる子どももいるため，注意が必要である。また，時間が経過しても，災害のあった日が近づいてくると，何らかの反応が起きることがある（**記念日反応**）。子どもの中には「（自分は）弱虫だから，いつまでもくよくよしている」と認識するケースがあるが，そうではなく，大災害後はよくみられる一般的な反応であることを伝えていく。

子どもの心理的・社会的反応は，災害以前の養育環境や子どもの発達の問題，災害後の養育環境が密接に関連している。このため，ケアにあたっては災害前の家庭の状況なども把握し，被災後の子どもの養育環境を整え，医療・福祉・教育・保健などが連携することが必要である。支援する際には国際NGOセーブ・ザ・チルドレンの**子どものための心理的応急処置**[2]という手法があり参考になる。心理的・社会的反応が深刻なケースでは，海外では眼球運動による脱感作と再処理法[3]の効果があると報告されている。ケア後，子どもの回復過程は個々で違うことを覚えておき，ていねいなかかわりが必要である。

2. 災害サイクル各期における子どもに必要なケア

1 急性期

子どもの特性から，①危険回避行動ができない，②突然の災害に驚き動けない，③ショックのあまり痛みを伝えられない，などがある。

支援者は，子どもにけががないか全身状態の確認を行い，必要時，応急処置を実施する。子どものいる環境をアセスメントし，棚の転倒，ガラス破損，物の落下などが避けられる安全な場所へ移動する。子どもの全身状態の観察では，子どもに不慣れな医療者によるトリアージが実施されることもあり，**災害時小児周産期リエゾン**（第1章-IV-H-5「災害時小児周産期リエゾン」参照）の活躍も期待される。

2 亜急性期

災害直後はライフラインが途絶えていることも多く，不便な生活を強いられ，子どもは不安やストレスを抱えている。ケアとして，子どもが生きるために必要な水分，ミルク，離乳食，アレルギー対応食，おやつ，おむつ，おしり拭きなどの準備を行う。

▶ **遊び場・学習の場の提供**　子どもの遊び場・学習の場を設定し，ストレスを発散させる。子どもの遊び場・学習の場は，できる限り専門職者が常在し，けがの防止や子どもどうしの大きなトラブルとならない配慮が必要である。

▶ **感染症対策**　避難所では多くの人が生活をしており，感染症の発生が危惧される。子どもは感染防御機能が大人ほど発達しておらず，感染症に罹患（りかん）しやすい。災害の種類・発生した季節にもよるが，感染症がまん延（えん）しないように，避難所の環境整備，換気，手洗い，うがい，乳幼児のおむつの処理，予防接種の施行などが求められる。

▶ **医療機関への橋渡し**　子どもは疲労や精神的なストレスの言語化が困難なため，身体症状や退行現象などの反応を示す傾向がある。亜急性期は避難所への巡回診療などから地域の医療機関への橋渡しの時期でもある。体調不良や心理的・社会的に気になる反応を示す子どもを**ホームドクター（かかりつけ医）**につなぎ，フォローができる体制を整えていく。

子どもの身体的・心理的・社会的な影響を少なくし，健やかな子どもの成長・発達を促すためには，被災直後から子どもに安全と安心を与えていく必要があり，ユニセフの「子どもにやさしい空間」[4]などの資料が参考になる。

3 慢性期

子どものなかには，この時期になって身体的・心理的・社会的な反応を示すケースもある。子どもの養育環境をアセスメントしつつ，災害前と同様，学校などに通う日常生活，生活リズムを取り戻すことにより，子どもは精神的な安定を得るケースが多い。

反応が深刻なケースでは，スクールカウンセラーらによるケアのみならず，専門機関への橋渡しが必要な場合もある。被災状況により転校する場合，転校した学校でスムーズな学校生活が送れるような教員のサポートも必要である。

養育者や専門職に対して，子どものこころのケアに関する勉強会などが多く開催される時期であり，このような機会を活用し適切に子どもにかかわっていく。

4 復興期から静穏期

大災害に備えて防災教育を行う時期である。保育所や学校では定期的に防災訓練を実施している。災害時，子どもの生命を守り，安全で安楽な生活を提供するためには，子ども自身と，親や専門職者らの災害に関する知識と技術が必要となる。子どもの防災知識を高めるためには，防災訓練のほか，絵本や紙芝居も活用した教育が効果的である。家庭や学校などでは，安否確認の方法，防災用品・非常食の準備，家具転倒予防などの対策，居住地域に起こりやすい災害，地盤の安定性や住宅の耐震性について確認をしておく。

また，災害が発生した際，自宅から避難所までの移動ルートを確認し，安全性を確認しておく。東日本大震災では福島第一原子力発電所事故によって放射線災害が発生した。復興期から静穏期（せいおんき）にわたり，放射線に関する正しい知識の普及に努め，被災した子どもに対しては継続的に甲状腺の異変などを含めた健康診断を実施する必要がある。

III 妊産褥婦への看護

到達目標

1. 災害サイクルの各期における周産期にある女性（妊婦，産婦，褥婦）と新生児の身体的状況と健康問題を述べることができる
2. 災害サイクルの各期における周産期にある女性と新生児の心理社会的な状況と健康問題を述べることができる
3. 災害時の周産期にある女性と新生児に必要な支援を具体的に述べることができる
4. 周産期にある女性が災害に備えられるようにするための支援方法について列挙できる

要配慮者には妊産婦や乳幼児を抱えた女性なども含まれる。なぜなら災害が起きたときに，その情報を得られたとしても，すぐに安全な場所を確保するなどの避難行動を開始することができないだけでなく，環境の変化が身体的・心理的社会的に大きく影響を及ぼすなど，避難生活において一定の支援や配慮を要するためである。

A 妊婦への支援

1. 災害が妊婦に与える身体的・心理的・社会的影響

妊娠期には様々なマイナートラブル（妊娠・出産に伴う不快症状）を抱えやすく，またその発生時期や頻度には個人差がある。

❶妊娠初期（妊娠15週まで）

妊娠初期の妊婦は悪阻（おそ）（つわり）や眠気，倦怠感などを抱えることが多い。またこの時期は流産するリスクもある。妊娠したことに喜びを感じる一方で妊娠の継続について思案し，アンビバレントな状態（相反する感情を同時に抱く）になりやすい。しかし，外見上では妊婦であることがわかりにくいことから，自ら妊娠していることを発信しなければ他者から配慮されにくい。

❷妊娠中期（妊娠16週～妊娠27週）

妊娠初期にみられていたマイナートラブルが改善したり，軽減するようになる。また胎動を感じるようになり，妊婦であることの自覚が強くなるとともに，外見上も腹部の膨（ふく）らみや，それに伴う服装の変化などから，他者からも妊娠していることを認識されやすくなる。妊娠初期に比べ心身ともに安定してくる時期になるが，安全に妊娠を継続するには食事，清潔，排泄などの生活環境を整える必要がある。

❸妊娠末期（妊娠28週以降）

子宮の増大により胸やけ，便秘，頻尿，下肢の浮腫などのマイナートラブルを抱えやすくなる。また分娩や育児にむけての準備を整えていく過程で，期待と不安感情が入り交じる時期である。環境の変化や過度のストレスにより腹部の張りが頻繁に出たり，胎動を感じにくくなることもある。被災状況によっては，妊婦健診や分娩予定施設へのアクセスが途絶えることにより，妊娠継続や分娩についての不安が増大する。

2. 災害時に必要な妊婦へのケア

▶ **環境整備**　発災直後から安全かつ安心して過ごせる場所を確保・整備することが必要である。そのためには，まず妊婦が要配慮者であることを周囲の人々が認識することが必要である。特に妊娠初期は，腹部の膨らみも目立たず周囲に気づかれないこともあるため，妊婦自らが声をあげることや，普段からマタニティマークを身に着けておくことも有用である。

在宅避難の場合，食料や生活物資，情報の入手が困難となることもあるため，避難所に物資などを受け取りに行く際に必要な支援が受けられるよう配慮することや，助産師など医療者による訪問などの調整が求められる。また，避難所においてはプライバシーが得られ衛生的に生活できるよう環境を整えることも必要である。特に，妊婦は妊娠の継続や安全に分娩ができるかということに不安を感じるため，妊婦健診や分娩受け入れの場所が確保できるよう，産科対応可能な医療機関の情報などが得られる体制を整えることは必須である。そして，何らかの症状があれば医療機関などで検診を受けるよう調整を図るとともに，胎児の健康状態が確認できたら「おなかの児は大丈夫ですよ」と声をかけることが大切である。

▶ **産前教育**　災害はいつ起こるかわからないため，産前から妊婦に対しては災害時の備えとして常に母子健康手帳を携帯することやマタニティマーク入りのグッズ（キーホルダー，ストラップ，バッジなど）を持ち歩くことなどを母親学級など産前教育として指導することが重要である。また，福祉避難所などの避難先や災害時にアクセス可能な社会資源や支援についても確認するよう指導する。

B 産婦への支援

1. 災害が産婦に与える身体的・心理的・社会的影響

分娩は陣痛や破水から始まり，平均して初産婦では12～15時間，経産婦では5～7時間を要する。産婦は反復する産痛や分娩が終了するまで母子ともに安全であるかわからないという不確実性から不安となりやすい。さらに災害によるライフラインや医療設備・医療機器の破損や不具合が重なることにより，その不安が増大しやすくなる。

2. 災害時に必要な産婦へのケア

▶ **環境整備**　まず安全に分娩ができるような場所を確保する。そして分娩経過において産婦を1人にせず，そばに付き添い十分な声かけやタッチングで産痛緩和を図るとともに，安心感を得られるようにする。停電時には**分娩監視装置**が使用できなくなることもあるため，電池式の**胎児超音波心音計**（ドプラ胎児心音計）や**トラウベ**，聴診器などを用いて胎児心拍を聴取することや，**レオポルド触診法**，内診（医師や助産師による），産婦の表情や産痛部位などの観察から分娩の進行状況を把握[5]し対応することが必要となる。また災害時においても分娩が終了したら，産婦にねぎらいと児の誕生を祝福した言葉をかけることは大切なことである。

▶ **被災地外への搬送**　産科施設の状況によっては，妊産婦を被災地外へ搬送するなどの対応が必要となる。現在，日本産科婦人科学会では大規模災害対策情報システムが整備され，大規模広域災害が発生し，複数の産婦人科施設が被災した場合には，被災した施設と搬送の受け入れが可能な施設の両者の情報を検索することができるようになっている。

そして災害時に都道府県が小児・周産期医療にかかわる保健医療活動の調整を円滑にはかれるよう支援するための**災害時小児周産期リエゾン**の養成が始まっている（第1章-Ⅳ-H-5「災害時小児周産期リエゾン」参照）。

C 褥婦・新生児への支援

1. 災害が褥婦・新生児に与える身体的・心理的・社会的影響

分娩後は外陰部の痛みや，排尿障害，便秘などのマイナートラブルや進行性変化による乳房の緊満や乳汁分泌が生じる。また急激なホルモンの変化や分娩・育児による疲労や睡眠不足などから**マタニティ・ブルーズ**（一時的な気分の落ち込み）となることがある。災害により生活環境がいっそう変化することや育児に対する支援が得られないなどのストレスがあると，マタニティ・ブルーズを助長しかねない。また産後数週間経過してから**産後うつ**となることもあるため注意が必要である。

2. 災害時に必要な褥婦・新生児へのケア

▶ **環境整備**　産後のマイナートラブルが軽減されるようなケアと環境整備が必要である。たとえば悪露や会陰部の創もあるため，清潔が保たれるようなパッドや清浄綿といった物の調達や尿路感染や便秘防止のための排泄環境の整備だけでなく，こまめにパット交換することや水分摂取をするといったセルフケアによりマイナートラブルを軽減・改善できるという視点に立った産後の指導も大切である。また，産後は**静脈血栓塞栓症**（**エコノミークラス症候群**）のリスクが高まるため，水分摂取と併せて適度な運動ができるような配慮も必要である。

▶ **授乳支援**　母乳栄養を希望する母親においては，災害時でも継続できるように支援することが必要である。母乳栄養は栄養の吸収がよく，免疫成分が含まれているなどの利点があり，直接授乳をすることは児とのスキンシップの機会となり，母子ともに安心感を得ることができる。しかしストレスなどがかかると，乳汁排出の作用をもつホルモンであるオキシトシンが影響を受け一時的に母乳分泌が減る，あるいは何かしらの事情により母乳栄養を行えないという母親もいる。その際には人工乳を用いることがある。粉ミルクの場合，飲料水や湯沸かしのための器具などを準備し，清潔に調乳する必要がある。ミネラルウォーターを使用する際は，児の腎臓への負担や消化不良を避けるためミネラル含有量の少ない軟水を用い，70度以上で煮沸した湯を冷まして調乳するが，湯を準備できない場合は衛生的な水で調乳することもある。また哺乳瓶がない場合は衛生的なコップやスプーンで授乳することもできる。調乳後2時間経過したものは破棄となる。これらの説明と指導も不可欠である。現在では度重なる災害の経験から，**乳児用液体ミルク**（**乳児用調整液状乳**）を災害時の備えとして活用する動きも出てきている。調乳済みのためすぐに使用できるが，使用前に期限表示や容器の破損がないか確認する，飲み残したものは破棄する，保存は常温（25度以下）とする，などの注意が必要である。粉ミルクや液体ミルクはあくまで母乳栄養の代替である。災害時も母乳育児が滞ることなく継続できるようケアすることが求められる。

▶ **育児支援**　産後は褥婦の身体的・心理的状態が大きく変化するとともに，育児を行う環境となり母子に対する継続的なサポートが欠かせない。災害時においても産後1か月健診にかかる間に育児相談や育児支援が受けられるような支援体制が望まれる。

D 要配慮者（妊産褥婦・新生児）に優しい避難所

福祉避難所の対象には妊産婦や乳幼児が含まれるが，実際に妊産婦が入所し避難生活を送っていることは少ない。また，からだを休められない，子どもの泣き声が周囲への気がねになる，授乳がしにくいなどの理由から指定避難所を利用することを避け，車中泊を選択している場合もある。

妊産婦や小さな子どもがいる家族にとっての避難所はなかなか改善されずにいたが，少しずつ状況は変化している。たとえば東京都文京区では区内の大学や助産師会などと協力し地域防災計画に妊産婦・乳児救護所を盛り込み，妊婦・乳児のケアには助産師会などから医療者を派遣することや人工栄養や新生児用紙おむつなどの物資の備蓄も整備している[6]。このように妊産婦と乳幼児が支援や配慮が必要な存在であることが認識され，災害時にも安心し安全に生活が送れるような環境が整っていくことが，今後も必要である。

Ⅳ 高齢者への看護

到達目標
1 災害サイクルの各期における高齢者の身体的状況と健康問題を述べることができる
2 災害サイクルの各期における高齢者の心理的・社会的な状況と健康問題を述べることができる
3 災害時の高齢者に必要な支援を具体的に述べることができる
4 高齢者が災害に備えられるようにするための支援方法について列挙できる

1. 災害サイクル各期における高齢者の身体的状況と健康問題

1 高齢者の身体的特徴

高齢者は加齢とともにからだの諸機能が低下する。一般に前期高齢者（65～74歳），後期高齢者（75歳～）に分類されるが，それぞれの身体的特徴は異なる。

前期高齢者は，老化の特徴が明確になり老年疾患に罹患する人も増えるが，日常生活に大きく差し支える機能障害を有する率は低い。しかし，後期高齢者は老化の特徴がさらに明確になり，複数の疾病を抱える人が著しく増加し，日常生活に関連した機能が低下する[7]。

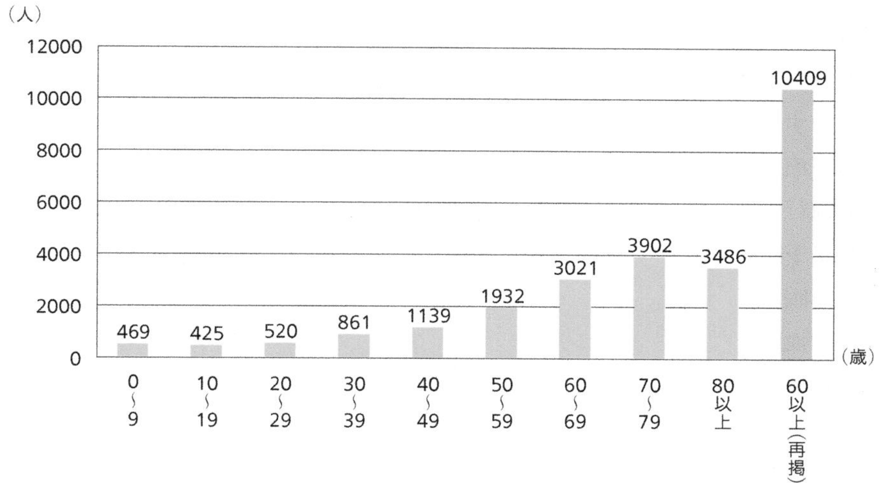

注）検視などを終えて年齢が判明している者を集計。
資料／警察庁：東北地方太平洋沖地震における検視等実施・身元確認状況等について（23.3.11～29.2.28）.

図6-1 東日本大震災における年齢階級別死亡者数

2 要配慮者としての高齢者

東日本大震災において，被害が大きかった岩手県，宮城県，福島県の3県の死亡者1万5755人のうち60歳以上の高齢者は1万409人と66.1％を占めている[8]（図6-1）。このように高齢者は，災害時の犠牲になりやすい。その理由としては「津波から逃れるための避難行動の遅れ」が指摘されている[9]。

2013（平成25）年に災害対策基本法が改正され，高齢者は障害者，乳幼児，妊婦，傷病者などと同じように要配慮者とされ，避難することが困難と思われる高齢者を避難行動要支援者として，市町村は名簿を作成することが義務づけられた。そして，避難に関する個別計画を策定することが望ましいとされている。

3 災害サイクル各期の高齢者の健康問題

高齢者は災害時に犠牲になりやすい（直接死）だけでなく，過酷な避難生活のなかで災害関連疾患により亡くなることが多い。「平成24年3月現在の東日本大震災における震災関連死者数1632人のうち，66歳以上が約9割を占めていた。そのうちの1263人を対象とした分析では，死亡年齢では，80歳台が約4割，70歳以上は約9割であった。死亡時期は1か月以内が5割，3か月以内が約8割であった。その原因としては，避難所生活の肉体的・精神的疲労が約3割であった」と報告されている[10]。このように高齢者は災害関連疾患で，急性期・亜急性期にかけて亡くなる確率が高い。

▶ **急性期・亜急性期**　急性期の避難所での生活は，ライフラインが途絶した環境で，厳しい自然環境の影響を受けながら，学校の体育館などでの集団生活，不衛生な環境，食糧・水の不足など，劣悪な状況での生活を余儀なくされる。また，発災時の恐怖体験，家財，親族を亡くすなどの喪失体験は，高齢者の健康状態にも大きく影響する。避難所での集団生活では下痢などの症状を伴う消化器系感染症や，インフルエンザ，肺炎などの呼吸器系感染症が流行しやすい。ライフラインが復旧するまで水道が使えないことにより，手洗いなどの感染予防対策が十分実施できないなどの制約が大きい。

また，不眠，疲労，精神的ストレス，薬剤の不足により服薬管理が十分に行えないなどのことから血圧の上昇などを招く。さらに，衛生環境の悪さ，仮設トイレの使いづらさなどの排泄環境の不備・不足から，排尿回数を減らすために飲水を控えることにより脱水傾向になり，脳梗塞，心筋梗塞，循環器疾患発症のリスクが高まる。また，脱水や活動量の不足から静脈血栓塞栓症（エコノミークラス症候群）発生のリスクも高まる。

避難所での生活は，自宅での避難生活に比べ活動量が減った人が60%という報告もあり[11]，身体機能が衰え始めた高齢者は，避難による疲労，一人で生活しにくい環境により，活動が制限され**生活不活発病**を発症する。

▶ **慢性期**　先にあげたように災害関連死が発災後3か月以内で8割というデータから，急性期・亜急性期の高齢者の健康問題は，慢性期においても大きく影響を及ぼし，避難所生活の改善が健康問題の重要な鍵となる。また，慢性期における応急仮設住宅への移行は，避難所という集団生活から個々人の生活への転換となる。コミュニティーが喪失された場合，独居高齢者であれば外出の頻度，人との交流は少なくなり，生活不活発病は長期の課題となる。

2. 災害サイクル各期における高齢者の心理的・社会的な状況と健康問題

1　高齢者の心理的・社会的特徴

高齢者は，定年退職，配偶者の死，身体機能の低下といった社会的・精神的・身体的な喪失体験がきっかけで，うつ状態になることが多いとされている[12]。また，配偶者との死別は，一人暮らしとなり，人との交流が希薄となり，孤立，閉じこもりなどの状況を招くおそれもある。加齢による認知機能の低下は個人差がみられるが，軽度認知障害（mild cognitive impairment：MCI）から認知症に移行し，日常生活に支障をきたす高齢者は増加傾向にある。

2　災害サイクル各期の高齢者の心理的・社会的な状況と健康問題

高齢者は被災による身体的・精神的ストレスにより認知症の症状が悪化するといわれている。東日本大震災時の急性期の避難所において認知症高齢者が不安定な様子で徘徊している姿や，自分自身のけがや骨折にも気づかない高齢者が多くみられたという報告もある[13)]。

慢性期には被災者は応急仮設住宅へと移行する。応急仮設住宅に住む高齢者は，ほかの地域に住む高齢者に比べ認知症が疑われる比率が高く，それは1日の歩行時間と外出頻度と逆相関し，仮設生活という閉鎖的な生活習慣が認知機能に影響することが示唆されている[14)]。応急仮設住宅における高齢者の認知機能低下への対策としては，地域での仲間づくりであるサロン活動，コミュニティーカフェなどがあり，生活不活発病予防やメンタルヘルスの観点からもその必要性は高い。

また，慢性期は高齢者の孤独死，孤独・虚無感を背景とした無気力や閉じこもりが地域の課題となることが多い。孤独とは**ソーシャルコネクション**（社会とのつながり）がない状態といわれることから，高齢者の社会参画，地域活動への参加を促すことが必要である。また，潜在的な能力の喪失などが起こりやすく，悲嘆･絶望に加え，家族を救ってあげられなかったこと（**サバイバーズ･ギルト***）などの心境に陥りやすい。気力喪失や自殺企図に向かう場合も少なくない[15)]といわれている。

高齢者の健康状態や身体機能，心理面・社会面，生活状況などをホリスティック（全的）に把握し，急性期から中長期にわたる継続的な支援体制を確立することが必要となる。

3. 災害時に必要な高齢者へのケア

1 災害関連疾患の予防

災害関連死は防ぎ得る死ともいわれる。東日本大震災における災害関連死の要因としては，避難所生活の肉体的・精神的疲労が3割を占めた。避難所における生活には課題が多く「水，食料，トイレなどは不十分で，暖房は限定的であり，狭い空間での生活によって，多くの被災者が体調を崩す恐れと隣り合わせの生活であった」[16)]という。

このような避難所の生活環境の質と高齢者の身体的・心理的・社会的状況をアセスメントし，予測される災害関連疾患の発生へ予防的にかかわり，災害関連疾患発症の徴候を見逃さないことが，急性期・亜急性期・慢性期にわたり看護師に課せられた重要な役割といえる。

2 災害時の高齢者に必要な支援

▶ 感染症の予防　災害時には，平時に存在する感染症が増大するといわれる。日本では，高齢者の尿路感染症と肺炎が増加すると指摘されている。避難所における感染症の予防としては，限られた資源・状況のなかでも手洗い，歯みがき（または口腔ケア），含嗽（がんそう）などができるような環境整備に努める。水がない場合はウェットティッシュなどで手指や顔面に

* **サバイバーズ・ギルト**：survivor's guilt。災害などで自分だけが生き残ったという罪悪感。

付着しているウイルスや細菌を減らせるよう拭き取りを行う。発熱，咳がある場合は，マスク装着をすすめるとともに有症者の隔離も検討する。そして，高齢者自らが，感染防止対策の必要性を理解し，行動・行為につなげられるよう指導・啓発を行うことも必要である。

▶ **生活習慣病の悪化予防**　被災体験や生活状況，高齢者が罹患（りかん）している疾病に関する情報，薬剤などの服薬状況，バイタルサインおよび症状を観察する。高齢者は定型的な症状が出にくいという特徴を前提に観察することが重要であり，変化や異常が認められる場合には，早期に必要な医療につないでいく。

▶ **静脈血栓塞栓症の予防**　時々軽い体操やストレッチをする，十分に水分をとる，かかとの上げ下ろし運動をしたり弾性ストッキングを装着するなどの予防策を高齢者に周知することが重要である。避難時の環境で，仮設トイレまでの距離が長い，和式のトイレしかない，というような状況があると高齢者は水分を摂らなくなる傾向がある。体液不足は，静脈血栓塞栓症だけでなく，冠動脈疾患や脳卒中，膀胱炎のリスクを高め，また夏季であれば熱中症にもなりかねない。そのようなリスクを認識できるよう教育啓発を行い，具体的な摂取量や頻度を示し，行動に移せるよう働きかける。高齢者どうしが集まりお茶を飲む機会を企画することなども有用である。

▶ **その他**　過去の震災で避難生活による高齢者の生活不活発病，活動量低下が報告されている。その原因として，通路や手すりがない避難所環境，家事や庭いじりがなくなった，地域での付き合いや行事がなくなったなど，社会や家庭での役割，参加の低下が指摘されている。また，余震や被災で家の中に物が散乱していることなどにより危ないから動かないように言われたり，ボランティアの過剰な支援により参加制約がもたらされることも契機となる。対策としては，生活の活性化や役割を果たすこと，運動することなどによって活動性の維持・向上を図ること，介護者や支援者がすぐに代行するのではなく自立へ向けた援助を行うことが大切である。認知症をもつ高齢者など，指定避難所での生活が困難な高齢者に対しては，関連職種と連携しながらできるだけ早期に福祉避難所への移動を調整する。

応急仮設住宅に移行すると集団生活から個々人の生活へと変化する。高齢者は特に，新たな環境に適応することが難しく，認知症の症状が出現したり悪化したりすることもある。行政などによる訪問調査体制の確立やコミュニティーのつながりの維持，交流や社会参画が図れるような企画や支援など，多様な側面から高齢者の生活再建の支えとなっていくことが重要である。

4. 高齢者の災害の備えに対する支援

災害対策においては，**公助・共助・自助**の連携が円滑に機能することが重要である。しかし 2011（平成 23）年の東日本大震災においては，行政機関の被災など公助の限界が明らかになり，自助・共助の重要性が再認識された。しかし，少子高齢化は生産年齢人口の減少を招き，共助の担い手の減少が懸念される。日本の高齢化率は2018（平成30）年度時点で28.1％であり，2025（令和7）年には30.0％に上昇すると推計されている。一方，高齢者の若返り現象から，日本老年学会・日本老年医学会は前期高齢者を准高齢者とする提言をするなど高齢者に対する見かたも変化しているおり，超高齢社会において，高齢者の自助力を高めることが今後の重要な課題である。

高齢者の自助力を高めるためには，高齢者が自ら避難について考え，行動できるよう，家具固定などの室内の安全化，飲料水や食糧，簡易トイレの備蓄，地域防災訓練などへの参加など，高齢者を対象とした研修参加をとおして備えるよう動機づけることが重要である。また，高齢者が避難時に持ち出すものとして**お薬手帳**は必須であり，生活習慣病に関する治療情報を携帯することにより避難時の服薬中断を予防することができる。また，2週間程度の内服薬を準備しておくなど，急性期，亜急性期における生活習慣病の悪化による災害関連疾患，災害関連死の予防に備えることが重要である。

V 障害者への看護

到達目標

1. 災害サイクルの各期における障害者の身体的状況と健康問題を述べることができる
2. 災害サイクルの各期における障害者の心理的・社会的な状況と健康問題を述べることができる
3. 災害時の障害者に必要な支援を具体的に述べることができる
4. 障害者が災害に備えられるようにするための支援方法について列挙できる

1. 災害が障害者に与える身体的・心理的・社会的影響

障害者は，様々な障害をもちながらも，家族・周囲から支援を受け，また保健医療福祉サービスを利用しながら，在宅や施設で自立し，自分らしく生活している人々である。

障害者は，災害による生命の危機とともに，障害者がこれまで生活してきた基盤を失い環境が変化することで，病状の悪化や精神的不安，日常生活の活動度の低下などを招く。そのことにより健康問題が引き起こされ，障害者の自立していた地域生活が阻まれることにもなる。また，被災した障害者が抱える困難は，災害そのものが原因であると同時に，もともと地域に存在する障害者に対する理解の不十分さや障害者の利用できる資源の不足といった障害者が抱える生活のしづらさであり，地域の特性と課題とも関連すると考えられる。

2. 災害時に必要な障害者へのケア

1 超急性期・急性期

❶安全な避難，安否確認と適切な避難先（場所）の選択と避難支援

障害者の避難が困難になる要因として，①情報入手・利用の困難，②避難行動や危険回避が困難，③周囲の無理解による困難，があげられている[17)]。

障害者は災害により危険がせまっている状況を，障害があるために把握できないことがあり，避難を促す情報の伝達手段の確保，安全な場所へ避難行動がとれる避難誘導と避難先までの移動手段の確保が必要となる。

❷障害者が自立して生活するための避難所における支援と環境調整

一見して障害があることを判断しにくかったり，障害者自身も自らの障害を言わなかったりする場合もある。避難所では，障害者に支援して欲しい内容を聞きとり，障害の程度や疾病の有無，服薬など医療の利用状況などを把握する。また，実際に障害者とかかわって気づいた点は避難所の担当者間で情報を共有し，障害者が個別に一貫した健康管理や生活の支援が受けられるようにする。

個別対応が必要な障害者に対しては，安心して本人・家族が生活できるプライバシーに配慮したスペース（福祉避難室の提供），避難所の中で移動しやすい場所の確保などに配慮する。また，いったん避難所にきても，避難所での生活ができない障害者は，車中やテント，または在宅で避難生活をする場合もある。避難所で過ごす障害者には，ほんの少しのサポートがあることで障害者の生活は大きく変わることを意識して，避難所での支援にあたる必要がある。

2 亜急性期・慢性期

避難所での日々の生活を整え，避難生活が長期化することで病状や体調を悪化させないよう，精神的にも孤立しないように支援していく。

また，地域での生活に戻るための自立支援に移行する時期でもあり，災害により途絶えていた地域の養育・介護サービスなどの社会的サポートの充実を図る。障害者どうしが集まれる場の確保や，障害者への情報提供，専門家による相談窓口の設置などの環境を整える。また，避難所から応急仮設住宅，復興住宅に移行するにあたっては，新たなコミュニティーでの助け合いや障害者への理解といった風土を醸成し，障害者が安心して過ごせるバリアフリー化と生活支援が得られる環境をつくる。

3 静穏期（障害者自身の災害への備え）

障害に応じた災害の備えを，障害者自身が行うことが重要である。災害発生前から障害者自らが，どのように避難するか，**避難行動要支援者名簿**への登録など個別計画の作成を

表6-3 災害時に備えて準備するもの

❶ヘルプマーク（図6-2）の所持・ヘルプカードの作成（裏面に緊急時の医療情報や支援方法・支援を受ける際に配慮してほしいことを書く）
❷持ち出し品として，治療薬（お薬手帳），障害者手帳，健康保険証，ふだん使用している補装具など（たとえばストーマの装具など）の準備
❸緊急時に対応してくれる医療機関・各種障害者団体の相談窓口などの情報収集
❹障害に合った情報収集とコミュニケーションのためのツール（コミュニケーションボード，ノート，筆記用具，携帯電話，ICレコーダーなど記録のための補助ツール，充電用の電源など）

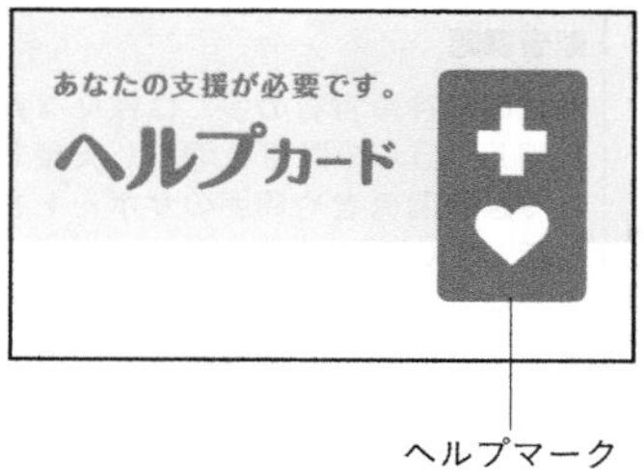
あなたの支援が必要です。
ヘルプカード
ヘルプマーク

画像提供／東京都福祉保健局

図6-2 ヘルプカードとヘルプマーク

徹底する必要がある。

❶自宅の防災，必要な持ち出し品（医薬品，器材，物品や機器）や備蓄の準備

障害および避難先の想定に合わせて，一般の備蓄に加えて表6-3などを準備する。

❷地域の避難訓練に参加

障害者に対する周囲の理解を深めるとともに，避難先と避難経路（複数），避難方法（避難行動の実際や支援者の必要性など）を確認しておく。

3. 障害者に対する支援内容の実際

障害者に対する健康問題と支援（ケア）内容について表6-4にまとめた。

VI 継続治療の必要な人・医療依存度の高い人への看護

到達目標

1 災害サイクルの各期における医療依存度の高い人の身体的状況と健康問題を説明できる
2 災害サイクルの各期における医療依存度の高い人の心理的・社会的な状況と健康問題を説明できる
3 災害時の医療依存度の高い人に必要な支援を具体的に述べることができる
4 医療依存度の高い人が災害に備えられるようにするための支援方法について列挙できる

疾病を抱えながら生活する人々は，災害時の生活環境の変化によって健康を損ねやすい。そのため，安全な在宅避難や避難所での避難生活が送れるように支援する必要がある。医療依存度の高い人が指定避難所で避難生活を送ることは困難が伴うことが多いため，要配慮者としてヘルスケアトリアージ（本章-Ⅰ-2「H（Healthcare Triage：ヘルスケアトリアージ）」参照）を行い，必要に応じて福祉避難所や医療施設など適切な場所へ搬送することも考慮する。搬送されるまでの期間は，急性増悪や合併症を最小にするために，入手可能な資源を活用して適切なケアや支援が受けられるよう最善を尽くすことも求められる。

表6-4 障害者に対する支援内容

	健康課題	支援（ケア）内容
精神障害	地域の精神障害者の多くは様々な資源を利用し，自らの障害を理解し支援してくれる医療関係者や周囲のサポートを受け生活している。災害の脅威，生活環境の急激な変化により精神的に不安定となり，気持ちが混乱して落ち着かないといった状況や，治療（服薬）の中断などにより，急性増悪する可能性がある。	• 服薬の確保の援助（服薬の内容と量の把握）と内服が継続されているか確認する。 • 周囲に人が多い環境では，精神的に不安定となり急性増悪の危険性があるため，継続的に観察し，必要に応じて医療的な介入が必要か，専門家に相談し判断する。 • 避難所生活で集団になじめず，孤立させないために，家族や仲間と一緒に生活できる配慮をする。
発達障害	発達障害のある人は，災害により何が起きているか理解することが困難で，パニック状態に陥ったり，感覚の刺激に過敏であることから大勢の人がいる環境にいることが苦痛で避難所の中にいられないといった状況になる。ふだんのペースが変わることで，日常生活の困難さを苦痛に感じることがあり，ストレスの蓄積が起きやすい。落ち着かなくなったり，不安になって奇妙な行動をしたりすることがある。	• 何が起きたのか理解できるようにゆっくりと短い言葉で説明する。 • 日常の支援者・家族などが同伴するなど，安全な生活のスペースを確保し，気持ちが落ち着けるように配慮する。 • 本人や家族，本人の様子をよく知る人に対応方法を確認し，本人やその家族も安心できるよう，個別性に合わせたかかわりをもつ。 • 偏食で配給や備蓄の食料が食べられないなど，日常生活の困りごとがないか確認する。また，発達障害では自ら体調の変化に気づくことが難しいこともあり，体調や健康管理にも気を配る。 • 家族による見守りが必要なため，家族が配給をもらいに行けない，買い物や役所の手続きに行けないなどの場合，その支援をする。
視聴覚言語障害	障害の種類や程度によって情報提供の方法が異なるため，緊急時の情報はもちろん，日常生活に必要な情報も入手困難となる。また，災害に伴い，ふだんのコミュニケーション方法が使えないことから，本音を語れないストレスや周辺からの孤立といった問題が起こる可能性がある。視覚障害者は，これまでの生活環境や災害によって地域の状況が変わることで，外出困難となる可能性がある。	• 視覚障害の人の場合，避難所などの新たな環境では，室内の行動に支援が必要で，特にトイレや水道の場所などは誘導が必要である。トイレなどは壁伝いに行けるような場所に設置し，音や物に触れるなどで場所や行きかたを認知できるように工夫する。 • 視覚障害の人への情報伝達は，わかりやすい言葉で，ゆっくり繰り返し話すか，点字や拡大文字のほか，指文字，手のひらに書くなど，複数の手段を組み合わせて行う。 • 聴覚障害の人へは，筆談，口話（こうわ）や身振りなどで行い，可能であれば手話通訳者や要約筆記者に協力を求める。掲示物などは，図やマークの利用，文章は短文で，漢字には振り仮名をつけるなどの工夫をする。 • 言語障害の人へは，緊急時でも自分の状況を言葉（会話）で伝えることが難しいため，コミュニケーションの方法をあらかじめ確認しておく。
肢体不自由	体幹機能障害があったり足が不自由な場合，自力歩行や素早い行動は困難なことが多い。歩行の補助や，車椅子（いす）などの補助器具が必要となる。また，補助器具を使用し自立できていた生活が，災害により周囲の環境が変わることで外出困難になり，日常的な活動性が低下し，ストレスとなることが予測される。	• 杖や補助具などで移動が必要な障害者には，避難所の中で移動しやすい場所に生活スペースを確保する。衝立（ついたて）などでプライバシーが守られる場所を提供する。 • 車椅子の使用者には，それが通れる通路を確保し，車椅子用のトイレを設置するなど環境を整える。車椅子用のメンテナンスキット，電動車椅子などの電源の確保も行う。 • 障害により移動動作に支援が必要であったり，コミュニケーションがうまくとれないなどの場合は，本人の承諾を得て周囲の人々の理解を得る働きかけを行う。
内部障害	内部障害では，心疾患，呼吸器疾患，排泄障害など様々な慢性疾患があり，外見からはわからない障害である。治療食が必要であったり，既往歴や合併症も多いことが考えられる。服薬の継続や自己管理の程度など，本人がどこまで疾患のことを理解しているかによっても対応が異なる。生活全般の環境の変化により悪化する可能性が高い障害である。	• 慢性疾患のため継続的な服薬と日々の治療食が必要である場合，既往歴や合併症も含め，早い段階で病状の把握と，本人がどこまで疾患のことを理解し，自己管理できているかの把握を行う。 • 避難時に，①処方薬を内服しているか，②栄養管理が継続できているか，③使用している物品などがないか，④どのくらいの期間で受診が必要かなどを把握する。 • 医師・看護師・薬剤師・栄養士などがチームを組み，現在の状態を悪くしないように支援する。 • 人工肛門（ストーマ）など，排泄時の環境に配慮が必要な障害者のため，可能であれば専用のスペースやトイレを確保する。

ここでは，継続治療の必要な人，医療依存度の高い人のなかでも，災害時に特に迅速な配慮が必要となる糖尿病，慢性腎不全，慢性閉塞性肺疾患（COPD），てんかんの患者への対応について述べる。

A 糖尿病患者への支援

被災状況や生活環境の変化，職場環境の変化などが血糖値変動に影響すると指摘されている[18]。災害による糖尿病治療薬の不足，栄養不足や食生活の変化，活動量の変化などが原因となり血糖値が不安定になりやすい。また，ストレス・不安感が血糖値の悪化に関連し（コルチゾールやカテコラミンの関与），また不眠や日内リズムの変化も悪化要因とされる。

食生活や個々の病状に応じて食事療法，運動療法，薬物療法を組み合わせて血糖コントロールができるようにすること，そして，被災後の生活環境や職場環境を整えてストレスを低減させることも重要である。

1. 食事療法

▶ 低血糖予防　勤務先や学校で被災し帰宅困難になった場合，長距離を徒歩で帰ると，その労作（ろうさ）によりブドウ糖が失われ，低血糖になる可能性がある。低血糖に備え平時から外出時にはグルコース（ブドウ糖），あめ，角砂糖などを携帯するように指導することが重要である。

▶ 高血糖予防　発災後は，食料を入手することが困難であることや食べ物に選択の余地がないことがあり，そのときに食べられるものを食べることが原則となる。救援物資や炊き出しは日常の食事とは異なり，高糖質・高塩分・低たんぱくの主食，菓子類に偏りがちである。糖質主体のカロリー過多や塩分過多などの食生活の偏りは，高血糖を起こしやすい。高血糖の状態が続くと，免疫能低下による易感染性に伴う歯周病，末梢神経障害による足病変，知覚鈍麻による被災後の片づけに伴う足部外傷，多尿による脱水に伴う尿路感染症などを合併しやすい。高血圧や心不全傾向など糖尿病の急性増悪（ぞうあく）へと移行しないように，予防的に管理することが重要である。

▶ 避難生活の特殊性　避難所の集団生活では，食事を選択する，残すなどの行為をしにくいことから，糖尿病治療を周囲に認知してもらうように努め，治療上必要な行為を受け入れられやすくなるように調整することも必要である。また，避難生活では食事のタイミングが不規則となることがあり，特に夜間では長時間食べ物を口にできずに低血糖を起こす可能性がある。血糖値の日内変化が緩（ゆる）やかになるように，糖質摂取量や時間配分を考えることも重要である。

▶ 日本栄養士会災害支援チーム　食事の栄養バランスや食事内容の質を求めることは災害時には難しいが，日本栄養士会は，大規模災害時に被災地での栄養・食生活支援活動を行う**日本栄養士会災害支援チーム**（The Japan Dietetic Association-Disaster Assistance Team；**JDA-**

DAT）を派遣している。特殊な栄養食品などの支援要請ができる場合があり，避難所の運営に相談して行政を通じて都道府県栄養士会と連携をとり，必要時には支援要請の調整が必要である。

▶ **平時の備え**　患者自身が自分の**指示エネルギー量**を把握しておくことや，食品のエネルギー表示を確認する習慣をつけ，必要な糖質量を計算する方法を身につけるなど，食事選択の目安となる方法を指導することが必要である。

▶ **シックデイ対策**　**シックデイ***では自己判断せずに，かかりつけ医に相談することが望ましいが，災害時には連絡が難しいこともあるため，食事量に応じたインスリンや内服薬の減量・中止を指導することも重要である。

2.運動療法

▶ **足の保護**　発災直後の環境は瓦礫（がれき）が散乱し，傷を負うリスクが高い。糖尿病による末梢神経障害から，しびれや知覚鈍麻によって足を傷つけても発見が遅れ，感染することがある。外出時はもとより室内であっても，できるだけ靴下や履物で足を保護することや，足部の観察を意識的に行うように指導する必要がある。

▶ **有酸素運動**　避難生活では限られた空間で過ごすことが多く，運動不足になりやすい。定期的な有酸素運動はインスリン抵抗性を改善するため，その場でできる運動を患者とともに考えて実行できるよう援助する。運動は体力維持や気分転換にも役立ち，静脈血栓塞栓（そくせん）症の予防にもなる。しかし，食前の運動は低血糖を起こすリスクがあるなど，患者の状態や環境に応じて安全に運動療法が実施できるよう指導する。また，復旧作業で活動量が増えるときには，食事摂取量をみながら運動量を調整して低血糖出現に注意する。

3.薬物療法

▶ **処方内容の記録**　避難時にインスリンや経口血糖降下薬を持ち出せない場合や処方切れになった場合に備え，薬剤名，指示量などの処方内容を正確に覚えるように指導が必要である。お薬手帳や処方箋（せん）のコピーなどを携行する，あるいは携帯電話で撮影保存しておけば処方の根拠として有効な手段になる。**糖尿病連携手帳**や**血糖値自己測定記録ノート**の情報が診療に役立つことから，血糖自己測定器とともに平時から持ち出し袋に備えておくことが必要である。

▶ **災害時のインスリン注射**　インスリン注射備品の不足が予測される。消毒用のアルコール綿などが入手できない場合には，ウエットティッシュなど入手可能な代替手段を用いて，できるだけ安全に注射が実施できるようにする。やむを得ず針を複数回使用する場合には，注射前の空打ちの励行（れいこう）を指導する。ただし，インスリン注射や針を，ほかの患者へ使用することは，血液感染防止のため厳禁である。

---

* **シックデイ**：糖尿病患者が感染症にかかり，発熱，下痢，嘔吐によって，または食欲不振のため食事ができないときのこと。

B 慢性腎不全患者への支援

災害時には，ライフラインの途絶，交通網や物流の遮断，医療機関の被災状況などの影響から，これまで定期的に行ってきた透析治療の継続が困難な状況が予測される。そのため，透析の時間短縮や延期をし，食事内容に注意しながら数日をしのぐ場合がある。透析に見合った食事療法，降圧薬投与，生活習慣の調整を行うが，医療機関の被災状況によっては域外への搬送が行われることもある。

1. 透析治療

透析が受けられない状況が生じると，塩分，水分，尿毒素が体内に蓄積し，電解質の異常をきたす。災害時には食事制限が不十分であることが多く，水分貯留による肺水腫，高血圧，心不全をきたすことや，高カリウム血症による致死的不整脈など，生命にかかわる事態にならないように注意する。透析治療が必要な患者の有無を確認し，支援透析*の調整が必要である。

▶ 情報の入手　透析医療に関する情報の入手や発信は，ラジオ・テレビ放送などの活用や，**日本災害時透析医療協働支援チーム**（Japan Hemodialysis Assistance Team；**JHAT**）のホームページ*から，被災後の透析医療継続・再開に向けた情報収集，透析医療業務支援，物資の供給などの情報を得られる。

▶ 透析患者の備え　透析患者情報カードやお薬手帳を携帯し，治療内容，ドライウエイト，体質などを把握しておくことが必要である。

2. 食事療法

食事療法の基本は食塩摂取制限である。病期の進行に合わせて，たんぱく質，カリウム，リンの制限を行うことや，溢水（いっすい）や脱水にならないように適切な体内水分量の維持が必要である。しかし，避難所では，ほかの避難者と同じ食事内容であることが多く，高カリウム血症や塩分摂取過多によるうっ血性心不全，脱水症状などのリスクが高くなる。

▶ 減塩　塩分摂取過多は口渇，多飲になりやすい。避難所での食事では，塩分摂取を抑えるために麺（めん）類の汁を残す，漬物や汁物は量や回数を少なくする，香辛料や酢を使って味を補う，しょうゆなどはかけずに少量を付けて食べるなどの工夫をして，水分は500mL/日以内を目標にするなど，セルフコントロールが重要である。

▶ 透析患者の備え　平時から食品表示の確認や，カリウムを多く含む食品を覚えるなど，食事制限への意識を高める指導が必要である。

---

* **支援透析**：災害で血液透析ができなくなった施設の患者に対し，血液透析が可能な施設で実施する透析。

* **日本災害時透析医療協働支援チームのホームページ**：https://jhat.jp/

3. 降圧薬の投与

血圧コントロールは減塩が基本であるが，食事療法で効果が得られない場合には降圧薬の適応となる。災害時には身体的・心理的ストレスにより交感神経の緊張から高血圧を招くことや，活動量の減少による血栓形成から心筋梗塞や脳梗塞などの心血管系疾患のリスクが高まる。

▶ 腎機能の低下　高血圧は腎機能を低下させ，腎機能の低下は，さらなる高血圧を招く悪循環に陥る。腎機能が低下している場合，夜間に血圧の上昇をきたすことが多く，早朝の高血圧がないか観察する必要がある。

4. 生活習慣の調整

▶ ストレスと疲労の軽減　避難所での制限のある生活は，ストレスが蓄積されやすく，不眠から消化管症状などを合併しやすい。睡眠できる場所の確保やリラクセーションを取り入れるなど，ストレスと疲労の軽減を図ることが必要である。

▶ ドライウエイトの調整　活動量の減少や食生活の変化により脂肪や筋肉がやせると，やせた分が水分に置き換わる。そのためドライウエイトの調整を行い，水分過剰によるうっ血性心不全を予防する必要があり，患者が意識して発災後の体重や体格の変化を記録できるように指導する。

▶ 感染予防　衛生環境の悪化は，透析穿刺部（せんしぶ），腹膜透析のカテーテル出口部の感染，腹膜炎などが懸念されるため，定期的な環境調整やからだの清潔を保てるように支援する。

C 慢性閉塞性肺疾患患者への支援

慢性閉塞性肺疾患（chronic obstructive pulmonary disease；**COPD**）は，非可逆性の気流閉塞から慢性の咳（せき）や痰，労作性呼吸困難が特徴的な症状である。災害時には，瓦礫（がれき）や家屋の倒壊による粉塵（ふんじん）や集団生活による埃（ほこり）の舞い上がりなどの空気汚染が原因となって急性増悪につながりやすい。COPD患者が，在宅酸素療法の継続，感染予防，呼吸リハビリテーションを行う支援をする。

1. 在宅酸素療法（HOT）

▶ 停電対策　発災直後は停電になることがある。酸素供給が途切れても即大事には至らないため，パニックにならず落ち着いて対処するように指導する。

平時から停電に備えて，①**在宅酸素療法**（home oxygen therapy；**HOT**）の機器まわりに懐中電灯を配備する，②酸素ボンベを安全な場所に保管し，所持している酸素ボンベをすべて使いきらない，③使いかたの訓練と酸素ボンベが使用できる時間を把握する，④停電時に使える電話を確保し医療機関や取り扱い業者への連絡ができるようにしておく，⑤近隣の自家発電のある医療機関を調べておく，⑥停電時は安静にし，呼吸法を使った効率的な呼吸をするなどの指導をすることも必要である。

▶ **避難時の準備**　避難所の確認（場所，経路，連絡先），非常持ち出し袋と備蓄品（マスク，予備のカニューレやマスク，呼吸同調装置用の電池など），防災手帳や身体障害者手帳の用意（疾患名，処方薬・用量，酸素や機器の処方）など，慌てないように平時に準備しておく。

▶ **避難生活**　避難所は集団生活であることから，HOT の患者は福祉避難所，HOT センター，域外への 2 次避難が望ましい。一般の人と避難生活を送る場合には，COPD 患者であることを周知させ，HOT の機器周囲 2m 以内は火気厳禁，禁煙，静電気防止など，生活上の留意事項への協力を求める。

避難生活では，活動量が減少し，食生活が不規則なことから便秘になりやすい。便秘は横隔膜の運動を妨げること，努責（どせき）により酸素消費量が増加することで呼吸困難を生じやすく，排便コントロールが必要である。

2. 感染症対策

気道への刺激となる埃，たき火やたばこの煙などは，咳を誘発するため近づかない。換気をする場合には急激な寒冷刺激に注意し，清掃などの環境調整，咳エチケット，マスク，手洗いを励行して気道感染を予防する。また，乾燥によって痰が硬く出しにくくなるため，水分摂取，口腔ケアに努める。COPD 患者は感染症が重症化しやすく，インフルエンザや肺炎球菌ワクチンの接種を患者本人，家族，介助者に勧める。

▶ **栄養**　呼吸によりエネルギーを多く消費するため，避難所の偏りのある食事であっても，特にたんぱく質をとり，エネルギーを健常者より多く摂取する。食欲の低下は栄養不足になり，筋力の低下，歩行困難，息切れを増大させる。

▶ **運動**　体力を維持するために，ふだん行っている程度の歩行を継続する。息切れがするときには上半身のみの運動，歩けないときは腰かけての足踏み，ただし，体調が悪いときには控える，といった適切な運動を取り入れるように勧める。

3. 呼吸リハビリテーション

災害時の作業や避難行動を見すえて，自宅から避難所までの経路や避難方法を具体的にシミュレーションし，身体能力を把握し，可能であれば実際にトレーニングしておくことが望ましい。

▶ **パニックコントロール**　口すぼめ呼吸が効果的である。口すぼめ呼吸によって，呼気で気道内圧が高まり，気道拡張により気道閉塞が緩和される。精神的にも不安が軽減されるため，COPD の患者は無意識に行っていることが多い。

D てんかん患者への支援

てんかんは発作間欠期にも発作の再発防止をするために，定期的通院，継続した抗てんかん薬の服用，規則正しい生活習慣を整えることが大切である。

1. 抗てんかん薬の投与

災害時には必要な内服薬を持ち出せないことや医療へのアクセスが困難となることなどから，服薬の中断という事態が引き起こされることがある。抗てんかん薬を急激に中断すると，**てんかん重積状態**を誘発する可能性があるため，迅速な対応が必要である。

▶ **処方と投薬の優先順位**　日本てんかん協会によると，①かかりつけ医院・病院で受診，②てんかん専門医，小児神経専門医で受診，③そのほかの医療機関に相談，④調剤薬局に相談，という優先順位で処方と投薬を受けるように推奨している。お薬手帳や処方箋のコピーがあれば，処方の根拠となる。被災地で抗てんかん薬が不足する場合には，日本てんかん学会*，日本てんかん協会*のホームページで情報を確認できる。

▶ **てんかん発作時の対応**　発作の予兆に気づくこと，発作が起きてしまったら2次災害・危険防止が大事になる。発作の持続時間と経過を観察し，20分以上のけいれん持続や意識が回復しない場合には救急搬送を判断する。

2. 規則的な生活習慣を整える

避難生活は慣れない環境での集団生活になり，過度のストレスや疲労，睡眠不足になりやすく，てんかん発作の誘因になる恐れがあり，安心して休める場所やプライバシーを確保できる環境を提供することが必要である。てんかん患者に対して周囲はどのような支援が必要であるかがわからないことが多く，緊急カードや精神障害者保健福祉手帳などの携行を確認し，必要な医療情報の提供や生活支援に関する相談ができる体制を整えることが重要である。

▶ **行動障害がある場合**　平時から福祉避難所への避難を視野に，避難経路，避難手段，避難に要する時間などを確認し，シミュレーションしておくとよい。災害時には周囲の支援が必要であることから，平時から近隣住民，民生委員，自治会，当事者組織の関係者など地域との交流を図り，情報交換をすることも重要である。

▶ **災害時の患者サポート**　**波の会**（日本てんかん協会）により災害対策本部や現地対策支援センターが設置され支援活動が展開される。また，静岡てんかん・神経医療センターが開設している**てんかん情報センター***のホームページから最新情報が得られる。

---

* **日本てんかん学会**：http://square.umin.ac.jp/jes/
* **日本てんかん協会**：https://www.jea-net.jp/
* **てんかん情報センター**：http://epilepsy-info.jp/

VII 在日外国人への看護

到達目標
1 災害発生時の外国人への初動対応について説明できる
2 国籍・人種・宗教・文化や言葉の違いに対応するために必要な資源（人，物，情報）について説明できる
3 災害発生時の外国人対応の備えについて説明できる

訪日する外国人は永住あるいは非永住にかかわらず日本語の理解が不十分なことが多く，情報発信・情報収集の支援，文化や生活習慣の違いによる避難生活の支援を速やかに行う。そこでは自分で判断して行動できるようにする支援や，わからないことによる不安や恐怖を軽減するための支援が必要である。

1. 情報発信・情報収集の支援

被災した外国人は，災害の経験や知識が日本人とは異なり，災害時にどのように行動したらよいのかがわからない状況におかれる。災害時に行政機関などが発信する情報は，外国人にとって日常生活では馴染（なじ）みのない災害用語であり，話す速度が速い日本語のため理解できずに，必要な行動に結びつく情報として届きにくい。

そのため，外国人被災者の避難誘導や，その後の避難生活において情報難民にならないように，①音声情報の発信や掲示物の作成にはやさしい日本語（外国人にわかりやすい日本語）を使用して言葉の壁を最小限にする，②**ピクトグラム**（絵文字）のように共通の視覚記号を使用する，③多言語表記シートの活用によって母国語で理解ができるようにするなどの支援が重要である。

そのほか，インターネットやソーシャルネットワーキングサービス（SNS）を使用できる場合には，観光客向けの**防災ポータル**（国土交通省），**Safety tips for travelers**（観光庁），**訪日外国人対応可能な医療機関リスト**（観光庁），フェイスブック（Facebook）の**外務省外国人課**（**災害時情報共有用**）などの公的機関のホームページなどから正確な災害情報にアクセスし，被災に伴う不安や恐怖を最小限にする支援が必要である。

2. 文化や生活習慣の違いによる避難生活の支援

発災直後の避難所においては，その場に居合わせた人々による共助によって外国人被災者を支援する必要がある。アメリカの看護理論家レイニンガー（Madeline M. Leininger）は，文化が違えば考えかたや援助方法は異なり，それぞれ特有の援助方法やコミュニケーションのとりかたがあると考え，その文化的・社会的構造を示した**サンライズモデル**を開発した[19]。このような異文化理解を提唱する看護理論の活用によって，外国人の文化や生活習慣の違いによるニーズを把握し，適切な支援につなげることができる。

外国人被災者には言葉・文化・法制度・災害経験・心の壁があるといわれる。災害時に

は**災害多言語支援センター***により災害にかかわる包括的な情報の多言語での提供が行われ，日常生活にいち早く戻るための支援が展開される。

しかし，多言語支援センターなどの外国人支援体制が未整備の自治体は多く，災害発生時に外国人のニーズを把握することや行政機関やボランティア団体などの外国人支援関連機関などと連携をとれるように調整する人材が必要との認識が高まってきている。総務省では，**外国人支援情報コーディネーター制度***を推進している。

文献

1) 日本公衆衛生協会，全国保健師長会：大規模災害における保健師の活動マニュアル，平成24年度地域保健総合推進事業，2013.
2) セーブ・ザ・チルドレン・ジャパン：緊急下の子どものこころのケア「子どものための心理的応急処置（PFA）」；Psychological First Aid for Children（PFA for Children），2016.
3) World Health Organization：Post traumatic stress disorder（PTSD）；psychological interventions-children and adolescents〈World Health Organization：Guidelines for the management of conditions specifically related to stress〉，WHO Press，Geneva，2013，p.194-120.
4) 日本ユニセフ協会：子どもにやさしい空間，http://www.unicef.or.jp/cfs/（最終アクセス日：2019/1/25）
5) 日本看護協会：分娩施設における災害発生時の対応マニュアル作成ガイド，2013．https://www.nurse.or.jp/home/publication/pdf/guideline/saigaitaio_jp.pdf（最終アクセス日：2019/12/19）
6) 文京区：妊産婦・乳幼児救護所，2018．http://www.city.bunkyo.lg.jp/bosai/bousai/hinanbasyo/ninsanpunyujikyougosyo.html（最終アクセス日：2019/3/7）
7) 日本老年医学会編：老年医学系統講義テキスト，西村書店，2013，p.13.
8) 内閣府：高齢化の状況〈平成29年度版高齢社会白書〉，2017．https://www8.cao.go.jp/kourei/whitepaper/w-2017/html/zenbun/s1_2_6.html（最終アクセス日：2019/1/23）
9) 三谷智子，他：阪神・淡路大震災，東日本大震災の直接死・震災関連死からみる高齢者の脆弱性，日本保健医療行動科学会雑誌，29（1）：26，2014.
10) 震災関連死に関する検討会（復興庁）：東日本大震災における震災関連死に関する報告書，2012.
11) 山岸俊夫，岡村州博：東日本大震災と生活習慣病；被災された方々の健康管理，共済医報，61(3)：246，2012.
12) 森惟明編著：知っておきたい高齢者のフレイル；活力低下を感じていませんか？，幻冬舎，2016，p.70.
13) 酒井明子：東日本大震災急性期における高齢者の健康問題が及ぼす影響と看護，老年医学，50（3）：310，2012.
14) 沖永壮治，他：広域災害時の高齢者医療の課題，日本臨牀，76（増刊1）：283，2018.
15) 飯島勝矢：災害時高齢者診療の今後の課題；東日本大震災から学んだもの，日本老年医学会雑誌，49（2）：166，2012.
16) 内閣府（防災担当）：避難所運営ガイドライン，2016，p.i.
17) 国土交通省：災害時・緊急時に対応した避難経路等のバリアフリー化と情報提供のあり方に関する調査研究報告書，2013．http://www.mlit.go.jp/common/000996097.pdf（最終アクセス日：2019/3/8）
18) 近藤龍也，他：「平成28年熊本地震」における糖尿病患者の血糖コントロールに関わる因子の検討，日本体質医学会雑誌，81（1）：1-7，2019.
19) Leininger, M. M. 著，稲岡文明監訳：レイニンガー看護論；文化的ケアの多様性と普遍性，医学書院，1995.

参考文献

・松浦直己編著：被災地の子どもの心こころケア；東日本大震災のケースからみる支援の実際，中央法規出版，2018.
・呉繁夫，他：災害に備えた平時からの母子保健・産科医療の連携状況に関する調査報告，平成26年度厚生労働科学研究費補助金（成育疾患克服等次世代育成基盤研究事業），2015.
・日本栄養士会：赤ちゃん防災プロジェクト；災害時における乳幼児の栄養支援の手引き，2019.
・日本助産診断，実践研究会編：マタニティ診断ガイドブック，第5版，医学書院，2015.
・吉田穂波，他：東日本大震災急性期の周産期アウトカムと母子支援プロジェクト，日本プライマリ・ケア連合学会誌，38（supplement）：136-141，2015.
・IFE Core Group：Infant and Young Child Feeding in Emergencies，2017.
・東京都福祉保健局：妊産婦・乳幼児を守る災害対策ガイドライン（平成26年3月改訂），2018．http://www.fukushihoken.metro.tokyo.jp/kodomo/shussan/nyuyoji/saitai_guideline.files/guideline.pdf（最終アクセス日：2019/12/19）
・厚生労働省：避難所生活を過ごされる方々の健康管理に関するガイドライン，2011.
・天田城介，渡辺克典編著：大震災の生存学，青弓社，2015.

＊ **災害多言語支援センター**：行政機関が発信する災害情報を集約して翻訳作業を行い，外国人被災者に情報提供を行う。被災地の市区町村および都道府県が協働で設置することが望ましいとされているが，被災状況に応じて判断される。

＊ **外国人支援情報コーディネーター制度**：外国人支援情報コーディネーターは，災害多言語支援センターなどで，災害時に行政機関などから提供される災害や生活支援などに関する情報を整理し，外国人被災者のニーズとのマッチングを実施するため，必要な研修が実施されることが望ましいとされている。

・後藤真澄，高橋美岐子編：災害時の要介護者へのケア；いのちとくらしの尊厳を守るために，中央法規出版，2014.
・杉本圭以子，山口秦恵：地域で生活する精神障害者に対する災害時の支援，こころの健康，33（1）：16-22，2018.
・全国社会福祉協議会：災害時の障害者避難等に関する研究報告書，2014.
・立木茂雄：高齢者，障害者と東日本大震災；災害時要援護者避難の実態と課題〈消防科学総合センター：地域防災データ総覧「東日本大震災関連調査（平成25年度）編」〉，2013，p.134-144.
・長澤久美子，高野美雪：発達障がいのある子どもと家族の避難生活上の困難さや必要な支援について；熊本地震における影響，心理・教育・福祉研究，17：21-31，2018.
・山﨑達枝監：避難所の立ち上げから管理運営 HAPPY，荘道社，2016.
・植木純，他：呼吸リハビリテーションに関するステートメント，日本呼吸ケア・リハビリテーション学会誌，27（2）：95-114，2018.
・全国腎臓病協議会災害対策委員会：全腎協 災害対策マニュアル，改訂第3版，2016．http://www.zjk.or.jp/kidney-disease/disaster/upload/20160613-150124-9660.pdf（最終アクセス日：2019/2/28）
・てんかん情報センター：Q&A 災害に対して備えておくことを教えてください．http://epilepsy-info.jp/question/faq10-7/（最終アクセス日：2019/2/27）
・東京都福祉保健局：透析患者用マニュアル（防災の手引き），2014．http://www.fukushihoken.metro.tokyo.jp/iryo/koho/books.files/3shyou.pdf（最終アクセス日：2019/2/28）
・日本栄養士会：災害支援．https://www.dietitian.or.jp/about/concept/jdadat/（最終アクセス日：2019/3/1）
・日本呼吸器学会：災害時の対応について，2019．http://www.jrs.or.jp/modules/citizen/index.php?content_id=147（最終アクセス日：2019/2/28）
・日本てんかん協会：波の会災害対応ガイド，2012．https://www.jea-net.jp/wp-content/uploads/2018/11/useful_pdf_13.pdf（最終アクセス日：2019/2/27）
・日本透析医学会危機管理委員会：透析をうけている患者さんへ；災害に備えて．https://www.jsdt.or.jp/public/2120.html（最終アクセス日：2019/2/28）
・日本糖尿病協会：糖尿病患者さんの災害への備え，2018．https://www.nittokyo.or.jp/modules/patient/index.php?content_id=32（最終アクセス日：2019/2/19）
・日本糖尿病協会企画委員会監：インスリンが必要な糖尿病患者さんのための糖尿病サポートマニュアル，2012．https://www.nittokyo.or.jp/uploads/files/disaster_manual.pdf（最終アクセス日：2019/2/19）
・福井トシ子監：災害時の糖尿病看護マニュアル，日本糖尿病教育・看護学会，2013.
・臨床糖尿病支援ネットワーク：糖尿病災害時サバイバルマニュアル，第2版，2017.
・自治体国際化協会：災害時の多言語支援；多言語表示シートサンプル版．http://www.clair.or.jp/j/multiculture/tagengo/sheet.html（最終アクセス日：2019/2/19）
・自治体国際化協会：災害時の多言語支援のための手引き2012；平時に確認したいチェックポイント，2012．http://www.clair.or.jp/j/multiculture/docs/tebiki2012.pdf（最終アクセス日：2019/2/19）
・総務省：災害時外国人支援情報コーディネーター制度に関する検討会報告書，2018．http://www.soumu.go.jp/main_content/000539746.pdf（最終アクセス日：2019/2/19）
・弘前大学社会言語研究室：「やさしい日本語」作成のためのガイドライン，増補版，2013．http://human.cc.hirosaki-u.ac.jp/kokugo/ej-gaidorain.pdf（最終アクセス日：2019/2/19）
・弘前大学人文学部社会言語学研究室：減災のための「やさしい日本語」．http://human.cc.hirosaki-u.ac.jp/kokugo/EJ1a.htm（最終アクセス日：2019/2/19）

第7章

災害時のメンタルヘルス

I 被災者のメンタルヘルス

到達目標
1 被災者の心理の変化について説明できる
2 災害時のメンタルヘルスケアニーズについて説明できる
3 DPAT活動について説明できる

突然の大きな災害発生により自分の住まいが破壊され，生活基盤が喪失し，また家族などが命を奪われることを目のあたりにしている被災者は，大きな動揺と混乱のなかにある。そのため精神的に不安定になるのは，異常な状況における正常の反応といえる。したがって，それらすべてが，すぐに精神科の治療対象となるわけではなく，多くの場合は自然回復が期待できる。この自然回復する力を促進するための心理社会的な支援を基本とし，専門的な精神科の治療との連携体制を構築することが重要である。

一方で，平時に精神疾患をもつ患者は，わが国では約400万人にのぼるといわれている（厚生労働省「平成26年患者調査」）。災害時には適切な診療を受けることや服薬の継続が困難になることが多い。治療中断の結果，精神疾患の再燃や増悪をきたしやすい。また，精神疾患をもつ患者は，もともと環境の変化に脆弱（ぜいじゃく）であり，平時は生活のなかで問題が表面化していない場合も，急激な環境の変化や慣れない避難所などでの共同生活をすることで，意思疎通困難や暴力など，時に症状の顕在化を生じる恐れがある。このように，もともと精神疾患をもっている被災者が，精神科の治療を継続できるようにする必要があることも忘れてはならない。

1. 被災者の心理の変化

戦争や，自然災害などの出来事は世界各地で起きている。こうした出来事が起きると誰もが影響を受けるが，それに対する反応や現れかたは，人によってかなり違いがある。軽い反応で収まる人もいれば，激しく反応する人も存在する。どのように反応するかは，過去のつらい体験や，周りからの支援の状況，文化的な背景や伝統，年齢によって変わってくる。

▶ **心理的反応の時間経過**　災害による心理的反応は時間の経過とともに変化するといわれている。心理的反応の時間経過を図7-1に示す[1)]。

❶ **茫然（ぼうぜん）自失期**（災害発生後数時間から数日間）：恐怖体験のため無感覚・感情欠如となる時期。
❷ **ハネムーン期**（災害発生数日後から数週間または数か月間）：被災者は一見，災害後の生活に適応しているかのように見える。被害の回復に向かって積極的に立ち向かい，**愛他的行為**が目立つ時期。
❸ **幻滅期**（災害発生数週間後から数年にかけて）：被災地外の人々の関心が薄れる時期になると，被災者は無力感・倦怠感にさいなまれるように感じる。

しかし，すべての人が必ずしも同じ経過をたどらない。災害後に一過性のストレス反応が生じても約75%は自然に回復するともいわれる[2)]。

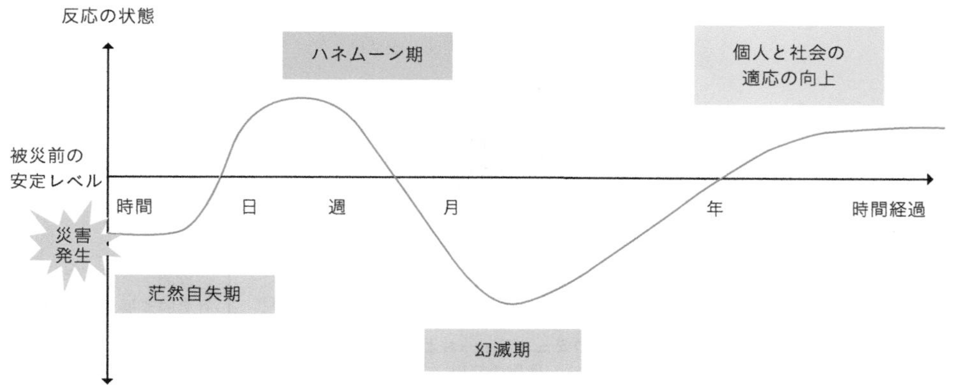

図 7-1 災害による心理的反応の時間経過

また，災害時の心理的反応は「異常な事態に対する通常の反応」と「精神疾患などメンタルヘルス」の問題の2つに分類することができる。

▶ 異常な事態に対する通常の反応　一過性のストレス反応，うつ・不安状態，睡眠障害，頭痛・胃痛・下痢といった自律神経症状，飲酒や喫煙の増加などがある。

▶ 精神疾患などメンタルヘルスの問題　うつ病，不安障害（**急性ストレス障害**［**ASD**］，パニック障害，恐怖症，**心的外傷後ストレス障害**［**PTSD**］など），適応障害，物質依存（アルコール，薬物，カフェインなど），医学的には説明のつかない身体症状などがある。災害後に生じるメンタルヘルスの問題の症状の例を表 7-1 に示す。

災害を機に生じたメンタルヘルスの問題は，一過性のものが多いが，生活再建の遅れや生活環境の悪化，避難所生活でプライバシーが保たれないなどが回復の妨げにつながるといわれている。また，社会やコミュニティーからの孤立，本人の意思に反したマスコミ取材や事情聴取なども含まれる。

災害を体験したほとんどの被災者は，急性期の症状から自然に回復がみられるといわれ

表 7-1 災害後に生じるメンタルヘルスの問題

病名・病態	症状
急性ストレス障害（ASD）	災害直後から出現し，1か月以内に消失。症状は心的外傷後ストレス障害（PTSD）と同じ。強い不安，不眠，いらいらなど。
心的外傷後ストレス障害（PTSD）	侵入症状，回避症状，認知と気分の陰性の変化，覚醒度と反応性の著しい変化。
抑うつ状態	抑うつ気分，興味と喜びの喪失，活力の減退，集中力と注意力の低下，自己評価や自信の低下，罪責感と無価値感，不眠，食欲低下など。身体症状（動悸，震え，発汗，頭痛，肩こり，胸痛など）から気づかれることもある。
物質依存	災害をきっかけに不安や不眠。復興作業の疲れ。もともと鎮痛薬を服用している＋ストレスによる悪化→アルコール依存，薬物依存，抑うつ状態。
躁（そう）状態	必要以上に元気になる。自分で気づくことが難しい。緊急事態に対処しようとするための一過性のものもあるが，対人関係のトラブルなどにつながる場合は，治療も考慮。

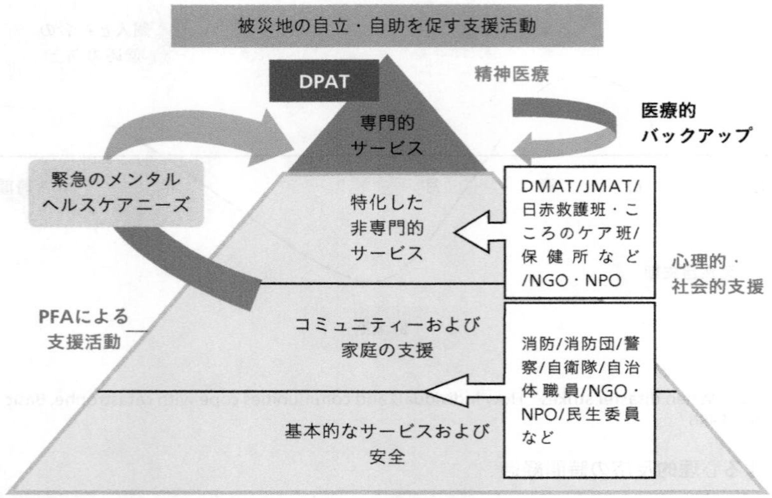

資料／DPAT事務局：災害時の支援者支援マニュアル，2018．を参考に作成．

図7-2 災害精神保健医療・心理社会的支援体制

ている。これらの人々に対して，すべての支援者が行える支援が，心理的応急処置（サイコロジカル・ファーストエイド；PFA）である（第2章-Ⅱ-G-1-3「被災者・支援者に対する心理的応急処置」参照）。一部の被災者は治療が必要な精神疾患の可能性があり，その対象者には個別的に保健医療の専門家が対応する必要がある。具体的には，①自分を傷つける，自殺の恐れのある人，②他者を傷つける（暴力行為）可能性がある人，③日常生活に支障をきたしている人である。人々の回復を促すために「深刻なストレス状況にさらされた人々への人道的，支持的かつ実際に役立つ援助」がPFAである。PFAの3つの基本的な活動の原則は「見る」「聞く」「つなぐ」である。

日本における災害時の災害精神保健医療，心理・社会的支援体制を図7-2に示す。

2. DPATとは

1 DPAT設立までの経緯

1995（平成7）年の阪神・淡路大震災から，精神科医師，看護師などの専門職からなるいわゆる**こころのケアチーム**が，主に発災後に起きる中長期的な精神的不調に関する相談・診療を行ってきた。しかし，2011（平成23）年の東日本大震災においては，①急性期医療支援の必要性，②統括の必要性，③平時の準備の必要性の3点が課題として残った。

特に宮城県，福島県では沿岸部の精神科病院が被災し，約1200人の入院患者が全国に搬送された。しかし，平時より災害医療のシステムに精神科の医療機関は組み込まれておらず，支援は遅れた。被災した精神科病院からは，転院の際に肺炎，脱水，低体温症などによる多数の死亡例がみられた。

このような発災直後からの精神科医療ニーズに組織的に対応するには，いわゆる従来の中長期の心理・社会的支援を主体とした個々のこころのケアチームでは困難であり，組織づくりと平時からの人材育成が必要である。このため 2013（平成 25）年に**災害派遣精神医療チーム**（**DPAT**）が設立された（第 1 章-IV-E「災害派遣精神医療チーム（DPAT）」参照）。

2 DPATの活動

DPAT は 2014（平成 26）年 8 月の広島豪雨以降，毎年数回災害派遣されており，その都度，災害医療における精神科医療の位置づけは大きくなってきている。特に 2016（平成 28）年の熊本地震では，全国への DPAT 派遣要請および被災した精神科病院からの患者搬送の 2 点が，制度創設以来，初の活動内容となり，派遣自治体および派遣隊数は 41 都道府県，1091 隊と全国的な支援に発展した。

▶ 活動期間　DPAT の活動期間は，発災当日から被災地の精神保健医療体制が復興するまで長期間にわたることがある。DMAT（災害派遣医療チーム）の活動期間は 1 隊当たりおおむね 48 時間以内（移動時間を除く）を基本としているが，DPAT は移動日 2 日，活動日 5 日の 1 週間を標準とし，さらに必要があれば後続隊を数週間〜数か月継続して派遣を行うこともある。

▶ 活動内容　発災当初は診療継続が困難な倒壊の危険のある精神科病院の入院患者を，ほかの病院へ転院させるための支援などを行う。その後は，時間の経過とともに災害ストレスにより心身の不調を訴える被災者へのケアや，ほかの医療救護班などからの緊急のメンタルヘルスケアニーズに対しての精神保健医療への引き継ぎを行う。また，避難所の保健師や運営スタッフなどの支援者への支援についても助言を行っている。

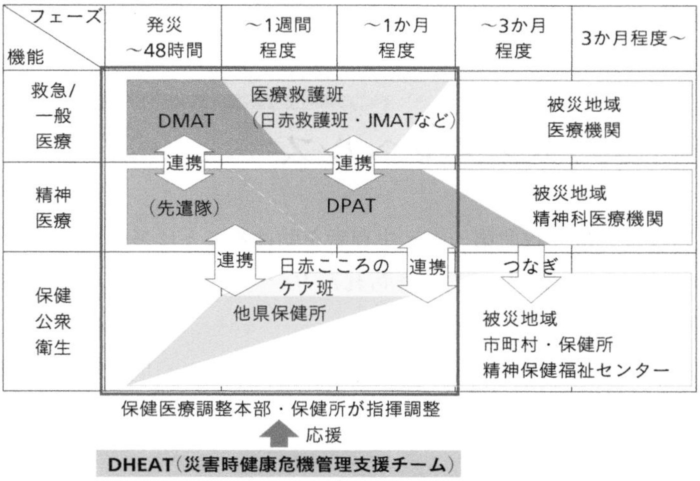

資料／渡路子，他：DPAT の現状および課題について，平成 29 年度厚生労働科学研究費補助金「災害派遣精神医療チーム（DPAT）の機能強化に関する研究」，2018．https://www.mhlw.go.jp/content/10802000/000328602.pdf（最終アクセス日：2020/1/15）

図 7-3 フェーズごとの災害保健医療体制

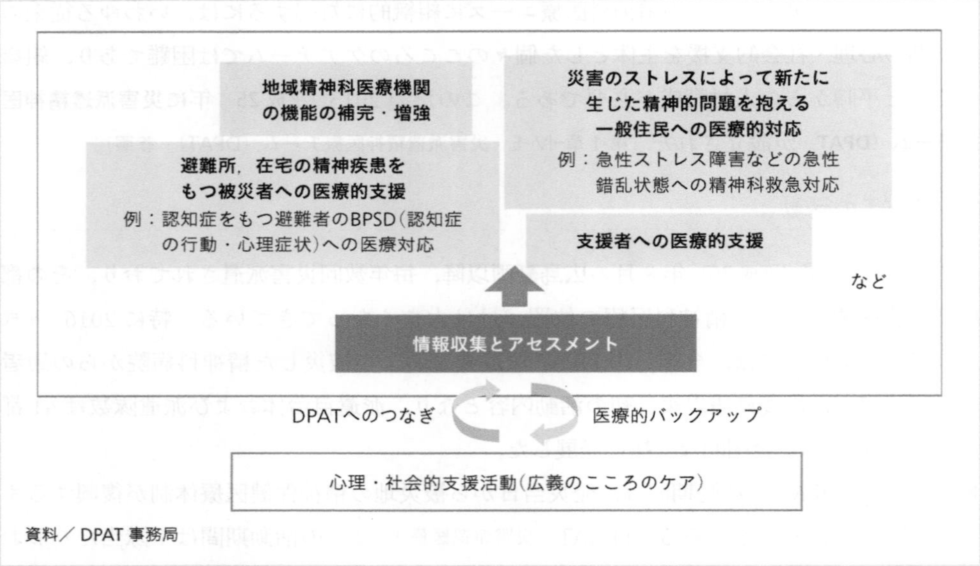

図7-4 DPATの主な活動内容（災害精神医療）

DPAT の活動は地域の精神保健医療の補完であり，地域精神保健医療機能が回復するまでの切れ目のない総合調整が必要である。DPAT は各期（フェーズ）で関連組織と連携しながら，被災地の医療機関や被災地の精神保健福祉センターへの引き継ぎを行っている。災害発生からのフェーズごとの災害保健医療体制イメージについて図 7-3 に示す。

災害大国日本における精神医療は，従来の心のケア活動から，災害医療体制における組織連携を重要視した DPAT の整備により，制度面での位置づけが明確化された（図 7-4）。

DPAT 事務局では，DPAT 統括者の研修や DPAT 先遣隊の研修を行い，災害への備えを含めて体制整備を行っている。

Ⅱ 遺族のメンタルヘルス

これまで災害現場では「救命第一」と生存者を助けることに多くのエネルギーが注がれてきた。その一方で，不幸にして亡くなられた方やその家族（遺族）への配慮は十分とはいえなかった。生命あるものの死は避けられない。しかし，災害で犠牲となった人々の遺体には惨事を物語る損傷の大きいものも少なくなく，突然の予期せぬ死は大切な人を失った方々に深いきずと計り知れないショックを与え，災害では喪失と悲嘆が同時に訪れる特徴がある。

A 悲嘆とは

到達目標 1 喪失や悲嘆について述べることができる

1 喪失と悲嘆

突然発生した災害に遭遇し死別により大切な人を失う喪失により遺（のこ）された者にとって重い出来事であり，その喪失に伴う感情は悲嘆と表される。**悲嘆**（grief：グリーフ）と**喪失**（loss：ロス）は，近親者・友人など愛する人，もしくは物を失った後に生じる心理状態である。

悲嘆とは「喪失に対する様々な心理的・身体的症状を含む，情動的（感情的）反応」であり「心身症状を伴う症候群」であるといわれている。これは時に，長期的に及ぶプロセスであり，悲しみをはじめ，不安，怒り，罪悪感など，様々な情動の介在が認められる。悲嘆に明確な終わりはなく，遺された者のその後の人生を左右してしまうこともある。

2 悲嘆のプロセス

大切な人を失った後に起こる喪失感によって生じる症状は，喪失体験を受け止めるうえでの正常な反応である。通常，時間の経過によって症状は変化し，数週間から数か月の間は急性期，その後は慢性期をたどり，少しずつ回復がみられる場合が多い（表7-2）。

B 災害時の遺族ケア

到達目標 1 日本DMORTの定義，要件，活動の概要を説明できる

1 日本DMORTの目的と活動

DMORT（disaster mortuary operation response team）は**災害死亡者家族支援チーム**を指す。

表7-2 悲嘆のプロセス

喪失直後（急性期）	①呆然（ぼうぜん）自失：麻痺，解離，ショック，パニック，何も考えられない ②否認：現実に発生したことが信じられない，認められない ③幻覚：故人の声が聞こえる，姿が見えたり，気配を感じる ④情動の介在（混乱）：悲しみ，不安，罪悪感，後悔，うらみ，不当感，やり場のない怒り，自責，孤独，思考や行動力の低下（倦怠感，無力感） ⑤思慕：故人の手紙・写真・声などに関心を向け，故人と親しい人や場所・物に心が奪われる，再会を願う ⑥絶望：あきらめ，生存の望みを失う
慢性期	⑦適応：喪失の受容，故人が生きた証，亡くなった意味をとらえる ⑧希望：亡くなった方についてユーモアをもって語ることができる ⑨再建：新しい自己の形成，将来の計画を立てられる

参考／松井豊：看護管理職の惨事ストレス研修講座資料〈筑波大学エクステンションプログラム〉，2018.

災害直後から死亡者の家族支援を行い，悲しみをできるだけ和らげるグリーフケアを目的としている。

わが国では，災害による死亡者の家族および関係者の精神的支援を発災早期より行うことで家族支援を行うことを目的として日本DMORTが設立された。日本DMORTの活動は，①災害現場への医師，歯科医師，看護師，臨床心理士，救命救急士，災害調整員などの派遣，②長期の遺族支援，③専門家の育成，研修事業，④DMORT活動の情報提供および啓発事業などとなっている。DMORTの活動をするには，日本DMORTが主催する研修を受講しなければならない。

2 遺族ケアの要点

災害や不慮の事故などにより大切な人を失った悲しみは非常に重く，その悲嘆の感情表出は人によって様々である。特にわが国では，感情を表に出さないことがよしとされる文化が根強いため，看護師は一人ひとりに注意を払い，ケアの方法を柔軟に変えていくことが重要である。その際，無理に悲しみを共感しようとするのではなく，そっと見守ることや，ただそばにいることも必要であると理解すべきである。

傾聴とは，何かを聞き出すことではない。たとえ言葉による表現が得られなかったとしても，耳を傾けるだけではなく，心にも寄り添い，相手の気配や感情の発露を察することも，重要な傾聴の姿勢である。

責任感の強い看護師は「話を聞くことができなかった」「黙ってそばにいることしかできなかった」「そばにいただけで本当によかったのか？」などと自問することもある。しかし，突然のつらい出来事に遭遇した人は，言葉をかけられるより，そばに寄り添い，悲しみを受けとめようとしてくれた優しさに救われることも多い。特に喪失感が強い時期は，感情の振れ幅も大きいため，より柔軟で穏やかなケアが必要である。

III 支援者のメンタルヘルス

到達目標
1 支援者のメンタルヘルスの特徴について述べることができる
2 支援者支援の対象について列挙できる
3 支援者支援におけるセルフケアについて述べることができる
4 支援者支援における組織的ケアについて述べることができる
5 支援者支援の体制（評価と介入）の重要性を説明できる

1. 支援者とは

災害支援では，災害を体験した人や地域，すなわち被災者および被災地を支援する活動を行うことになる。こうした災害支援活動に従事する人々（支援者）の属性は，①**被災者**す

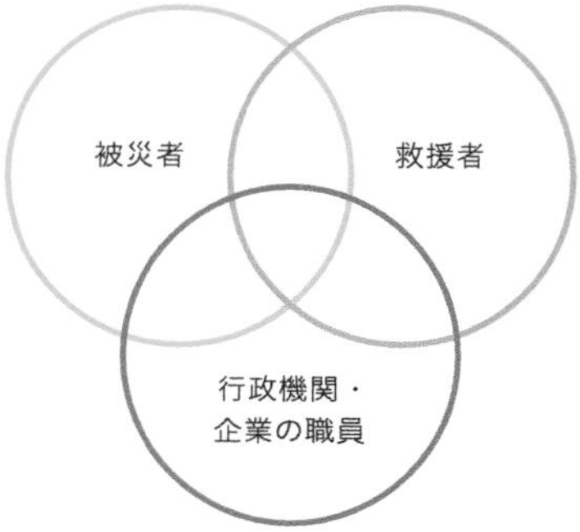

出典／丸山嘉一，他：「支援者支援マニュアル作成」に関する研究〈厚生労働科学研究費補助金（障害者政策総合研究事業（精神障害分野））「災害派遣精神医療チーム（DPAT）の機能強化に関する研究」分担研究報告書〉，2017，p.37，一部改変．

図7-5 支援者支援の対象

なわち被災地に居住する支援者（地域の消防団，青年団などの各種ボランティア活動の担い手など），②災害支援そのものが職務の一つである**救援者**（警察，消防，自衛隊，医療救護班など），③**行政機関・企業の職員**（鉄道・航空会社，原子力発電所職員など）に分けることができる（図7-5）。しかし，支援者の属性は1つとは限らず，複数の区分にまたがっている場合もある。

また，支援者は一定期間，被災地外から被災地に赴き，災害支援活動に従事する**被災地外支援者**，そして被災地における平時の業務に加え，災害によって特別に生じたニーズに対応を行う**被災地内支援者**という観点から位置づけることができる。

支援者支援の対象は図7-5に示したすべての支援者となるが，ここでは主に救援者に焦点を当てて概説する。被災者および行政機関・企業の職員に相当する被災地内支援者については，次節「被災地内支援者のメンタルヘルス」を参照。

2. 支援者のメンタルヘルスと支援者支援

被災現場での体験は，支援者にも被災者と同様にストレス反応を生じさせる。支援者は，支援活動に従事するなかで，①被災現場の惨状の目撃，②2次災害の危険性，③被災者・遺族へのかかわり，④遺体へのかかわり，⑤支援活動の指揮系統の混乱，⑥過重労働など，様々なストレス要因を体験する。これらのストレス要因は**惨事ストレス**ともよばれ，フラッシュバック，不眠，悲嘆，無気力，疲労などの心的外傷後ストレス反応を生じさせる可能性がある。

これらのストレス反応は異常事態に対する正常な反応として，誰にでも起こり得る反応であり，多くの場合は一時的であり，時間とともに回復する。しかし，惨事ストレスの反応や影響が長引き，日常生活や職務生活に支障をきたす場合もあるため注意が必要である。

特に，支援者特有の反応として，職場風土や自身の職務に対する使命感や強い責任感から，高揚した気分あるいは「立派な支援者でいなければならない」「支援者は弱みを見せてはいけない」などの考えかたや価値観が生じる。これらの結果，過活動あるいは自他への怒り（自罰的，他罰的）や攻撃性が強くなり，ひいてはストレスの自覚および周囲への相談行動の阻害につながりやすい。

したがって支援者自身がストレスを受けた際の心身の反応を理解し，反応が長引く場合には早期回復のため周囲に相談できる体制をつくることが必要である。

3. 支援者支援におけるセルフケア

よい支援を継続するためには，支援者自身が心身ともに良好な状態を保つことが必要である。個人で実行できるセルフケア，いわゆるストレスマネジメントの観点から表 7-3 に示すような対処法がストレス軽減に有効である。

4. 支援者支援における組織的ケア

1 支援者支援体制

個人単位でのセルフケアは，特に業務にかかわる事項では，支援者の属する組織の理解や支援体制なしには実施するのに限界がある。緊急時・災害時の国際的な人道支援のための機関間常設委員会であるIASC（Inter-Agency Standing Committee）のガイドライン（2007）[3]では，救援者（支援者）支援について「危機的状況下の業務によって起こり得る心理社会的影響を緩和する支援を提供することは，極めて危険な状態にスタッフを配置している組織の人道的義務であり，責任である」と組織の支援体制の重要性を強調している。したがって組織単位でのケア体制を整えることが必須である。具体的には，以下の諸点があげられる[4]。

表7-3 支援者のストレス対処法（セルフケア）

1. 健康的な仕事と生活習慣	●過去に役立った対処法の活用 ●食事，休息，リラックスのための時間をとる ●仕事の分担，交代制，定期的な休息を行う ●すべての問題を解決することはできないことを認識する ●アルコール，カフェイン，ニコチン（煙草）の摂取は最小限にする ●仲間どうしの声のかけ合い，互いに支え合う方法を用いる ●友人，大切な人，信頼できる人に相談する
2. 休息と振り返り	●支援体験をリーダー，仲間，信頼できる人に話す ●小さなことでも役に立てたことを確認する ●活動の限界について振り返り，受け入れる ●元の仕事，生活を再開する前に休息する時間をとる

出典／世界保健機関，戦争トラウマ財団，ワールド・ビジョン・インターナショナル著，国立精神・神経医療研究センター，ケア・宮城，プラン・ジャパン訳：心理的応急処置（サイコロジカル・ファーストエイド：PFA）フィールド・ガイド，2012，p.49-50，一部改変.

❶個々の災害・紛争などに関してスタッフの健康を守り，促進すべき具体的な計画を利用するようにする
❷その職務および災害・紛争など状況に合わせてスタッフの準備を整える
❸健全な労働環境を促進する
❹業務上予想されるストレス要因に対処する
❺スタッフに対する保護ケア・心理社会的支援の利用可能性を確保する
❻惨事ストレスや心的外傷を生じさせる可能性のある出来事を経験，または目撃したスタッフに支援を提供する
❼活動後にも支援を受けられるようにする

2 支援者のストレスチェック

平時の職場のストレス軽減対策の一貫として労働安全衛生法の一部改正（2015［平成27］年12月公布）を受けストレスチェック制度が導入された。本制度は，メンタルヘルス不調の未然防止の段階である1次予防の強化を目的とした職場単位の取り組みである。

▶ **ストレスチェックの基本的な考えかた**　災害支援者に対しても，目的に応じてストレスチェックを活用することは有用である。以下に，支援者支援におけるストレスチェックの基本的な考えかたを示す[5]。

❶支援者の組織が主体となり，ストレスチェックを行う
結果は組織が管理，しかし回答者の職業生活に不利益が生じないよう保障する
❷評価と介入は必ずセットで行う
ストレスチェックを実施する際は，実施後のフォローアップ体制を整備したうえで行い，体制がない場合は，まずは体制づくりから着手する
❸支援活動直後の単回の実施のみではなく，中長期的に調査を継続する

実施時期	評価内容	尺度例
活動前	一般的な精神健康度の評価	K6/K10，GHQ12など
活動後	出来事の体験から生じる反応と支援ニーズの評価	IES-R，PDI，SPRINT-Eなど

▶ **アセスメント**　なお，支援活動直後にストレスチェックの得点などが高値であることは，多くは異常事態に対する通常の反応である。「ストレスチェックの得点が高値＝即，治療的介入が必要」とは限らない。そのため専門的治療や支援の必要性のアセスメントは，専門家の判断を仰ぐなど慎重にすべきである。

▶ **チェック実施時期**　トラウマ体験1週間後よりも4週間後のほうが急性ストレス障害（ASD）から心的外傷後ストレス障害（PTSD）に移行するケースの予測可能性が高い[6]，国内のDMAT隊員を対象とした継続的なストレス調査の結果，支援活動直後の精神的苦痛が4年後の燃え尽き症候群を予測する[7]とする研究報告もあり，適切な実施時期については，今後さらに検討を要する。しかし，災害後に遅発性のPTSDが生じることは知られており，直後の単回の実施ではなく，中長期的にモニタリングを実施することが望まれる。

Ⅳ 被災地内支援者のメンタルヘルス

到達目標
1 被災地内支援者の精神状態の変化を説明できる
2 急性期，亜急性期，慢性期における被災地内支援者のストレス反応を列挙し，対応方法を説明できる

震災後，被災地に居住する支援者（被災地内支援者）の7～12%に心的外傷後ストレス障害（PTSD）が起きることが報告されている。また，災害後のうつ病・PTSD発症率が高くなることも報告されており，被災者ならびに支援者のうつ病・PTSDから慢性疾患（糖尿病，高血圧，心疾患など）の悪化，離職が報告されているものの，どのようにこれらを予防できるのかについては明らかではない。しかし，うつ病・PTSDになる前に，うつ状態・外傷後ストレス反応（PTSR）という非常事態での正常な反応が起きており，うつ状態・PTSRの悪化予防を行うことで，うつ病・PTSDを予防し，さらには離職や休職を防ぐことができると考えられる（図7-6）。

1. 急性期における精神状態とセルフケア

被災後1週間から1～2か月まで，被災者は過覚醒で，起きた出来事を受け入れられない状況になり，恐怖感を有しながら生活を送っている。災害に伴う恐怖と不安，恐怖と不安からくる不眠，過覚醒，過緊張，過活動が起こり，特に被災地内支援者は医療のトリアージ，食事や医療に関する必要物資の病院内での搬送などを行い，病院に到着できない

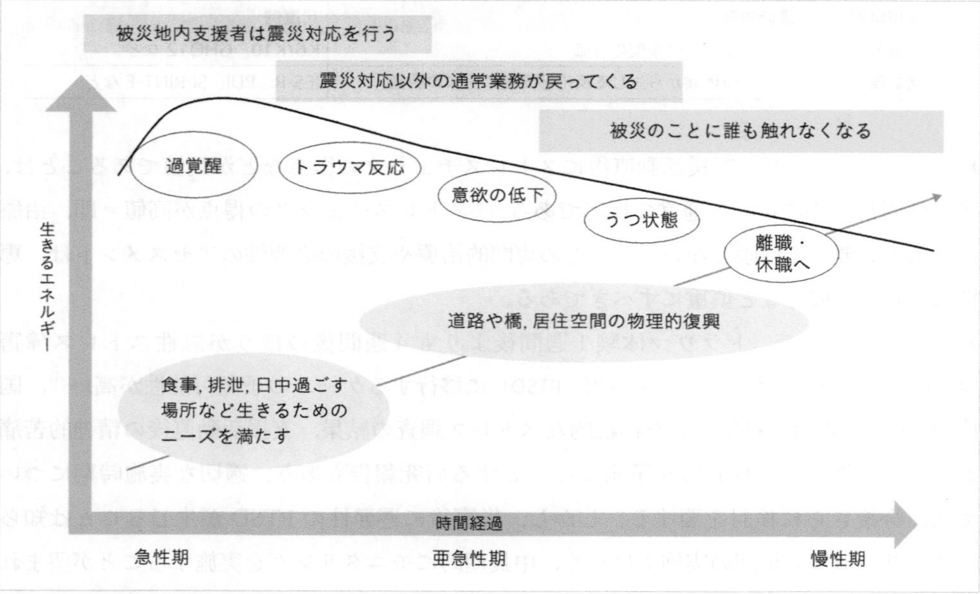

図7-6 災害後の精神状態の変化

支援者・働き続けている被災地内支援者に代わり，被災職場で仕事を続ける。職場に寝泊まりすることもあり，食事や休養が不十分な厳しい環境で仕事を続ける。

また，災害の恐怖感や不安感が強いなか仕事をし続けるため，緊張が強く食欲不振，食事量の減少，不眠，過活動などが続く。この時期は外傷後ストレス反応（PTSR）として，災害に類似した環境になると不安になり落ち着かない，不安が強い，眠れない，食事がとれないなど日常生活の乱れが起きるが，次の対応を行うことで回復することができる。

▶ 対応　現在の過覚醒，恐怖感や不安感，また集中力や注意力が低下し興奮しやすかったり逆にやる気がでないことは非常事態では誰にでも起きるストレス反応であり，心配しすぎず，恐怖や不安を語り，泣きたいときはしっかりと泣き，恐怖や不安をとることが重要であることを伝える。PFAという自分の今の状態，対応に関する心理教育が役にたつ（第2章-Ⅱ-G-1-3「被災者・支援者に対する心理的応急処置」参照）。

このときの対応としては，①今は安全であるという安全の保証，②具体的な行動がとれるよう明確に手助けをする，③食事や排泄，睡眠など日常生活におけるセルフケア不足を補う，④ストレス反応であるため回復することを伝える，⑤被災体験を話す機会をもち，そこでの苦痛・恐怖の体験と感情をしっかりと共有して話す，⑥仕事の量を減らし，自分のニーズをもとに食事，睡眠，気分転換，活動のしかたなどセルフケアを整える，⑦ストレス反応が強く不眠，過緊張が強い場合には，一時的に抗不安薬の助けを借りて休息をとる，などがある。

2. 亜急性期における精神状態とセルフケア

どの時期を亜急性期とよぶかは文献によっても異なるが，災害後1～4週間を過ぎると物理的復興が進んでいく。道路や家屋，被災した状況が少しずつ回復していくが，被災前の状況には到底追いつかない。しかし，災害から時間が経つほど「災害を忘れたい」「災害の影響で気力や意欲が低下していることを認めたくない」「災害は関係ないと思いたい」と否認･抑圧が働くため，どうしようもない怒りが強くなり，過食，飲酒量の増加，不眠，気分変動が起こり始める。

また，この時期は，これまで災害対応一色であった仕事が通常の仕事へ戻っていく。そのため，被災地内支援者は災害対応に加えて通常の業務をしなければならず，仕事量が増える。災害の影響は認めたくないものの仕事量は増えるため，それを認めざるを得なくなり，怒りが強くなる。

▶ 対応　この時期には，①自分自身の災害に関する怒り，仕事に関する怒りを同僚・家族間で共有し表出する，②怒りのコントロールの方法（怒りの内容を人に話す，気分転換を図る，安全に物を壊すなど）を検討する，③怒りを抑圧すると日常生活のなかで抑うつが強くなり臥床がちとなるため，災害前に好きだったことを無理やりでも始めてみる，④日常生活のなかで災害と離れる時間を積極的にもち，活動と休息のバランスをとる，⑤食事・排泄や活動・休息のバランス，孤独と人とのつきあいのバランスにおいて，自分のニーズを満たすためのセルフケアを展開できるようにする，⑥仕事量を減らし仕事の時間を少なくすることが重要になってくる。自分自身でも対応するが，周囲にも声かけをすることが必要になる。さらに，この時期では職場の集団としてのまとまりが悪くなるため，リーダーである管理職は上記のことを声かけしながら，スタッフと個別面談をし，仕事と生活におけるセルフケアを促進できるように配慮していく必要がある。

これらの適切な対応が行われないと，うつ病，心的外傷後ストレス障害（PTSD）へと移行していく。

3. 慢性期における精神状態とセルフケア

災害後 10 か月を過ぎると物理的復興は進んでいくものの，被災地内支援者は災害対応に加えて仕事量が増えた状態で仕事を続けてきている。災害対応が減ってはいくものの喜びの喪失，意欲の低下，生きるエネルギーが低下し，抑うつ状態となる。食事量の減少や過食，不眠か過眠，意欲の低下，活動量の減少などが起きる。したがって糖尿病や高血圧，心疾患などの慢性疾患も悪化する。さらに亜急性期に引き続き災害の影響を考えたくないため，災害とその後の生活ストレスを認めたくないという否認・抑圧が働き，意識して自分の生活をコントロールすることが少なくなる。また職場においても“被災は，あなただけが受けているわけではなく皆がつらい”というメッセージが届くと，災害に関する苦痛を共有しづらくなり，否認や抑圧がさらに進み，うつ病，PTSD が発症しやすくなる（図 7-7）。

▶ **対応**　積極的に，①仕事・生活におけるストレス，怒りを具体的に表現することを助け，②自分のニーズをもとに自分の生活を組み立て直し，③災害前の生活に戻るのではなく，災害後に改めて自分の生活の再構築を図る必要があることを認識してもらい，④職場でも自分の思いをしっかりと表現して共有を図り，無力感や怒りを表現しながら仕事をし，⑤仕事のやりかたも自分自身の生活の再構築に合わせて見直すことが必要になる。

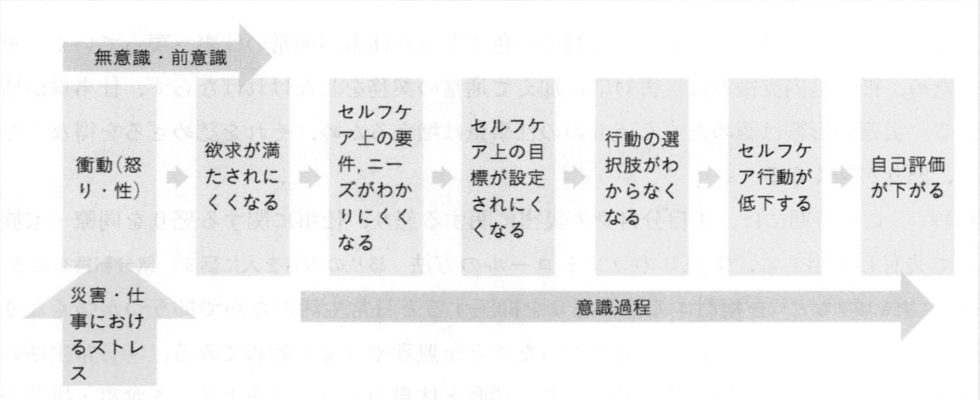

図 7-7　災害後のストレスに影響を受けるセルフケア

＊

急性期から慢性期までの対応は，その職場の管理者が理解し当事者とともに話し合いながら進めることが最も重要だが，同時に職場の理念や目標を共有し，ペースを緩やかにしながら仕事が展開されることが必要である。被災者で仕事をし続けた支援者ほど精神状態は悪化しやすく，管理者はこのことを理解しながら職場環境を整え，災害後の影響を否認せずに，うつ病，PTSDへの予防的介入を促進することが必要である。

文献

1) Raphael,B.：When disaster strikes；How individuals and communities cope with catastrophe, Basic Books, New York, 1986.

2) Norris,F.H., et al.：Looking for resilience；understanding the longitudinal trajectories of responses to stress, Social Science & Medicine, 68（12）：2190-2198, 2009.

3) Inter-Agency Standing Committee（IASC）：IASC Guidelines on mental health and psychosocial support in emergency settings, IASC, Geneva, 2007.

4) 機関間常設委員会（IASC）作業委員会：災害・紛争等緊急時における精神保健・心理社会的支援に関するIASCガイドライン，ストレス災害時こころの情報支援センター，p.86-91. https://saigai-kokoro.ncnp.go.jp/document/pdf/mental_info_iasc.pdf（最終アクセス日：2019/7/5）

5) 丸山嘉一，他：平成30年度厚生労働科学研究　災害時の支援者支援マニュアル（DPAT事務局ホームページ）. https://www.dpat.jp/document.php（最終アクセス日：2019/7/5）

6) Murray, J., et al.：Dissociation and post-traumatic stress disorder；two prospective studies of road traffic accident survivors, British Journal of Psychiatry, 180：363-368, 2002.

7) Kawashima, Y., et al.：Post-traumatic stress symptoms and burnout among medical rescue workers 4 years after the Great East Japan Earthquake；a longitudinal study, Disaster Medicine and Public Health Preparedness, 10（6）：848-853, 2016.

参考文献

・朝田隆監：災害時のこころのケア；心理支援，医療・福祉，生活支援，付属文書編，筑波大学医学医療系精神医学，2015.

・厚生労働省：災害医療派遣精神医療チーム（DPAT）活動要領，2017. https://www.mhlw.go.jp/stf/seisakunitsuite/bunya/0000164413.html（最終アクセス日：2019/3/16）

・厚生労働省委託事業DPAT事務局：DPATとは. http://www.dpat.jp/（最終アクセス日：2019/3/16）

・小谷英文，宇佐美しおり：PASセルフケアセラピイ，PAS心理教育研究所出版部，2018.

・酒井明夫，他監，大塚耕太郎，他編：災害時のメンタルヘルス，医学書院，2016.

・坂口幸弘：死別の悲しみに向き合う；グリーフケアとは何か，講談社，2012.

・世界保健機関，戦争トラウマ財団，ワールド・ビジョン・インターナショナル著，国立精神・神経医療研究センター，ケア・宮城，プラン・ジャパン訳：心理的応急処置（サイコロジカル・ファーストエイド：PFA）フィールド・ガイド，2012.

・重村淳，金吉晴監：災害救援者・支援者メンタルヘルスマニュアル. https://saigai-kokoro.ncnp.go.jp/document/pdf/mental_info_saigai_manual.pdf（最終アクセス日：2019/3/9）

・スタッダード，F.J.，他著，小谷英文監訳：最新 大災害メンタルヘルスケアガイド 不測の衝撃；危機介入に備えて知っておくべきこと，金剛出版，2014.

・高木慶子，他編著：〈悲嘆〉と向き合い，ケアする社会をめざして；JR西日本福知山線事故遺族の手記とグリーフケア，平凡社，2013.

・高橋晶編著：災害支援者支援，日本評論社. 2018.

・中村博文，渡辺尚子：精神医学的文献からみた災害時におけるこころのケア，千葉県立衛生短期大学紀要，27（1）：183-189, 2008.

・Foy, D.W., et al.：Group intervention for treatment of psychological trauma；Modle 4 : An overview of evidence-based group approaches to trauma with adults, American Group Psychotherapy Association, 2004.

・Silapunt, P.：MDS Implementation in ASEAN Region under ARCH Project, The 14th Asia Pacific Coference on Disaster Medicine in Kobe, Japan, 2018, p.100.

第 8 章

災害に関連した特殊な医療・看護実践

I 瓦礫の下の医療（CSM）

到達目標
1 瓦礫（がれき）の下の医療の特殊性を活動体制，環境の各観点から説明できる
2 瓦礫の下の医療の特殊性を病態，治療の各観点から説明できる
3 瓦礫の下の医療における看護師の役割を説明できる

瓦礫の下の医療（confined space medicine；**CSM**）とは倒れた建物内などに取り残された傷病者に対し，救助活動と並行して医療活動を実施することで救命を目指す病院前救急医療活動である。

阪神・淡路大震災の教訓を契機にアメリカのシステムを研究する形で，2000（平成12）年頃から国内に紹介され，2005（平成17）年のJR福知山線脱線事故では一昼夜にわたり消防と医療が協力してCSMを実施し，5人の負傷者を救出するに至った。誰もが実施できる活動ではないが，災害時に適切な医療を提供するために，その実際と発生する病態，行われる治療，看護師の役割を解説する。

1. 瓦礫の下の医療（CSM）の特徴

救助に時間を要する閉鎖空間（confined space）には，トンネル，マンホール，下水溝，タンクなどの元来狭隘（きょうあい）な空間と，ビル倒壊や列車衝突など結果として生じた狭隘な空間がある。

日常遭遇する車両事故などの現場活動とは異なり，①2次崩落，有毒ガス・有毒物質，火災，爆発，漏電などの様々な危険が存在する，②数時間から数日にも及ぶ長時間の活動になる，③遺体への対応が必要になるなど，身体的にも精神的にも負荷の高い活動となる。

したがってCSMを行うにはドクターカーやドクターヘリなど病院前救急活動の十分な経験のうえに，消防など救助隊との合同訓練を定期的に行っておくことが必須である。また，交替チームの確保や現場での活動拠点の確立など，組織としての対応が必要となる。

2. 安全確保

活動では安全確保が最優先される。個人防護具は必須であり，かつ使いこなせなければならない。

瓦礫内への進入は，単に救助隊から要請されたから，またはそこに傷病者がいるからといった理由で短絡的に判断してはならない。本当に進入が必要な状況か，危険をクリアし傷病者に到達可能か，内部で医療処置は可能かといった点を冷静に判断する。進入する際は必ず退路の確保を念頭におく。

3. CSMでみられる病態と治療

▶ **低体温**　低温環境およびからだが接するコンクリートやステンレスへの熱伝導により体

温が下がる。保温用フィルムシートをかけ，からだと接触物の間には毛布などを差し込む。

▶ 脱水　長時間の経過，打撲・浮腫，出血などにより生じる。静脈路確保による輸液を行うが，困難な場合は経口的な補給も考慮する。

▶ 粉塵障害　倒壊時に発生する粉塵（ふんじん）は呼吸障害や眼障害を引き起こす。救助者側にも影響を及ぼすためマスク，ゴーグルを必ず装着する。

▶ クラッシュシンドローム　瓦礫の下の医療で対応すべき最重要かつ最難度の病態である（第9章-1「圧挫症候群（クラッシュシンドローム）」参照）。

4. 現場での医療活動

気道・呼吸・循環のいわゆるABCの管理と保温につとめる。Cにはクラッシュシンドロームへの輸液も含まれる。

骨折部は固定し救出活動に伴う体位の変化や移動に備える。挟まれや骨折に対する疼痛管理は呼吸循環抑制の少ないケタミンを使用する。暗い瓦礫の下に長時間閉じこめられている傷病者は不安感，恐怖感，無力感に襲われているため，声かけによりストレス軽減を図る。

1　閉鎖空間での医療活動のポイント

活動成功の鍵は進入前の瓦礫外での徹底した計画と準備にある。救助プランとのすり合わせ，必要な医療資器材の準備とすぐ使えるようなセッティング，緊急時の対応などをあらかじめ行っておく。

活動の目的は瓦礫内からの救出であり治療ではない。救助活動の妨げとならないよう必要最低限の医療処置のみを行う。

2　活動体制と看護師の役割

CSMを行うには医師2人，看護師2人の4人体制を基本とする。

看護師は資器材の準備など“瓦礫外”から瓦礫内の活動を支えるとともに，記録，救出後の搬送調整，救助隊員のサポート，家族対応など“瓦礫周囲”の活動全般に対応する。この役割は英語でanticipator（先を読む人）といわれていることが端的に示している。日常から意識的に先を読んだ看護活動を行うとともに，4人がチームとして動けるように机上シミュレーションや訓練を重ねることが必要である。

Ⅲ CBRNE(シーバーン)への対応

A 化学剤, 生物剤, 放射線災害での防護と対応

到達目標
1 化学剤，生物剤，放射線災害での防護の必要性を述べることができる
2 化学剤の特徴的な身体所見と治療・ケアの特徴を述べることができる
3 生物剤の特徴的な身体所見と治療・ケアの特徴を述べることができる
4 被ばくの特徴的な身体所見と治療・ケアの特徴を述べることができる

1. 化学剤, 生物剤, 放射線災害の防護

有害物質によって汚染された環境での活動や汚染された患者に触れる際には，有害物質を気道内へ吸い込むことと，直接的接触を回避するための防護具を装着する必要がある。各個人が全身を覆う**個人防護具**（personal protective equipment；PPE）を装着する。

▶ **個人防護具（PPE）** 対象となる有毒物質の種類によって防御性能が異なるPPEを使い分ける。皮膚が露出しないように全身を覆う非透過性の素材でできたスーツと手袋・長靴を装着する。特に顔面は気道と粘膜を保護する機能を有する器材を用いる。

吸収缶をとおして有毒な物質を含む空気に対応できる全面マスクを用いるが（図8-1），ゴーグルで眼を保護しながらN95マスクなど目の細かいマスクの着用でも可能な場合もある（図8-2）。

▶ **被ばく防止** 放射線被ばくにおいてはα線，β線以外の放射線をPPEで遮蔽することは困難である。しかし，PPEにより放射性物質（放射線を放出する物質）が体表に付着することは防ぐことができる。

体内に放射性物質を吸い込むと，体内から被ばくして有害性を生じる可能性がある。体

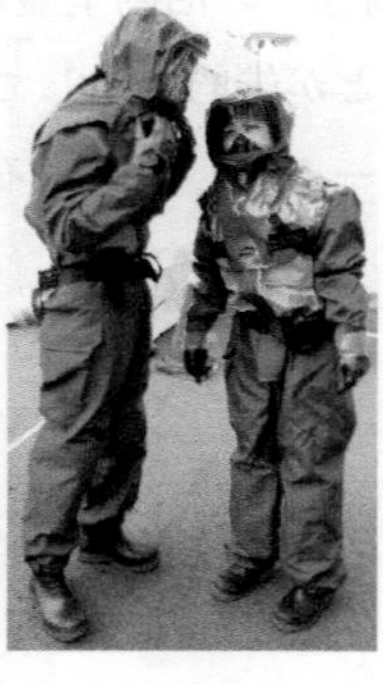

図8-1 化学剤対応レベルC防護具(吸収缶付き全面マスクと化学防護性素材の防護衣)

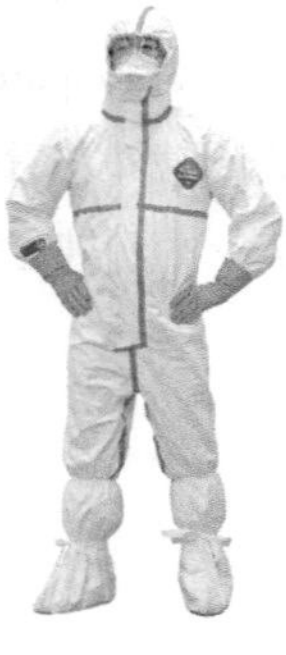

写真提供／アゼアス

図8-2 生物剤用の防護具

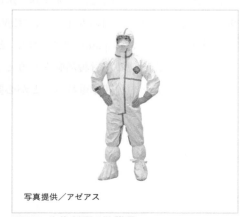

外からの被ばくを低減する方法には，①放射性物質から距離をおく，②被ばく時間を短くする，③放射線を遮蔽(しゃへい)する，の3つがある。

2. 化学剤による身体症状と治療・ケア

化学剤はその種類によって人体に生じる症状，所見は異なる。特徴的な臨床症状からその原因物質を判断することができる場合と，非特異的所見であるため症状からでは判別困難な場合がある。特徴的な症状を呈する物質では早く原因物質を推定して，治療を開始することが可能である（表8-1）。

化学剤に曝露された患者に対する治療・ケアには次の2つがある。

①原因となる化学剤に対して特有の解毒作用を有する治療薬の投与

②気道・呼吸，循環の安定化や痙攣(けいれん)に対処する一般的蘇生行為

3. 生物剤による身体所見と治療・ケア

生物剤は種々の細菌やウイルスを散布することにより感染をさせるもので，潜伏期を経て発症する。病原体の種類によって症状が異なるが，発熱や発疹性の疾患が多い。

治療は病原体の検査を実施して細菌であれば抗菌薬投与を行うが，ウイルスでは一部を除いて特異的な治療法が存在しない。感染症治療として一般的に必要な全身管理を行い，重症の場合には集中治療を行う。原因不明のときは空気感染を含めた高度な感染対策を実施して患者に接触する必要があるが，病原体が判明した後には，疾患の特異性に合わせた対策を講じる。

表8-1 原因物質と症状および治療・ケア

原因物質	症状	治療・ケア
神経剤（サリン，VX）	高度の縮瞳（暗くて見えない），分泌亢進（涙，鼻水，痰が多い），気管支攣縮(れんしゅく)（喘鳴(ぜんめい)），呼吸不全（呼吸困難），呼吸停止，痙攣，下痢，腹痛	気道分泌が亢進するため頻繁な継続性の吸引を行う。必要に応じて気管挿管などの気道確保と人工呼吸を行う。拮抗薬として，アトロピンとパム（プラリドキシムヨウ化物）を反復投与する
びらん剤（マスタードガス，ルイサイト）	皮膚・粘膜に灼熱(しゃくねつ)感，発赤，びらん，水疱を生じる。眼は痛みと流涙，後には潰瘍を形成する。吸入によって咳，喘鳴，肺水腫に至る	衣類の浸透性が高く，曝露直後に症状が出現しにくいため，初期に症状がなくても曝露部位を中心に一刻も早く水除染を実施する必要がある
血液剤（シアン）	高濃度曝露では30秒から1分で意識消失し，さらに呼吸停止，心停止に至る。低濃度曝露では呼吸数増加，めまい，悪心・嘔吐，頭痛。血液中の酸素飽和度の低下がなく，血液の色は明るい	100％酸素投与と気管挿管による人工呼吸を実施する。拮抗薬としてヒドロキソコバラミンが第1選択である。ほかに亜硝酸薬とチオ硫酸ナトリウム水和物を用いる
窒息剤（ホスゲン）	吸引によって一時性に呼吸器障害をきたす。初期に流涙，鼻汁，喉の痛みから始まり，数時間後に肺胞損傷から肺水腫に至るため経過観察が重要	特異的治療法は存在しない。眼や皮膚は大量の水で除染し，酸素投与，気道確保，人工呼吸などの対処療法が主体になる
催涙(さいるい)剤	流涙，眼痛，くしゃみ，鼻汁など皮膚粘膜の刺激症状。通常，曝露後30分程度続いて改善する	特異的な治療はない。時間経過によって改善する

表 8-2 病原体と症状および治療・ケア

病原体	症状	治療・ケア
天然痘	非常に感染力が強く，ヒトからヒトへ空気感染，飛沫感染，接触感染する。潜伏期は7〜16日とされ，倦怠感，発熱，頭痛から始まり，四肢同時に広がる発疹が出現する。紅斑→丘疹→水疱→膿疱→結痂→落屑とすべての発疹が同時に移行していく	隔離して空気感染対策が必要である。接触前にワクチン接種をしておく必要があるが，予期せずワクチン未接種者が接触した際には，すぐに実施する
炭疽菌	芽胞形成菌の特徴から，芽胞を散布するテロが実施される。炭疽菌の入った白い粉の散布は実例がある。潜伏期は平均5日。吸入による肺炭疽，皮膚炭疽，腸炭疽がある。一般的な感冒症状から始まり，呼吸困難，低酸素，ショック，髄膜炎に至る	ヒトからヒトへの感染はないので，看護によって感染するリスクがないことを知って臨むことができる。抗菌薬としてシプロフロキサシンの投与を行う
ペスト菌	ペスト菌に感染する疾患は2種類ある。腺ペストは高熱，頭痛，有痛性リンパ節腫脹と敗血症を起こす。肺ペストは高熱，咳，血痰，呼吸困難を生じる。リンパ節の膿や血液との接触感染，肺病変からの飛沫感染を起こす	接触感染・飛沫感染対策を講じた患者管理を行う。発症後24時間以内にテトラサイクリン，クロラムフェニコール，ストレプトマイシンなどの抗菌薬を投与する
ボツリヌス毒素	ボツリヌス菌がつくり出す生物毒を化学剤と同様に散布・混入することで発症する。初期には複視，眼瞼下垂，散瞳，会話困難がみられ，呼吸困難，全身の麻痺，呼吸停止に至る	ボツリヌス菌の感染症ではないため，除染後には，標準防護策で対応できる。早期に抗毒素血清を投与し，毒素作用が消失するまで人工呼吸管理を実施して回復を待つ

国際的に生物テロに用いられる危険性が高い病原体の症状と治療・ケアを表 8-2 に示す。

4. 被ばくによる身体所見と治療・ケア

放射線障害の本体はDNAの損傷である。DNAには修復能力があるが，大量の放射線を浴びると修復ができず細胞死を生じ，臓器機能障害を起こす。被ばく後2〜3か月後に機能障害を生じる急性障害を起こす。しかし，時間経過により，ほかの正常細胞の増殖により回復する。β線は熱傷をきたすことがある。

一方，DNAの損傷部位の修復過程にミスが生じると，がんの発生や遺伝的異常をきたす。数年から数十年経過してから発生する晩発性障害として，がん，白血病，白内障などが発生することがあるが，必ずしも放射線被ばくがなくても生じ得る病態であり，因果関係は示しにくい。

▶ **治療・ケア**　放射性物質の塊である線源を患者が保有していない限り，救援者である医療者に健康被害を生じることはない。体表に付着する放射性物資を除染した後であれば，一層通常の対応が可能である。

B 爆発による身体所見と治療・ケア

到達目標　1 爆発による特徴的な身体所見と治療・ケアの特徴を述べることができる

爆発は人体の様々な部位に損傷を生じるが，爆発衝撃波，爆風などによる外力の特徴から４つの損傷に分けて示される（表8-3）。

▶ 治療・ケア　四肢離断など大出血による生命危機を回避するために，一刻も早い止血が重要である。鼓膜損傷により聴力低下をきたしている患者が多いため，配慮すべきである。恐怖体験をしており心理的配慮が必要である。腸管損傷など遅発性障害の発生を念頭に経過観察する。

表8-3 爆発による損傷の分類

分類	損傷
1次爆傷	爆発による衝撃が及ぼす損傷で，空気が存在する臓器に障害を生じやすい ①鼓膜損傷：耳痛，耳鳴，眩暈（げんうん），聴力低下 ②肺損傷（爆傷肺）：血痰，喀血，呼吸困難，皮下気腫，肺水腫→呼吸不全 ③腸管損傷：腸管穿孔（遅発性の場合もある） ④記憶障害，高次脳機能障害，心的外傷後ストレス障害（PTSD） ⑤四肢離断
2次爆傷	爆発の衝撃で破片や周囲の物が飛散して人体に鈍的・鋭的に当たる
3次爆傷	爆発の衝撃で人体が地面や壁にたたきつけられる。交通事故による損傷と同様
4次爆傷	熱風による気道熱傷，熱傷，爆発による粉塵（ふんじん）吸入，有毒ガス吸入などそのほかの損傷

Column

dirty bomb（汚い爆弾）

放射性物質を含んだ爆弾のことをdirty bomb（汚い爆弾）という。爆弾被害者は放射性物質に汚染される。汚染された患者に対処する場合，止血など爆発外傷による生命危機を回避することが優先される。しかし，救援者はN95マスクなど気道保護装備により放射性物資の吸入を避けるべきである。高線量の線源が飛散しており，体内侵入の有無を検索するべきである。

参考文献

・井上潤一，他：CSMにおける現場診療指針，健康危機・大規模災害に対する初動期医療体制のあり方に関する研究，平成24年度厚生労働科学研究費補助金（健康安全・危機管理対策総合研究事業），2013.
・井上潤一，他：Confined Space Medicine〈大友康裕編：多数傷病者対応〈プレホスピタルMOOK4〉〉，永井書店，2008，p.165-195.
・大友康裕編：MCLS-CBRNEテキスト；CBRNE現場初期対応の考え方，ぱーそん書房，2017.
・中島康，他：救助救出〈大友康裕編：DMAT〈プレホスピタルMOOK9〉〉，永井書店，2009，p.82-90.
・日本集団災害医学会：特別委員会報告書（尼崎JR脱線事故，JR羽越線脱線事故，八甲田山雪崩災害）. https://jadm.or.jp/contents/committee/index.html（最終アクセス日：2019/7/18）
・吉田恭一：福知山線5418M；一両目の真実，エクスナレッジ，2006.

災害保健医療の理解
超急性期・急性期
亜急性期
慢性期
静穏期
要配慮者への看護
災害時のメンタルヘルス
8 災害に関連した特殊な看護実践
災害時特有の疾病
国際貢献

第 9 章

災害時特有の疾病

I 圧挫症候群（クラッシュシンドローム）

到達目標
1 圧挫症候群（クラッシュシンドローム）の病態を説明できる
2 災害時において圧挫症候群を認識でき，見落とさない観察のポイントを述べることができる
3 圧挫症候群の病院前治療のポイントを述べることができる

圧挫症候群（クラッシュシンドローム）は，平時ではまれだが，災害時においては多発する疾病である。阪神・淡路大震災で防ぎ得る災害死として500人が報告されているが，その半数は圧挫症候群であった[1]。また，今後起こりうる首都直下地震においては3000人の圧挫症候群が予想され，広域医療搬送の適応となると考えられる。そのため災害現場において，圧挫症候群を迅速に見極め，見落とさないことが重要である。

❶病態生理

圧挫症候群は，骨格筋が長時間圧迫されることによる筋肉の虚血，そして圧迫が解除されることによる再灌流障害の2つの機序による。

虚血により筋肉の細胞膜のナトリウム・カリウムポンプが障害され，細胞内にナトリウ

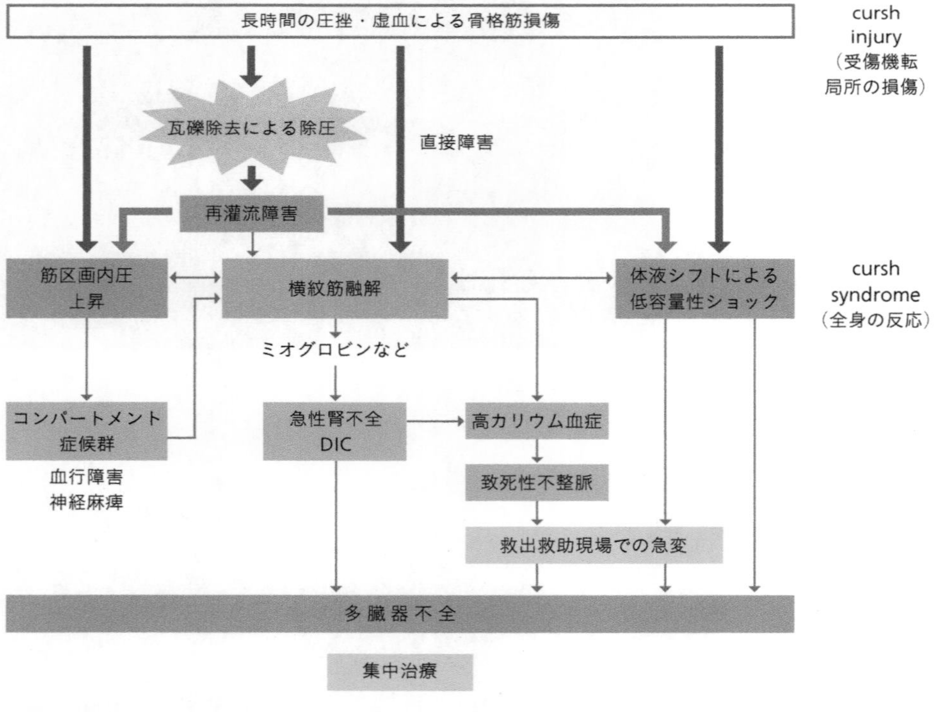

出典／日本集団災害医学会監：DMAT標準テキスト，改訂第2版，へるす出版，2015.

図9-1 圧挫症候群（クラッシュシンドローム）の病態

ムと水が移動し，細胞外にカリウムが流出する。水が移動することによって相対的低容量性ショックを呈する。

一方，圧迫が解除され再灌流が起こると，高カリウム血症となり，場合によっては心室細動による心停止を起こす。また，虚血細胞からはカリウムだけでなくミオグロビンなどの有害物質も流出し，急性腎不全を引き起こす。組織が腫脹を起こした場合には，コンパートメント症候群（本章-Ⅲ-3-3「コンパートメント症候群」参照）を合併する。虚血再灌流は播種性血管内凝固症候群（DIC），急性呼吸促迫症候群（ARDS），多臓器不全（MOF）の引き金となる（図 9-1）。

❷診断

診断の 3 大ポイントは，①重量物に長時間挟圧されたエピソード，②患肢の運動知覚麻痺，③黒～赤褐色尿（ポートワイン尿），である。圧挫症候群は一般に 4 時間以上の挟圧で発生するが，1 時間で発生した報告もあり，挟まれたというエピソードがあれば，まずは疑うことが重要である。

現場におけるバイタルサインは意識レベルも含め比較的安定していることが多いが，その後，急激に死に至ることもまれではない。皮膚所見は時間が経過すれば皮膚の紅斑，水疱形成，壊死が認められるが，当初においてはなんら所見のない場合もある。そのため皮膚所見がないという理由で圧挫症候群を否定してはならない。圧挫肢の知覚運動麻痺は脊髄損傷と誤られる危険があるが，肛門反射の有無をみることで鑑別診断できる。

❸治療

圧挫症候群は早期に認識し，早期に治療を開始することが重要である。その意味で，現場救出時からの医療介入が必要な疾患であり，消防と医療の連携が必要となる。また，一見バイタルサインが安定していても，集中治療を要する疾患であることを認識する。

▶ **現場での治療**　傷病者は相対的低容量性ショックを呈するため，救出活動中は生理食塩液（あるいは 1 号輸液。カリウムを含まないもの）を 1500mL/ 時で輸液する。十分な輸液も行わず救出すると，高度脱水，高カリウム血症により心停止に至ることもある。循環血液量減少と酸性尿が急性腎不全の増悪因子であるため，利尿を促すこと，および尿をアルカリ性（尿 pH > 6.5）にすることが急性腎不全への進展を防ぐといわれている。生理食塩液 1000mL ごとに炭酸水素ナトリウム（メイロン®）20mL と D- マンニトール 10g を足したもの（Crush Injury Cocktail）を使用する場合もある。

再灌流障害を防ぐためのターニケット（止血帯）の病院前使用に関しては，議論のあるところで有効性は不明である。しかし，搬送先が決まっており，搬送中も高度の医療が提供できる場合には，ターニケットを積極的に使用すべきという意見もある [2)]。

現場での四肢切断（on site amputaion）に関しては，圧挫症候群の予防のための現場切断の適応はない。切断しなければ救出が不可能な場合，もしくは容態や 2 次災害の切迫から切断以外に救命不可能な場合が唯一の適応である。

▶ **救出後の治療**　救出直前から救出直後の時期が一番バイタルサインが不安定となるため，

心停止も含めたあらゆることに対応する準備が必要であり，それを見越した処置が重要になる。たとえば救出直前に輸液量を増加するなど，状況に合わせた対応を行う。救出後，尿量が得られていれば細胞外液補充液（等張電解質輸液）を使用する。尿量300mL/時以上を目安に細胞外液補充液を500～1000mL/時で輸液する。尿量が得られていない場合は，高カリウム血症の恐れがあるため，カリウムを含まない生理食塩液を使用する。尿量を維持する目的でD-マンニトールの投与が考慮される。高カリウム血症が疑われる場合には，炭酸水素ナトリウム，グルコン酸カルシウム水和物，ポリスチレンスルホン酸ナトリウム（ケイキサレート®）などで対処される。心室細動を呈した場合には，除細動が必要となる。

▶ **病院での治療**　圧挫症候群は，人工呼吸管理，血液透析療法*，感染対策，DIC治療などの高度な集中治療が必要となる可能性が高い。圧挫症候群では40％の症例に血液透析療法が必要という報告がある。コンパートメント症候群に対する減張（げんちょう）切開*の適応に関しては，議論のあるところである。減張切開することにより大量の体液漏出，止血困難な出血，感染のリスクを増大させる。少なくともコンパートメント症候群となり時間が経過したものに関しては適応がないと考えたほうがよい。しかし，目の前で組織圧が灌流圧を超えた新鮮症例には適応が考慮される。

▶ **広域災害時のポイント**　広域災害において，圧挫症候群は高度な集中治療を要することから，被災地外へ全例搬送することが基本である。広域医療搬送計画においては，圧挫症候群を輸液負荷に対する利尿の有無で，緊急度A（利尿なし，8時間以内搬送）と緊急度B（利尿あり，24時間以内搬送）に分類している[3)]。

Ⅱ 深部静脈血栓症，肺動脈血栓塞栓症

到達目標
1 災害後の避難生活における静脈血栓塞栓症のリスク因子を説明できる
2 避難生活における静脈血栓塞栓症の予防方法について説明できる
3 避難生活で発症した病院搬送すべき静脈血栓塞栓症の症状などを説明できる

❶病態生理

深部静脈血栓症（deep vein thrombosis；DVT）と肺動脈血栓塞栓症（肺塞栓症，pulmonary

＊ **血液透析療法**：血液浄化法に関して有用性を示唆する十分なエビデンスはない。しかし，重症患者では持続的血液濾過透析（continuous hemodiafiltration；CHDF）が考慮される[6)]。間欠的血液透析は全身状態が安定している場合に適応となる。

＊ **減張切開**：圧挫症候群においては，高率にコンパートメント症候群を生じる。コンパートメント症候群に対する減張切開の適応は，通常の骨折を起点とする場合にはコンパートメント内圧が参考となるが，圧挫症候群ではコンパートメント内圧のみで決定してはならない。筋肉の虚血が起点となる圧挫症候群では，通常の場合とは違い，コンパートメント内圧が測定できた時点で，すでに不可逆的な虚血障害に陥っていることが多い。筋膜切開を実施しても，筋の機能が回復できないだけでなく，切開部に重篤な感染を合併する危険性が高い[7)]。時間経過を重んじるべきであり，受傷後12～24時間以内の場合に限り，コンパートメント内圧が基準値以上であれば筋膜切開を実施するという意見もある[8)]。現状では筋膜切開の適応についてのコンセンサスは得られていない。

artery thrombo embolism；PTE）の関係性について説明する。

肺動脈血栓塞栓症（PTE）の原因は90%が深部静脈血栓症であることから，これらは静脈系の同じ疾患群であると考えられ，合わせて**静脈血栓塞栓症**（venous thrombo-embolism；VTE）とよばれている。いわゆるエコノミークラス症候群とは静脈血栓塞栓症のことである。

❷診断

深部静脈血栓症（DVT）の症状は下肢腫脹・疼痛とされるが，症状があるのは20%程度である。深部静脈血栓症を発症しても大部分は無症状であることに注意が必要である。同じように下腿筋肉の圧痛であるホーマン徴候などの他覚的所見も20%程度しかない。

肺動脈血栓塞栓症（PTE）も同様に胸痛，呼吸困難感などは重症例でしか認められず，大部分は症状がない。したがって深部静脈血栓症や肺動脈血栓塞栓症はその疑いをもって画像検査しないと診断ができない。特に災害後の肺動脈血栓塞栓症は意識障害や突然死するまで症状がまったくないことが多い。また災害時の深部静脈血栓症では症状があっても災害後の混乱で本人が気づかなかったり，医療者に訴えないことが多い。

1. 避難生活における静脈血栓塞栓症のリスク

災害後は車中泊や避難所での狭い空間での寝泊まりで，①下肢静脈の流れが悪くなる（血液うっ滞），②災害後の食料・水の不足で脱水になる（易(い)血栓性），③下肢外傷などで静脈の血管内皮損傷を受ける（血管内皮細胞障害），などが重なり，ウィルヒョウの3徴がそろうことで下肢深部静脈血栓ができやすい。さらに避難所で床に直接寝る雑魚寝(ざこね)が続くと，安眠できず交感神経が亢進し，立ち上がりにくいことや足腰が痛くなるなどで不活発となり，さらに深部静脈血栓症発生の危険性が高くなる。

2. 避難生活における静脈血栓塞栓症の予防方法

静脈血栓塞栓症の予防は，ウィルヒョウの3徴の逆を行えばよい。すなわち，①静脈血流促進のため適度に歩く・運動する，弾性ストッキングを着用する，②水分を十分に摂取し脱水予防を行って易血栓性をなくす（このとき水やお茶が十分にあっても，トイレが不足していると水分を我慢してしまうことに注意が必要である），③血管内皮損傷予防のため下肢外傷では治療を速やかに行い，車中での連泊はなるべく避け，下肢下垂時間を短くし，弾性ストッキング着用などで静脈拡張を予防する。

特に車中泊している場合は，寝るときに弾性ストッキング着用が必要である（通常は就寝中に弾性ストッキングを使用する必要はない）。また多くの人が雑魚寝している避難所では静脈血栓塞栓症が多く，簡易ベッドの導入・使用で減少することが判明している。2014（平成26）年の広島土砂災害，2015（平成27）年の東日本豪雨災害の避難所で簡易ベッドの使用率と静脈血栓塞栓症の陽性率が逆相関した。これらの結果から，内閣府の避難所運営ガイドライン（2016年）に静脈血栓塞栓症いわゆるエコノミークラス症候群の予防法として寝床の改善，すなわち簡易ベッドの使用が記載されている。

さらに避難所での静脈血栓塞栓症は，避難所環境と関連することが東日本大震災で明らかになっている。特に避難所におけるTKBの充足が重要である。これはトイレのT，食事（キッチン）のK，簡易ベッドのBを表しており，①トイレが清潔で十分な数あること，②食事は温かく種類に富んでいること，③プライバシーの守られた寝床（簡易ベッド）があること，である。これらは欧米の避難所では，当然の権利であると考えられ，守られている。特に簡易ベッドは3日以内に準備することが義務づけられている国が少なくない。

2018（平成30）年の北海道胆振（いぶり）東部地震では発災3日後に雑魚寝の避難所で重症の静脈血栓塞栓症が発生した。したがって日本でも発災3日以内の簡易ベッド導入を目指すべきである。

ちなみに簡易ベッドの効果として1940年のロンドン地下鉄避難所が有名である。第2次世界大戦の空爆のためにロンドンでは防空壕が不足し，地下鉄駅構内が避難所となり17万人以上が雑魚寝で数か月を過ごした。その結果，重症の静脈血栓塞栓症である肺動脈血栓塞栓症の死亡が前年の6倍になった。そこでイギリス政府が地下鉄避難所に簡易ベッドを20万台準備したところ，肺動脈血栓塞栓症は減少したと報告されている。

3. 病院搬送すべき静脈血栓塞栓症の症状

静脈血栓塞栓症の80%は症状がまったくない。さらに大腿静脈，腸骨静脈，肺動脈などの太い静脈に血栓が存在しても，まったく症状がないこともめずらしくない。したがって，①静脈血栓塞栓症は疑わないと診断できない，②放置すると危険な場合でも症状のないことが少なくないことに注意する必要がある。症状のある静脈血栓塞栓症は1000人に1人程度であるともいわれ，重症であることが多い。

▶ **注意すべき症状**　下肢腫脹や下肢痛では重症の深部静脈血栓症が疑われ，呼吸困難感，胸痛，動脈血酸素飽和度低下などでは，重症の肺塞栓症の可能性があり，救急搬送または早期の病院受診が必要である。

下肢腫脹だけの深部静脈血栓症であっても，治療しなければ血栓が進展して重症の肺動脈血栓塞栓症を発症することがある。また深部静脈血栓症は，肺動脈血栓塞栓症を合併しなくても治療しなければ慢性化し肺動脈血栓塞栓症の原因として長く残ることになり，さらに血栓後症候群を続発することが多い。**血栓後症候群**とは，血栓が消失しても末梢静脈循環が障害されたことで，あたかも血栓が存在しているかのような下肢腫脹・疼痛を訴える疾患である。これは日常生活に支障をきたすことが少なくなく欧米で問題となっており，日本では診断されずに悩んでいる患者も少ない。

▶ **車中泊の肺動脈血栓塞栓症**　車中泊の肺動脈血栓塞栓症の予測は難しく，意識消失，心停止直前まで，まったく症状がない。しかし，院外発症の重症肺動脈血栓塞栓症についての研究によれば，多くの肺動脈血栓塞栓症による突然死において，以前に下肢の痛みや軽い胸痛など深部静脈血栓症や肺動脈血栓塞栓症の軽い症状があった人が多かった。したがって車中泊しているときの症状よりも，以前に下肢腫脹や胸痛があったかなど静脈血栓塞栓症を疑わせる症状について聞き，そのうえで車中に連泊しているなどの状況がある場合は，少なくとも車中泊をやめさせて，病院を受診して下肢静脈エコー検査や採血によるDダイマー*検査などを行ったほうがよいと考えられる。

III 四肢外傷

到達目標
1 四肢の骨折の診断と治療方針の要点を説明できる
2 開放性骨折の診断と治療を説明できる
3 四肢外傷の合併症と対処法について述べることができる

1. 四肢の骨折

災害時では局所の根治的治療を決定する前に，生命を脅かす状態であるか否かの判断をまず行い，生命予後に直接関係する部位の外傷治療を優先しなければならない。しかしながら，合併症を予防し，完全な機能回復のためには，早期に局所の的確な診断と適切な治療開始が重要なことも忘れてはならない。

❶病態生理

骨折部位からの出血や周囲の軟部組織の浮腫によって，局所の腫脹が起こり，局所の神経線維の損傷，骨折端の異常可動性，軟部組織の緊張および循環障害によって疼痛が生じる。骨折端が接している場合は骨性轢音（れきおん）を触知する。筋攣縮（きんれんしゅく）は疼痛や異常可動性に対し反射性に生じる。

❷診断

上記の症状と治療手順の関係を考え，表9-1の項目を確かめながら診断を進める。X線検査，CT検査は骨折部位の状態を詳細に把握し，治療法を決定するうえで欠かせない。

❸治療

四肢骨折の治療目的は，できるだけ短期間に解剖学的な位置で骨癒合を得て，機能障害を残さずに社会復帰させることにある。そのため，保存的もしくは手術的治療がなされるが，治療の基本は整復，固定，リハビリテーションである。

表9-1 骨折肢の観察項目

❶開放性の有無	❺骨折部位付近の靭帯（じんたい）や腱損傷の有無
❷受傷からの時間	❻隣接関節と骨折部位との関係性，脱臼の有無
❸骨折部位の安定性	❼骨折部位付近の軟部組織損傷の程度
❹骨折部位の介在物の有無	❽末梢側の循環，知覚，運動障害の有無

＊ **Dダイマー**：血栓の成因であるフィブリンの分解産物で，静脈内に血栓が存在すると上昇する。Dダイマーは震災などの災害では2.0μg/mL以上で治療が必要とされている。

手術的治療の目的は，骨折部位の解剖学的整復位を得て，強固に内固定することで，術後に外固定を併用することなく，早期関節運動，早期荷重を許し，患肢の機能障害を防止すると同時に，早期社会復帰を目指すところにある。

2. 開放性骨折

開放性骨折は緊急を要するものであり，受傷から処置までの時間は，できる限り短いほうがよい。部位によっては，骨髄性出血に伴い出血性ショックをきたし得る。さらに適切な時間に，適切な処置がなされない場合は，感染を生じ，骨髄炎，敗血症，偽関節をきたし，切断を余儀なくされ，死の帰転をとることもある。

❶診断

軟部組織損傷の程度により初期治療が異なるため，**ガスティロ**（Gustilo）**分類**を用いるのが一般的である（表 9-2）[4]。特に，Type Ⅲでは細心の注意を払った十分なデブリードマン（debridement，外科的創清掃）が必要であり，状況に応じて適切な医療機関への早期搬送が必要となる。

❷治療

止血を確認し，デブリードマンを含めた一定の手順で，創の評価と処置を行う。骨折部位の整復，固定には創外固定が多く用いられ，内固定は原則的に控える。洗浄とデブリードマンだけでは汚染物質を除去できない可能性があり，抗菌薬の投与と破傷風予防も同時に行う。

災害時は，受診時すでに感染が明らかな場合，受傷後長時間経過している場合などがある。その場合はデブリードマン後に閉創せず，毎日創部の評価を行い，感染徴候が消退した後に創を閉鎖する（delayed primaly suture；DPS）。

3. 四肢外傷の合併症と対処法

四肢外傷ではおのおのの部位によって特有の合併損傷を有する場合がある。神経損傷，血管損傷は治療法の選択や手術時期の決定などに重要な要素となる。

表 9-2 ガスティロ分類

Type	Ⅰ	Ⅱ	ⅢA	ⅢB	ⅢC
開放創の大きさ	1cm 未満	1cm 以上，10cm 未満	10cm 以上		
汚染	軽度の汚染がみられる	中等度の汚染がみられる	高度な汚染がみられる		
軟部組織の損傷など	軟部組織の損傷がほとんどない	軟部組織損傷がみられるが広範ではない。軽度から中程度の圧挫損傷	広範な軟部組織損傷。軟部組織の被覆が可能。部分骨折または重度の粉砕骨折	広範な軟部組織損傷もしくは軟部組織の欠損。骨膜剝離，骨露出，重度の粉砕骨折	軟部組織損傷の程度にかかわらず，修復が必要な動脈損傷のあるすべての開放骨折

1 神経損傷

末梢神経の損傷は，できるだけ早く，できるだけ正確に損傷部位レベルと範囲を診断することが大切である。しかし，災害時にみられる重症外傷の場合は，ショックや意識障害を伴い，正確な診断が必ずしも容易ではない。骨折や脱臼の部位により，合併しやすい神経損傷は異なる。転位が高度な骨折や脱臼を伴う場合は，外科的に神経剥離（はくり），縫合（ほうごう），移植などの処置が必要となる場合もある。

2 血管損傷

四肢の重要な動脈の損傷は，末梢の組織の酸素欠乏状態を引き起こし，修復までの時間が長ければ，組織の不可逆性の変化（阻血性壊死）をきたすだけでなく，特に開放性骨折の場合には骨髄性出血も伴い，出血性ショックから致死的状態となり得る。

▶ 止血帯（ターニケット） 動脈性（拍動性，噴出性）出血で，患肢の挙上と出血部位の直接圧迫で止血できない場合には，止血帯の適応になる。止血帯は出血部から原則として5～8cm中枢側に装着する。膝や肘などの関節部は効果が不十分になるため，使用を避ける。止血帯の種類は様々であるが，CAT（combat application tourniquet）やSOFTT（special operation forces tactical tourniquet）などがある。止血の効果確認は，目視での確認，橈骨（とうこつ）動脈・足背動脈の触知，パルスオキシメーターを用いた測定により行う。止血帯の合併症としては，疼痛（tourniquet pain），末梢部位の阻血，コンパートメント症候群（後述），再灌流による不整脈や心停止，神経障害などがある。

3 コンパートメント症候群

複数の筋肉がある部位では，いくつかの筋ごとに，骨，筋膜，筋間中隔などで囲まれた区画に分かれて存在する。その区画のことを**コンパートメント**（compartment）という。外傷で組織の腫脹が生じ，その区画内圧が上昇すると，組織が圧迫され，循環不全のため壊死や神経麻痺を起こす。これをコンパートメント症候群という。特に前腕，下腿で生じやすい。

初期の臨床症状として，異常疼痛（パッシブストレッチテスト陽性），腫脹，知覚異常，筋力低下がみられ，末期症状になると麻痺が出現する。客観的な指標としては，筋区画内圧の絶対値が40mmHg以上もしくは，拡張期血圧と筋区画内圧との差が30mmHg以下のときにはコンパートメント症候群を強く疑う。骨折を伴う場合は骨折部位の安定と緊急筋膜切開（減張（げんちょう）切開）が必要となる。

Ⅳ 熱傷

到達目標
1 災害現場特有の熱傷トリアージ理論を説明できる
2 搬送先の選定と搬送のための診療の注意点を述べることができる

災害時で遭遇する特殊な疾病の一つに熱傷がある。1995（平成7）年1月17日に発生した阪神・淡路大震災では，5000人以上の命が奪われたが，その死亡例の内訳をみると，死因の第1位は窒息・圧死で4224人（77.0％），第2位は焼死・熱傷で504人（9.2%），第3位は頭・頸部損傷で282人（5.1%）と続く[5]。阪神・淡路大震災では，地震の発生により多くの家屋が倒壊し，それに加えて火災が発生したことなどの理由により，重量物の体幹部圧迫による窒息・圧死と熱傷による死亡が，急性期災害死亡の大部分を占めることになったと考えられている。

このように災害の形態にもよるが，災害時には多くの熱傷患者が発生し得る。そのため災害看護を履修するにあたっては，災害時における熱傷患者への対応について学習する必要がある。

1. 災害時の熱傷重症度判定とトリアージ

1 一般的な熱傷重症度判定

一般的に熱傷の重症度は，熱傷の及ぶ面積と熱傷創部の深達度によって決まる。熱傷面

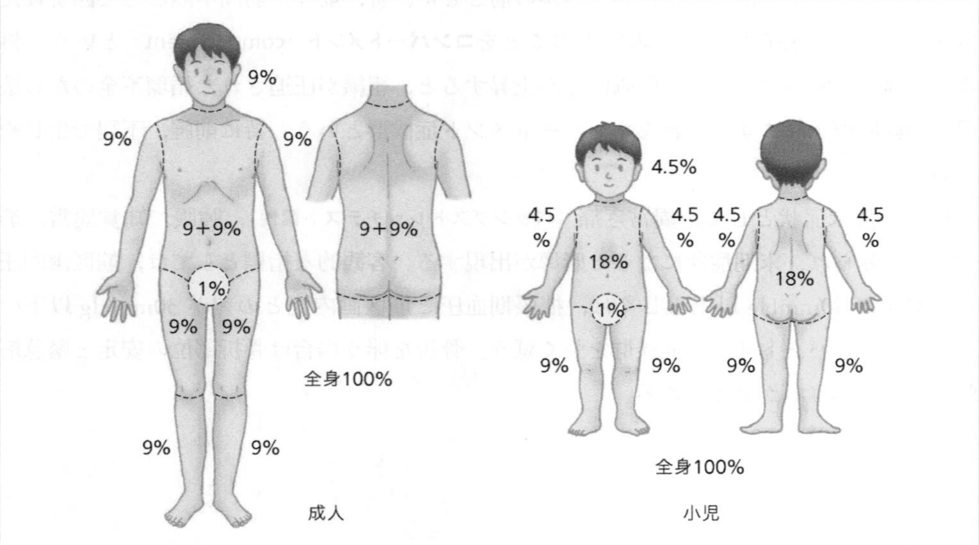

図9-2 9の法則と5の法則

表9-3 熱傷の深達度

分類	臨床症状
Ⅰ度熱傷（epidermal burn）	紅斑，有痛性
浅達性Ⅱ度熱傷 （superficial dermal burn）	紅斑，水疱，有痛性 水疱底は圧迫で発赤が消失
深達性Ⅱ度熱傷 （deep dermal burn）	紅斑，紫斑～白色，水疱，知覚鈍麻 水疱底は圧迫しても発赤が消失しない
Ⅲ度熱傷（deep burn）	黒色，褐色または白色 水疱（－），無痛性

出典／岩崎泰政：皮膚科治療学 皮膚科救急〈玉置邦彦編：最新皮膚科学大系第２巻〉，中山書店，2003，p.241，一部改変．

表9-4 Artzの基準

分類	臨床症状
重症熱傷	• Ⅱ度 30%TBSA 以上 • Ⅲ度 10%TBSA 以上 • 顔面，手，足のⅢ度熱傷 • 気道熱傷の合併 • 軟部組織の損傷や骨折の合併 • 電撃傷
中等度熱傷（一般病院で入院加療を要するもの）	• Ⅱ度 15～30%TBSA のもの • Ⅲ度 10%TBSA 以下のもの（顔，手，足を除く）
軽症熱傷（外来で治療可能なもの）	• Ⅱ度 15%TBSA 以下のもの • Ⅲ度 2%TBSA 以下のもの

出典／Artz，C.P.，Moncrief，J.A.：Treatment of burns，2nd ed，W.B.Saunders，Philadelphia，1969，p.94-98.

積は，人体全体の表面積に対するⅡ度以上の熱傷創部が占めるパーセンテージで表され，%熱傷面積（%total body surface area；%TBSA）とよばれる。%TBSAは，成人の場合は9の法則，小児であれば5の法則（図9-2）により算出される[6]。一方，熱傷の深達度は表9-3のように定義される[7]。一般的に深達性Ⅱ度熱傷以上に手術適応がある。

しかし，熱傷の深達度は受傷後48時間から72時間は進展することもあるため[8]，正確な深達度判定に難渋することが多い。

熱傷の重症度は，上記の通り%TBSAと熱傷深達度によって決定される。具体的にはArtzの基準（表9-4）が提唱されており[9]，重症熱傷は熱傷センターでの集中治療，中等度熱傷は一般病院での入院治療，軽傷は外来治療とされる。なお，気道熱傷は予後不良因子の一つであるため[10]，それを合併する場合は重症度を上げた判定をすることが一般的であり，安全である。

2 災害現場における熱傷重症度判定

医療資源の限られる災害現場で正確な熱傷の重症度判定を行うことは，実に困難を極める。先に述べたとおり熱傷重症度判定は観察した創部の所見により決定されるが，創部の汚染や医療資源および人的資源の制限により，災害現場で熱傷創部を詳細に観察することは困難であることが，その最たる理由である。加えて，熱傷深達度は受傷後48時間から72時間は進展する可能性があることも，災害現場での熱傷重症度判定を難しくする。

そのため熱傷災害では，熱傷重症度判定は%TBSAのみで行い，%TBSAの算出は，簡

表9-5 災害時の熱傷重症度分類

分類	臨床症状
重症	30% ≦%TBSA，気道熱傷
中等症	10% ≦%TBSA < 30%
軽症	%TBSA < 10%

素化を目的に，成人・小児を問わず全例，9の法則（図9-2）で行い，重症度はArtzの基準を参考に分類する（表9-5）。ただし各重症度分類における%TBSAのカットオフ値に関しては流動的な部分も多いこと，そして%TBSAの算出にはI度熱傷は含まれないことを，ここで強調しておく。

3 災害時における熱傷患者のトリアージ

災害におけるトリアージ（重症度分類）の方法としてはSTART（simple triage and rapid treatment）法が有名であり，わが国でも多用されている。START法は端的にいえば，歩ける傷病者は「緑」，呼吸・循環・意識レベルが不安定な場合は「赤」，生命徴候がない場合は「黒」，それ以外を「黄」と区分けする（第1章-II「災害保健医療対応の原則」参照）。

しかし，熱傷患者のトリアージで難渋するのは，このSTART法における「緑」「黄」の中に重症熱傷が分類される可能性のあることである。具体的には歩行可能な「%TBSA=30%」の重症熱傷も存在し得るのである。

したがって熱傷災害の際はSTART法に引き続き%TBSAを基礎とした熱傷重症度判定を行い，熱傷に特異的なトリアージを施行する。具体的なトリアージタグは，重症度に応じ，重症を「赤」，中等症を「黄」，軽症を「緑」とする。なお，START法のトリアージと同様に，熱傷重症度判定も反復して行われることが望ましい。

2. 搬送先の選定と救護所での治療

1 搬送先の選定

搬送先の選定は，トリアージによって規定されることを基本とする。すなわち，重症（赤）は熱傷ベッドをもつ熱傷センターでの集中治療，中等症（黄色）は入院病床をもつ一般的な市中病院での入院治療，軽症（緑）は外来通院治療が施されることが理想的である。

しかし，一般的な熱傷治療では，頻繁な創部洗浄や包帯交換，複数回のデブリードマン手術と植皮術が必要になることが多い。熱傷治療は医療資源の消費が激しい治療であるといえる。そのため医療資源および人的資源の限られる被災地内での熱傷治療には限界があり，特に重症熱傷患者は被災地外の医療機関を搬送先の選択肢としておくことが肝要である。

なお，先に述べたように災害時に熱傷患者は重症度別に「赤」「黄」「緑」とトリアージされるが，この熱傷トリアージの色は“重症度”を反映するものであって“緊急度”を反映するものではない。この点はSTART法のトリアージと異なる点である。搬送順位の決定にあたっては，呼吸・循環・意識レベルの不安定な患者（START法のトリアージにより「赤」に分類される患者）が優先的に搬送されるべきであることに注意する。

2 災害時における熱傷治療

一般的な熱傷の治療についての詳しい解説はここではしないが，急性期の重症熱傷治療は大きく蘇生と創管理に分かれる。

▶ 蘇生　災害時の重症熱傷の蘇生では，確実な気道確保と十分な循環血漿量の保持に努める。蘇生の初期は，血行動態の安定化のために急速に輸液を行い，その安定化後は尿量を指標に輸液の投与速度を適宜調整する。また，輸液により呼吸状態が悪化することも多くあるため，熱傷蘇生においては，必要に応じて気管挿管を行い，呼吸管理を積極的に行う必要がある。

▶ 創管理　熱傷創部の急性期管理は，創部を清潔に保つために可能な限り大量の水で洗浄し，ガーゼなどの被覆材で保護するよう努める。熱傷創は循環血漿量減少による末梢循環不全により，その深達度が進展するため，創保護の観点からも熱傷急性期の循環血漿量の保持は重要である。

復習になるが，熱傷診療は医療資源の消費が激しい。被災地内でその診療を継続することは，被災地の負担となり得る。重症熱傷患者は広域医療搬送の適応である。しかし重症熱傷患者の搬送では，急な様態悪化のリスクを伴い，その様態悪化は主に血行動態的なものや気道管理に関するものが多い。そのため災害時における熱傷患者の搬送およびその準備においては，気管挿管を含めた積極的な気道管理や十分な輸液による血行動態の安定化を確実に達成することを心がける必要がある。

V 津波肺

到達目標
1 津波肺の発症状況，発症原因を説明できる
2 津波肺の臨床症状，病態を説明できる
3 津波肺の治療法について述べることができる

❶病態生理

津波肺の発症要因としては，次の3つがあげられる。

①津波時に大量の海水の吸引
②吸引した夾雑物（きょうざつ）を含む海水による急性呼吸促迫症候群（ARDS）
③発症初期の細菌性肺炎と続発する真菌による難治性肺炎

津波肺という言葉は，2004（平成16）年に起きたスマトラ島沖地震の津波犠牲者にみられた急性肺傷害患者に用いられたのが最初である。津波による犠牲者の原因の多くが溺水（できすい）

災害保健医療の理解
超急性期・急性期
亜急性期
慢性期
静穏期
要配慮者への看護
災害時のメンタルヘルス
災害に関連した特殊な看護実践
9 災害時特有の疾病
国際貢献

であり，2011（平成 23）年の東日本大震災の津波では約 1 万 4000 人の犠牲者が記録されている。

津波肺は，溺水（できすい）に近い状態から救出された被災者において，急性肺傷害および肺感染症が生じる肺疾患である。海底のヘドロを含む大量の海水を吸引し，急性期には，砂，小石などの物理的肺傷害や重油や特定不能の化学物質などによる化学的傷害による急性呼吸促迫症候群（acute respiratory distress syndrome：ARDS）が生じ，重篤な急性呼吸不全のため集中治療室（ICU）での治療が必要とされる。数日後には細菌感染や，1 ～ 2 週間後には真菌による複数の起炎菌で難治性重症肺炎が生じる[11]。

❷診断

発症状況によって診断方法は異なる。溺水の状態から，救出され，呼吸不全のため，意識レベルが低い場合も多く，初期には被災地の基幹病院の ICU において人工呼吸器下で呼吸管理される。近くに収容可能な基幹病院がない場合，または重症のため，より高度の医療や呼吸・循環管理が必要とされる場合は，災害用ヘリコプターで遠隔地の総合病院に送られることもある。

溺水の状態から脱して，意識がある場合は，吸引物による刺激や傷害により，咳，胸痛，胸部圧迫感に加え，呼吸不全による呼吸苦，呼吸困難感を訴える。数時間後，肺炎の発症による発熱もみられる。

診断の概要を**表 9-6** にあげる。

❸治療

多くの場合，急性肺傷害による重症の呼吸不全があり，人工呼吸器下における呼吸管理が必要とされる。加えて，続発する細菌性肺炎や真菌による難治性肺炎に対して，できるだけ病原菌を特定し，対応する抗菌薬を投与する。回復後は津波による溺水状態や気管挿管による呼吸管理などを経験し，心的外傷を受けており，専門医による心理的ケアが必要とされる。

表 9-6　津波肺の診断

項目	概要
胸部聴診	種々のラ音が聴取される。津波時の汚濁した海水には，砂や小木片が含まれ，それらの摩擦音や混じり合う音が胸部に聴取されることがある。
胸部 X 線検査	急性肺傷害時にみられる両側性の浸潤影が多い。吸引した海水には重油成分を含むこともあり，化学性肺傷害も生じ，両肺の濃度上昇がみられる。さらに続発する細菌性肺炎による浸潤影が出現する。治療経過のなかで真菌感染が顕在化し，菌種によっては空洞様陰影を呈することもある。
血液検査	急性肺傷害による低酸素血症，LDH（乳酸脱水素酵素）の上昇がみられ，肺炎時には末梢血白血球増加，CRP（C 反応性たんぱく）上昇など炎症性変化がみられる。真菌感染時 β-D- グルカンが上昇する。
喀痰培養検査	これまでの津波肺患者から，肺炎時に緑膿菌，ステノトロフォモナス・マルトフィリア（*Stenotrophomonas maltophilia*），レジオネラ，結核菌に加え，真菌ではスケドスポリウム（*Scedosporium*）が，2011（平成 23）年の東日本大震災津波時の複数の患者から分離された。
気管支肺胞洗浄液検査	気管支鏡により，直接，津波肺患者の一部の肺に生理食塩液を注入して，気管支および肺胞より上皮細胞被覆液を採取し，肺内炎症細胞の計測を行うとともに，細菌や真菌の培養を行い，病原菌の特定を行う。また，津波肺患者の気管支肺胞洗浄液中に海水とともに吸引された砂や木の小片などが回収される。

VI たこつぼ心筋症

到達目標
1 たこつぼ心筋症の発症原因を説明できる
2 たこつぼ心筋症の臨床症状，病態を説明できる
3 たこつぼ心筋症の検査方法を説明できる
4 たこつぼ心筋症の治療法について述べることができる

❶病態生理

たこつぼ心筋症（たこつぼ型心筋症）の発症要因としては，次の4つがあげられる。

①身体的および精神的ストレス

②交感神経系の過剰興奮によるカテコールアミン過剰放出

③エストロゲンの低下

④微小循環障害

わが国を含め，世界各地の地震災害時に多く発症し，災害による精神的ストレスが発症要因とされている。狭心症や心筋梗塞と異なり，冠動脈における閉塞や狭小化は認められず，心筋傷害と考えられている。精神的ストレスにより交感神経系の過剰刺激状態が推定される。交感神経系の過剰興奮によるカテコールアミン過剰放出が心臓の壁運動異常を引き起こすと考えられているが，詳細はいまだ不明である。また，中高年女性に多くエストロゲンの低下が要因としてあげられている。白人女性に多く，アジア系は少なく，日本人特有の疾患ではない。加えて，心筋の微小循環障害によるとの考えもある。

心基部の収縮に比べ，左心室心尖(しんせん)部の収縮が悪く，左心室造影で“たこつぼ“のように見えることから，本疾患の名前がある（図9-3）。この壁運動異常により，重篤な心不全や不整脈が発生し，死に至る例も少なくない。実際に地震災害時での本症例による死亡例が多く報告されている。一方，症状の経過は一過性で，多くの例において約1か月程度で病状が回復することが知られている。

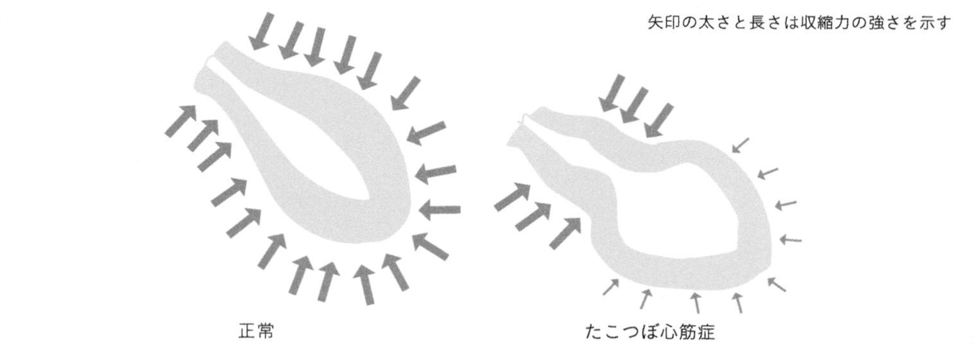
矢印の太さと長さは収縮力の強さを示す
正常
たこつぼ心筋症

図9-3 たこつぼ心筋症の左室収縮

表 9-7 たこつぼ心筋症の診断

項目	概要
症状	胸痛や胸部圧迫感という心筋梗塞とよく似た症状がみられる。不整脈による動悸も生じる。心不全を合併すると息苦しさ，全身倦怠感を訴える。
心電図検査	急性期には心電図上，前胸部誘導におけるST上昇と陰性T波が認められる。
心臓超音波（エコー）検査	左室流出路の狭小化や心尖部無収縮などの壁運動異常が認められる。
冠動脈造影検査	心筋梗塞と異なり，壁運動異常を説明する異常所見は見あたらない。
左室造影検査	心基部の過剰収縮に対し，心尖部の無収縮もしくは収縮低下があり，造影像は本疾患の名前の由来となったたこつぼ様を呈する（図 9-3）。

❷診断

たこつぼ心筋症の診断の概要を表 9-7 に示す。

❸治療

多くの場合では，一過性で合併症がなければ経過観察のみで回復する。合併症に対しては，対症療法を行う。心不全合併例には強心薬，利尿薬を投与し，内科治療抵抗例には大動脈バルーンパンピング（intra-aotic balloon pumping：IABP）の治療が行われることがある。心室内血栓から全身塞栓症の予防のため，ヘパリン静注に引き続くワルファリンカリウムなどの抗凝固薬の投与が行われる。

VII 爆傷

到達目標
1 爆傷の病態について説明できる
2 爆傷における病院前対応のポイントを述べることができる
3 爆傷における初期治療のポイントを述べることができる

爆傷は爆発による外傷をいい，日本においては，まれな外傷であるが，世界的にはテロが多発しており，爆発はテロの手段として用いられている。ただし爆発は爆弾のみによって起こるわけではなく，化学工場における事故などによっても生じる。その意味でも爆傷対応の特殊性は理解しておくべきである。

1 病態の分類

爆傷は複数の病態により生じ，1 次損傷から 5 次損傷に分類できる。

▶ **1 次損傷**　爆圧（衝撃波）・爆風により生じる病態である。爆発により気体が秒速数千メートルで押し出され，空気が圧縮され衝撃波が起きる。この衝撃波により，人の鼓膜，肺，腸管といった空気と液体が貯留した臓器（中空臓器）が損傷し，鼓膜破裂，爆傷肺，消化管破裂が生じる。衝撃波が強い場合は，四肢が切断される。

▶ **2 次損傷**　爆発により生じた飛散物がからだに当たることによる損傷であり，主に鋭的損傷，穿通性損傷である。爆弾の殺傷能力を上げるために釘やベアリング球（鋼球）などが混ぜられている場合もある。

▶ **3次損傷** 爆風により，からだが飛ばされ地面などに叩きつけられたり，倒壊物の下敷きになって起こる損傷であり，主に鈍的損傷である。

▶ **4次損傷** 爆発に伴う熱風による熱傷，爆発で飛散される有害物質の吸引による中毒などである。

▶ **5次損傷** テロの場合に考慮される。テロの爆弾は汚い爆弾（dirty bomb）とよばれ，爆弾に被害を大きくするため，放射性物質を混入する場合がある。これらによって引き起こされる損傷をいう。

実際の損傷は，1次～3次（場合によっては4次，5次）が複雑に絡み合い一つの損傷形態ができあがる。爆傷は身体的損傷だけでなく，精神的トラウマも大きな問題となる。早期からの専門家の介入が必要である。

2 病院前対応（現場対応）

❶初期評価·全身観察

爆傷であっても，基本的には外傷病院前救護ガイドライン JPTEC™（日本救急医学会）に沿う。しかし爆傷の傷病者は，1次損傷の鼓膜損傷によりコミュニケーションがとれず，症状を聴取しながら処置をすることが困難な場合がある。場合によっては筆談などの工夫が必要なことを念頭におく。

▶ **爆傷肺** 即死以外の死因のトップで，命を脅かす外傷である。爆傷肺の症状としては，無呼吸，徐脈，血圧低下が3徴とされるが，肺裂傷，肺挫傷，血胸，気胸，肺水腫などあらゆる肺損傷が起きるため，呼吸困難，咳，血痰，胸痛などあらゆる症状が出ると考えるべきである。

▶ **腸管損傷** 1次損傷による腸管損傷は，すぐに症状が出ない場合があるため注意が必要である。経過観察が重要となる。

▶ **眼球の損傷** 2次損傷で多く，結膜損傷から眼球破裂まで様々に起きる。

❷処置

2次損傷，3次損傷による外傷の対応は，通常の外傷の処置に準じるが，爆傷肺を伴っている場合には，その対応も複雑となる。

▶ **爆傷肺の注意点** 陽圧換気すると圧損傷（barotrauma）を起こすリスクがあり，最悪の場合には空気塞栓を起こすため，安易に陽圧換気しないことが重要になる。救命処置をする場合は，これらを念頭に入れる必要がある。

▶ **止血** 爆傷の応急手当で一番重要なのは止血である。特に切断肢の止血である。切断断面からの動脈性出血は数分で致命的となる。そばにいる誰かが止血しない限りは救命できない。基本は直接圧迫止血であるが，可能なら止血帯による間接圧迫止血法が有効である。止血帯による救命効果は2013（平成25）年のボストンマラソン*でも証明済みである。

3　病院における初期診療（重症度判断）

基本的には外傷初期診療ガイドライン JATEC™（日本外傷学会，日本救急医学会），外傷初期看護ガイドライン JNTEC™（日本救急看護学会）によって診療は行われる。しかし，爆傷に特有な事項もあり，以下にそのポイントを述べる。

❶第一印象

まずは15秒程度で気道，呼吸，循環，意識レベルを確認して，いずれかに異常があった場合は，重症ととらえる。ただし，爆傷の際は鼓膜破裂により呼びかけに応じられない場合がある。鼓膜破裂がある場合は，体表所見がなくとも他の1次損傷がある可能性もあり慎重な精査が必要である。また，鼓膜破裂がなくても他の1次損傷のある場合があり，鼓膜破裂の有無だけで重症度を判定してはならない。

❷プライマリサーベイ（PS，ABCDEアプローチ）

▶ **Air way（気道）**　爆傷の際は，4次損傷による気道熱傷が生じる可能性がある。しかし，通常の気道熱傷の場合と同じように，気管挿管して陽圧換気を行うと爆傷肺による圧損傷（バロトラウマ）を起こす可能性があり注意が必要である。

▶ **Breathing（呼吸）**　頻呼吸，徐呼吸，チアノーゼ，咳，喘鳴（ぜんめい），喀血がある場合は，爆傷肺を疑う。100%O_2 10L/分のリザーバーマスクによる酸素投与でも低酸素血症がみられる場合は気管挿管による人工呼吸が必要となるが，陽圧換気は空気塞栓を起こす可能性のあることに注意する。気胸，血胸がある場合には，緊張性気胸に進展する可能性があり注意する。空気塞栓が疑われ陽圧をかけられない場合には，体外式膜型人工肺（extracorporeal membrane oxygenation；ECMO，エクモ）の導入を考慮する。

▶ **Circulation（循環）**　ショックを呈している場合は，基本では急速輸液になるが，爆傷肺が存在する場合は，輸液過多は肺水腫の原因となるため注意が必要である。

▶ **Disturbance of CNS（中枢神経）**　1次損傷による外傷性脳振とうでは，一過性の意識消失，記憶障害，頭痛，けいれん，めまい，集中力低下，四肢のしびれ・筋力低下など多彩な症状が出現する。多くは一過性だが，遷延性の高次脳機能障害（blast induced neurotrauma；BINT）をきたす場合もある。しかし，精神的トラウマ（PTSD）と区別がつかない場合もある。鼓膜破裂による難聴がある場合は，意識レベルが修飾される可能性がある。

▶ **Exposure & Environment（脱衣と保温）**　1次損傷・2次損傷がないか，全身をくまなく確認する。小さな創でも穿通性損傷の場合がある。また体表面の所見がなくても内部損傷を否定してはならない。

❸セカンダリーサーベイ（SS）

セカンダリーサーベイも基本は他の外傷の詳細全身観察と同じであるが，爆傷に特有な

* **ボストンマラソン**：2013（平成25）年に爆弾テロ事件が起きた。死者3人，傷病者282人で，死者3人はいずれも現場での即死であった。病院へ運ばれた人の中には，重度四肢外傷者が66人いたが，現場での適切な止血により，すべて救命されており死者はいない。現場での止血の重要性を物語っている。

部分について述べる。

▶ 耳損傷　難聴，鼓膜破裂，耳小骨骨折などがある。耳鏡にて確認する必要があり，耳鼻科医の診察を早期に受けるべきである。

▶ 消化管損傷　体表所見がないと見落としやすい。損傷を受ける腸は小腸より大腸が多い。すぐに症状が出ない場合もあり，経過観察が必要である。

4　入院・退院，フォローアップの基準

入院・退院，フォローアップの絶対的基準は確立されていない。しかし，爆傷の1次損傷に限っていえば，爆傷肺の可能性のある症例は少なくとも入院させ，胸部X線検査や動脈血血液ガス分析に異常のあるものは集中治療の適応と考えられる。

まったく症状，所見のない症例は，4～8時間の経過観察後に帰宅させてよい。また傷病者が多い場合は，鼓膜損傷があっても，そのほかの症状がない場合は，4～8時間の観察をして何も起こらなければ帰宅させてよい。しかし，24～48時間して消化管穿孔が見つかる症例もあり，帰宅させる際は十分に注意事項を説明する。

文献

1）大友康裕：災害時における広域緊急医療のあり方に関する研究〈新たな救急医療施設のあり方と病院前救護体制の評価に関する研究〉，平成16年度厚生労働科学研究報告書，2005.
2）Schwartz D.S., et al.：Immediate Lower Extremity Tourniquet Application to Delay Onset of Reperfusion Injury after Prolonged Crush Injury，Prehospital Emergency Care，19(4)：544-547，2015.
3）日本災害医学会監：［増補版］DMAT標準テキスト，へるす出版，2012.
4）Gustilo，R.B.，et al.：The management of open fractures，Journal of Bone and Joint Surgery，American volume，72（2）：299-304，1990.
5）厚生労働省：人口動態統計からみた阪神・淡路大震災による死亡の状況．https://www.mhlw.go.jp/toukei/saikin/hw/jinkou/kakutei95/index.html（最終アクセス日：2019/1/14）
6）American Burn Association：Advanced Burn Life Support 2016.
7）吉野雄一郎，他：創傷・褥瘡・熱傷ガイドライン6；熱傷診療ガイドライン，日本皮膚科学会雑誌，127（10）：2261-2292，2017. https://www.dermatol.or.jp/uploads/uploads/files/熱傷診療ガイドライン.pdf（最終アクセス日：2019/1/14）
8）前掲書6）.
9）Artz，C.P.，Moncrief，J.A.：Treatment of burns，W. B. Saunders，Philadelphia，1969，p.94-98.
10）日本熱傷学会：熱傷診療ガイドライン，改定第2版，春恒社，2015.
11）Yamauchi，K.，et al.：Tsunami lung in Great East Japan earthquake 2011；Clinical time course，feature，pathogenesis，and treatment〈Fujimoto，K. ed.：Disaster and Respiratory Diseases〉，Springer Nature，Singapore，2018，p.23-35.

第10章

国際貢献

I 世界における災害保健医療の潮流

到達目標
1 国際人道支援分野において，特に災害医療支援について昨今の国際潮流を説明できる
2 災害医療支援におけるEMTとよばれるアクターの能力，性質，活動様式などについて具体的に述べることができる
3 災害医療分野におけるEMTCCを中心とした調整手法について，ヘルスクラスターを含むクラスターアプローチと類別しながら述べることができる
4 災害医療分野における被災国の役割と責任を説明できる

1. 被災国の役割と責任

1 大規模な災害時における被災国の役割

ある国が不幸にして大規模な自然災害に被災した場合，被災国には自国民を救援し保護する義務と責任が生じる。しかし，災害の規模があまりに大きいなどの理由で自国のみで対応できない場合には，外国からの支援が行われることが多い。このような場合においても被災国の国家主権は尊重される必要があることは，国際社会におけるルールとして認識されている（国連総会決議46/182，1991）。

2 要請主義

外国政府や国際機関さらにはNGO（非政府組織）などの団体が，被災国に対して支援を行う場合，当該被災国が国際社会に対して支援の要請を表明していることが前提条件となる。

支援要請は状況に応じて国際社会一般に対して，もしくは特定の国や機関に対して発出されることが通例であり，支援者はこれを根拠として支援実施の正当性を得ることになる。これを要請主義とよび，これに基づかない支援は国家主権の侵害としてみなされることになるため，避けなければならない。

2. 国際社会における保健医療支援の調整メカニズム

1 被災国と国連の協働による支援調整

前記のとおり，災害に対して実施される支援は，一義的には当該被災国政府の主務官庁によって調整される。これは外国からの支援がもたらされる場合でも同じであり，要請に基づいて被災国入りする支援者も，これに従う必要がある。他方，災害対応の規模が被災国政府の調整能力を凌駕（りょうが）する状況において，被災国政府が国際社会に対して調整のための支援を要請し国際社会の行為主体（アクター）と協働する場合がある。

このような場合の支援調整方法については国際連合（国連）を中心として，特に1990年

代以降に具体的に協議されてきた。**国連人道問題調整事務所（OCHA）**は国連のなかでも特に災害時における支援調整を促進する目的で設置された機関であり，ほかの機関と協力しながら災害現場において支援の調整を行う。支援調整のために関係機関との連携・協調の促進，人材の動員，調整のための基準や規則の設定などの重要な活動を行っている。

2 クラスターアプローチ

OCHAを中心とする国際社会によって創出された支援調整のシステムの一つに**クラスターアプローチ**とよばれるものがある。これは災害時の支援ニーズのなかでも主要なものを，支援分野（クラスター）ごとに，あらかじめ11分野に分類し，分野ごとの関係者が活動できるようにする調整手法でありシステムである。クラスターはこれに基づき支援関係者を特定し，災害対応のための準備計画を行い，災害時には効率的な支援を実施し，災害後の復旧を促進する。

災害時における保健医療の関連活動は，このうちの1分野として存在しており**ヘルスクラスター**と称される。各クラスターはあらかじめ特定されたリード機関・団体によって調整されることになっており，ヘルスクラスターにおいては世界保健機関（WHO）がこれに当たる。多くの途上国においてはヘルスクラスターが常設されており，被災国政府および関連アクターとともに保健医療分野の開発課題に取り組んでいる。

3 EMTおよびEMTCC

大規模災害後の緊急人道支援として保健医療サービスを提供するアクターを**緊急医療チーム**（emergency medical team；**EMT**）と称している。これらも原則としては被災国政府の主務官庁によって調整され，このために設置される災害対応機能を備えた調整所をEMT coordination cell（**EMTCC**）とよんでいる。EMTCCの運営は一義的には被災国側関係者によって行われるものの，WHOおよびその運営訓練を受けた専門人材が国際社会から運営を支援する場合もある。特に急性期における保健医療サービスを提供するEMTはEMTCCによって調整されるものの，先のヘルスクラスターと協働連携しながら保健医療分野全般の支援調整を行うこととなっている。

EMTとして関連する活動環境が整備され始めたのは比較的最近のことである。この動向（EMTイニシアティブとよぶ）は，2012（平成24）年頃からWHOによって牽引されてきたものであり，特に2010（平成22）年にハイチで発生した地震の対応が課題視されたことで機運が高まった。

ハイチにおいては，外傷患者に対して多くの四肢切断の医療処置がなされたと報告されている。一方で，その際に患者の予後への配慮不足，リハビリテーションなどの社会復帰のための医療機関の不足，社会文化的な配慮の不足，実施機関団体の支援活動終了に伴う患者への継続的なケアの不足，さらには医療支援実施の正当性に至るまで，多くの観点から問題が生じた。緊急期における支援であったとしても，何らかの一定基準や標準的な手

表10-1 EMTの能力に応じた分類

分類	説明	能力
タイプ1　巡回	巡回診療，遠隔地へのアクセスなどに対応	50外来診療以上（日）
タイプ1　固定	テントなどを有する定位置での診療	100外来診療以上（日）
タイプ2	入院および手術機能	100外来診療以上（日），20病床，7大規模手術もしくは15小規模手術（日）
タイプ3	搬送患者，入院，手術および高度治療室	100外来診療以上（日），40病床（4～6の集中治療病床），15大規模手術もしくは30小規模手術（日）
スペシャリストセル	補完的な特殊な医療サービスの提供	リハビリ，小児，手術など

順が存在してしかるべきであるという強い反省があった。

EMTイニシアティブによる成果は，倫理的な規範を示すガイドや具体的な医療実践の優良事例などの取りまとめ，EMTの能力に応じた分類（表10-1），WHOによるEMT能力の認定システムなどに及ぶ。特にEMT認定システムのなかで，国際派遣されるEMTがもち合わせているべき能力や機能などが標準化され，災害後の急性期における保健医療サービスで一定の質の担保がなされるようになった。また，これに基づき提供されるサービスの質の向上が期待されている。さらに海外のEMTによる被災国内での医療行為実施許可の付与などの手続きの標準化も進み，被災国内における支援受け入れ手続きの整備や被災国内の医療チームの能力向上など，保健医療支援分野全体における環境整備の促進につながっている。

II 国際貢献

到達目標
1 海外での大規模災害発生時における政府間，非政府組織などの国際貢献について列挙できる
2 災害対応・防災活動に関する看護職としての国際貢献について列挙できる

1. 国際的な災害支援

1 災害リスク削減への国際的な潮流

近年は防災対策をとっていても災害による被害は減少することなく，世界各地で長期にわたり経済・社会・健康・文化・環境に影響を及ぼしている。

被害が長期化・多様化・複雑化しているなかで，災害時の行政機関や医療機関などが機能せず，一瞬にして安全保障が守られない状況に陥ることもある。また，発災後の緊急支援や普及・復興援助に頼る災害対策では限界がある。

人間の生命や健康に対する**災害リスク**とは「災害によって人命・経済などに及ぼす影響」

と「対応するヒト・モノ・カネ，情報の不足」である。その国の状況に応じて災害リスクに対応する保健医療支援能力を支援することは，防ぎ得る災害死や健康被害を回避するうえで非常に重要な鍵となる。グローバルな視点で計画の策定，脆弱（ぜいじゃく）性の査定，災害の回避・減災活動に参画することが重要である。

2 グローバル化社会に必要な看護

わが国は多くの災害の経験やそこから得た教訓により培（つちか）った防災に関する知識や技術を活用し，世界の災害被害の軽減に向けた国際協力を積極的に進めてきており，リーダーシップを期待されている。一方で，グローバル化に伴い，社会的な健康の概念は，以前にも増して速いスピードで変化し続けている。国境を越えた環境，すなわち大気，水，産業廃棄物，環境汚染，危機管理などについても知っておく必要がある。

3 災害看護の国際貢献の範囲

▶ **活動主体** 災害発生時の緊急援助における人的支援は，人々の健康被害を最小とし，その後の機能回復・再建によい効果を与えるといった意味から，発生早期に被災地に入り活動することが重要である。わが国の国際緊急援助隊（JDR）*の医療チームは，被災国の要請を受理してから48時間以内に日本を出発することを目標としている。登録職種は看護師が最も多い。

また，NGO（非政府組織）は多様な個性を有する団体が多く，高い専門性や多くの経験を有しているなかで，国連機関や海外の政府開発援助機関のパートナーとして活動している。被災国の要請を待つことなく，災害発生早期に被災地に入り救援活動ができるという大きな利点をもっている。

▶ **緊急援助** 緊急援助の場合，およそ2週間前後といった短期型で，緊急医療の必要性の低下または周辺地域の医療機関の回復までとされている。人道的観点から必要な国際協力活動として位置づけられている。

▶ **復興期の援助** 復興期は開発途上国の持続可能な自助努力を促すため，人材育成や地域活動に重点がおかれる。災害の多発する国において持続可能な取り組みにつなげることを意識しながら，①平常時の人材育成，②一般住民への防災教育，③防災先進国の成功事例や教訓・技術などに関する情報共有を行う。各国に適した防災対策を策定していくことも重要である。

4 災害リスク削減のためのプライマリ・ヘルス・ケア（PHC）

災害が起こった地域では医療資源へのアクセスが極めて困難になることから，傷病にならないためのプライマリ・ヘルス・ケアが特に重要になる。プライマリ・ヘルス・ケアは，

* **国際緊急援助隊（JDR）**：Japan disaster relief。日本の災害対策における豊富な経験と技術的な蓄積を，途上国の災害救援に活かすために活動が始まった。救助チーム，医療チーム，専門家チーム，自衛隊部隊の派遣を行う。

個人，家族，地域が国の保健制度と最初に触れる段階であり，人が生活し働く場所に，できるだけ近い場所で提供される継続的な保健活動の第一の要素である。

わが国は医療が充実し，パブリックヘルスや衛生環境を心配することがほとんどない環境であるため，看護職もそれを意識することが少なくなっている傾向がある。国によって人の健康観が違い，社会の様々な状況によっても変化することを理解する必要がある。たとえば技術（医療のしくみ，情報技術など），職業，教育水準，自己実現，生活の質的向上，ソーシャルサポートの影響が大きい。

地域の中で刻々と変わっている健康課題と看護ニーズに応えるために，プライマリ・ヘルス・ケアの原則に則り，住民主体で，住民のニーズに基づき，地域資源を活かし，様々なセクターとも協力したアプローチを促し，復興・再建を見据えて外部からのモニタリングを継続していくことも大事な外部支援である。

5 地域コミュニティーへの働きかけ

2004（平成16）年のスマトラ沖大地震・大津波においてはインドネシア，タイ，スリランカの3か国を3年間にわたってフォローアップ調査を行ったところ，プロセスは大きく違った。

特にビルド・バック・ベター*の思考があったかどうかは重要なポイントとなった。災害前に，すでに存在していた社会の脆弱(ぜいじゃく)性や不公平さに慎重に対処しながら，環境に配慮し，レジリエンス（回復力）を促し，持続可能なコミュニティーを再生することが求められる。これにはトップダウンの一方通行ではなく，コミュニティーや地域の人々が参画し，その文化が保健医療政策を形成し，制度になるという相互作用が必要である。

国際緊急支援も防災の国際協力も，改めてパターナリズムからの脱却，すなわち強い立場にある者が弱い立場にある者の利益のためとして，本人の意思は問わずに介入・干渉・支援をするのではなく，当事者主体の予防が必要であることを踏まえておかなければならない。

参考文献

- Tejada de Rivero, D.A.：Alma Ata revisited，Perspectives in Health Magazine，8（2）：1-6，2003.
- 国際協力事業団国際協力総合研修所：ソーシャル・キャピタルと国際協力；持続する成果を目指して，2002.
- Pan American Health Organization：Natural disasters；Protecting the public's health，Scientific publication No. 575，2000.

* **ビルド・バック・ベター**：build back better，よりよい復興。災害の発生後の復興段階において，次の災害発生に備えて，より災害に対して強靱な地域づくりを行うという考えかた（内閣府「平成27年版防災白書」より）。

国家試験問題

1 災害時のトリアージで最優先治療群のトリアージタッグはどれか。（102回 PM21）

1. 赤
2. 黄
3. 黒
4. 緑

2 災害発生後の時期と災害看護活動の組合せで最も適切なのはどれか。（104回 AM75）

1. 災害発生直後～数時間 ―――― 食中毒予防
2. 災害発生後3日～1週 ―――― 外傷後ストレス障害（post-traumatic stress disorder）（PTSD）への対応
3. 災害発生後1週～1か月 ―――― 廃用症候群（disuse syndrome）の予防
4. 災害発生後1か月以降 ―――― 救命処置

3 大震災の2日後，避難所にいる成人への心理的援助で適切なのはどれか。（107回 AM57）

1. 宗教の多様性への配慮は後で行う。
2. 会話が途切れないように話しかける。
3. 確証がなくても安全であると保証する。
4. ストレス反応に関する情報提供を行う。

4 災害拠点病院について正しいのはどれか。**2つ選べ。**（106回 AM90）

1. 広域災害医療に対応する。
2. 災害発生時に指定される。
3. 医療救護班の派遣機能を持つ。
4. 免震構造であることが指定要件である。
5. 救急救命士の配置が義務付けられている。

5 災害に関する記述で正しいのはどれか。（108回 AM78）

1. 災害時の要配慮者には高齢者が含まれる。
2. 人為的災害の被災範囲は局地災害にとどまる。
3. 複合災害は同じ地域で複数回災害が発生することである。
4. 発災直後に被災者診療を行う場では医療の供給が需要を上回る。

国家試験問題 解答・解説

1 解答 1

○1：I（赤），最優先治療群（重症群）。生死にかかわる重篤な状態（多量出血やショック状態）で，直ちに処置を必要とし，かつ救命の可能性がある場合。

×2：II（黄），待機的治療群（中等症群）。バイタルサインは安定しているが，早期に処置や搬送が必要な場合。

×3：0（黒），救命困難もしくは死亡群。死亡，およびその状況下では救命不可能と判断された場合。

×4：III（緑），保留群（軽症群）。搬送の必要がない場合。

2 解答 3

×1：超急性期は，救出，救急医療の時期であり，トリアージ，応急処置などが行われる。

×2：急性期には生命を守り，安全を確保することを最優先とし，医療処置中心の救命救急看護，遺体の処置，遺族に対する心のケアなどが行われる。

○3：亜急性期には，持病の悪化や感染症への対応などが中心となるが，廃用症候群※もその一つであり，この時期に重要な看護活動である。

×4：慢性期は救命処置ではなく，慢性後遺症，心的外傷後ストレス障害（PTSD）の発生などへの対応が必要となる時期である。

※　本文中では「生活不活発病」を使用。

3 解答 4

×1：いかなる状況下であっても信仰の自由を保障し配慮する必要がある。

×2：この時期は，合理的思考が困難であり集中力・記憶力・判断力が低下する。話が途切れないように話しかけるとかえって混乱する。

×3：確証がないことを伝えてしまうと後に混乱を招く。

○4：多くの人は心理的防衛機制が働いて様々な反応を示すなどの情報を提供することが必要である。

4 解答 1・3

○1：災害拠点病院は広域災害医療に対応。

×2：原則として，都道府県ごとに1か所の基幹災害拠点病院および2次医療圏ごとに1か所の地域災害拠点病院が整備されている。

○3：災害拠点病院の指定要件に災害派遣医療チーム（DMAT）をもち，その派遣体制があることが明記されている。

×4：「診療機能を有する施設は耐震構造を有することとし，病院機能を維持するために必要な全ての施設が耐震構造を有することが望ましい」とされている。

×5：救急救命士の配置については指定されていない。

5 解答 1

○1：高齢者，障害者，乳幼児，妊婦，傷病者，外国人など要配慮者のうち災害時に自力で避難することが困難な人を避難行動要支援者という。

×2：人為的災害には，大型輸送機関の事故，大規模施設での火災，爆発などがあり，多種多様である。

×3：複合災害とは，複数の現象が同時または時差をもって生じた災害である。

×4：発災直後は患者が集中し，医療の需要と供給に大きな不均衡が生じる。

索引

欧文

ABCD … 61
ABCDECrアプローチ … 69
ABCDEアプローチ … 224
ADR … 125
Artzの基準 … 217
ASD … 185
BCM … 141
BCP … 25, 140
CBRNE … 3, 202
CBRNEのトリアージ … 66
CHS … 46
COPD … 115
CSCA … 154
CSCAHHH … 154
CSCATTT … 8
CSM … 200
DCP … 141
dERU … 35
DHEAT … 32, 109
dirty bomb … 205
DMAT … 24, 29
DMORT … 189
DPAT … 16, 30, 186
DVT … 210
EMIS … 25
EMT … 229
EMTCC … 229
HOT … 176
ICF … 97, 119
JDA-DAT … 173
JDR … 231
JHAT … 175
JMAT … 36
JPTEC … 62
MCI … 2
MDPH病院避難ツールキット … 54
MIMMS … 144
NGO … 133, 228, 231
NICU … 157
NPO … 133
OCHA … 229
PAT法 … 11, 62
PDCAサイクル … 141
PDD … 48
PFA … 75, 144, 186
PHC … 231
PICU … 157
PS … 224
PTE … 211
PTSD … 116, 127, 185
RA … 83
SCU … 28
START法 … 11, 61, 218
TTT … 154
VTE … 211
walk-in傷病者 … 57
WHO … 229

和文

あ

愛他的行為 … 184
アウトブレイク … 3
赤エリア … 57
亜急性期 … 4, 99
亜急性期の医療ニーズ … 96
アクションカード … 53, 140
圧挫症候群 … 70, 208
アルコール使用障害 … 117
アルコール性肝疾患 … 127
安全確保 … 200

い

医師会 … 38
意識の評価 … 62
異状死 … 120
遺族のメンタルヘルス … 188
1次トリアージ法 … 61
医薬品医療機器等法 … 6
医薬品供給体制 … 5
医療依存度の高い人への看護 … 171
医療救護所 … 76, 99
医療計画 … 19
医療支援チーム … 109
医療的ケア児 … 156
医療本部 … 14

う

後ろ向き研究 … 145
うつ病 … 116, 127, 185
運動療法 … 174

え

エコノミークラス症候群 … 166, 211
エマルゴ … 144

お

応急仮設住宅 … 42, 44, 128
オーファンデバイス … 96
オールハザードアプローチ … 12

か

外因性疾患 … 49, 50
外国人支援情報コーディネーター制度 … 180
外傷患者の致死的3徴 … 77
外傷初期看護 … 70
外傷病院前救護ガイドライン … 62
開放性骨折 … 214
化学剤災害 … 202
かかりつけ医 … 159
瓦礫の下の医療 … 200
看護学教育モデル・コア・カリキュラム … 142
看護者の倫理綱領 … 45
間接死 … 118
間接死対策 … 121
感染症期 … 100, 101

き

黄エリア … 58
基幹災害医療センター … 24
気管支喘息発作 … 115
希少疾病用医療機器 … 96
基礎疾患 … 97
汚い爆弾 … 205
記念日反応 … 158
救援者 … 191
救急告示病院 … 149
救急搬送傷病者 … 57
救護区分 … 53
救護所 … 37, 60
急性冠症候群 … 113
急性期 … 4, 49, 51
急性期の医療ニーズ … 48
急性後遺症期 … 100, 101
急性ストレス障害 … 185
9の法則 … 217

救命処置…68
救命のためのゴールデンタイム…48
行政解剖…120
業務継続計画…25, 75, 140
業務継続マネジメント…141
業務調整員…15
許可外国医療関係者…22
拠点医療救護所…38
緊急医療救護所…38
緊急医療チーム…229
緊急援助…231
緊急カード…178

く

熊本地震…109
くまもと復興応援ナース…109
クライシスマネジメント…140
クラスター…229
クラスターアプローチ…229
クラッシュシンドローム…201, 208

け

ケアプラン…106
軽症群…61, 64
継続治療の必要な人への看護…171
携帯型人工呼吸器…54
傾聴…190
血管損傷…215
健康保険法…20
減災…139
建設型仮設住宅…42
現場救護所…38
幻滅期…122, 184

こ

広域医療搬送…27, 29
広域災害救急医療情報システム…25
公共土木施設災害復旧事業費国庫負担法…17
航空搬送拠点臨時医療施設…28
高血圧性疾患…126
後方支援…14
高齢者への看護…164
5S活動…55
呼吸の評価…61
呼吸リハビリテーション…177
国際緊急援助隊…231
国際貢献…230
国際生活機能分類…97, 119
国際的な災害支援…230
国内型緊急対応ユニット…35
国民保護法…35
国立病院機構…35
国連人道問題調整事務所…229
こころのケアチーム…186
個人防護具…202
護送…53
孤独死…120
子どものための心理的応急処置…159
子どもへの看護…155
5の法則…217
個別支援計画…52
孤立死…120
コンパートメント症候群…209, 215

さ

災害医療コーディネーター…31
災害看護教育…142
災害関連死…49, 118
災害救助法…17, 19, 20
災害拠点病院…24, 78, 99, 146
災害公営住宅…128
災害高血圧…114
災害サイクル…4
災害時医療救護計画…19
災害時医療救護所…60
災害支援ナース…34, 110
災害時健康危機管理支援チーム…32, 91, 109
災害時小児周産期リエゾン…37, 157
災害時情報ネットワーク…51
災害時処方箋…22
災害時の遺族ケア…189
災害死亡者家族支援チーム…189
災害診療記録2018…38
災害対応計画…12, 139
災害対応マニュアル…139
災害対応レベル…57
災害対策医薬品供給車両…22
災害対策基本法…2, 17, 18
災害対策本部…8, 53
災害多言語支援センター…180
災害弔慰金…118, 124
災害直後期…122
災害の定義…2
災害派遣医療チーム…24, 29
災害派遣精神医療チーム…16, 30, 187
災害リスク…230
再建期…122
サイコロジカル・ファーストエイド…75, 144, 186
在宅酸素療法…51, 176
在宅避難者…103
在日外国人への看護…179
裁判外紛争解決手続…125
最優先治療群…61, 64, 79
サバイバーズ・ギルト…167
三師会…38
惨事ストレス…191

し

シーバーン…202
支援者…76, 190
支援者支援…191
支援者のメンタルヘルス…190, 191
支援分野…229
歯科医師会…38
指揮命令…8
自殺…117
四肢外傷…213
四肢の骨折…213
施設職員の訓練…150
施設職員の防災教育…150
自然災害…2
自然災害被災者債務整理ガイドライン…124
事前対策…138
シックデイ…174
指定緊急避難場所…39
指定避難所…39, 44
司法解剖…120
死亡群…64, 79
社会災害…3
社会資源の活用…124
社会的フレイル…120
社会福祉施設…89, 107, 133, 151
車中泊の避難者…103
重症群…61, 64
受援…75
受援者…76
出火区画…54
循環の評価…62

準備期…144
障害者への看護…169
消化管損傷…225
小児集中治療室…157
上部消化管出血…115
情報伝達…10
静脈血栓塞栓症…106, 166, 211
初期集中治療期…100, 101
職員の教育…150
職員の訓練…150
食事療法…173, 175
食物アレルギー児…156
除染後トリアージ…66
初動医療班…36
人為災害…2
神経損傷…215
震災関連死…105, 118
新生児集中治療室…157
身体的フレイル…120
心的外傷後ストレス障害…116, 127, 185
人道支援の質と説明責任に関する必須基準…46
人道的緊急事態…3
人道4原則…45
深部静脈血栓症…114, 210
心不全…113
心理的応急処置…75, 144, 186
心理的反応の時間経過…184
心理的フレイル…120

す

スフィア基準…144
スフィア・プロジェクト…85
スマトラ沖大地震・大津波…232

せ

静穏期…5, 138, 144
生活再建ニーズ…123
生活の質…60
生活不活発病…97, 131, 166
精神障害者保健福祉手帳…178
精神的フレイル…120
精神保健指定医…31
生物剤災害…202
生理学的評価…62, 67
世界保健機関…229
セカンダリーサーベイ…224
先遣隊…31
前兆期…5
専門看護師…143
専門的人材確保…42

そ

喪失…189
ソーシャルキャピタル…74
ソーシャルコネクション…167
組織図…57

た

第一印象…68, 224
待機的治療群…61, 64, 79
たこつぼ心筋症…221
多数傷病者受け入れ…57, 78
脱水…97, 201
担送…53
弾力的運用…22

ち

地域医療搬送…28
地域継続計画…141
地域災害医療センター…24
地域住民への教育…150
地域づくり…150
地域の避難行動…51
地域防災計画…18
中等症群…61, 64
超急性期…4, 48, 51
超急性期の医療ニーズ…48
超高齢多死社会…127
直接死…118
直接死対策…121
賃貸型仮設住宅…43

つ

津波肺…219

て

低体温…76, 200
停電対策…176
テロリズム…4
てんかん患者への支援…178
てんかん重積状態…178
テントハウス…104

と

透析治療…175
糖尿病患者…173
特殊災害…3
独歩…53
ドライウエイトの調整…176
トリアージ…10, 48, 54, 57, 61
トリアージタグ…11, 64
トレーラーハウス…104

な

内因性疾患…49

に

2次トリアージ法…62
日本医師会災害医療チーム…36, 109
日本栄養士会災害支援チーム…173
日本看護協会…34
日本災害医学会…144
日本災害時透析医療協働支援チーム…175
日本司法支援センター…125
日本赤十字社…35
日本弁護士連合会…125
入院患者の避難行動…53
妊産褥婦への看護…160
認知的フレイル…120

ね

熱傷…216
熱傷重症度判定…216
熱傷の深達度…217

の

脳卒中…114

は

肺炎…115
肺動脈血栓塞栓症…114, 210
廃用症候群…97
爆傷…205, 222
派遣要請…31
ハザード…9, 118
はさみ状格差…116
破傷風…98
パッケージング…71
パニックコントロール…177
パニック障害…185
ハネムーン期…122, 184
バリアフリー…41

阪神・淡路大震災…49
搬送…12, 71
搬送トリアージ…71
パンデミック…3
ハンドオーバー…155

ひ

ヒートアイランド現象…3
非営利組織…133
ピクトグラム…179
被災コミュニティー…122
被災者…122
被災者生活再建支援金…124
被災者生活再建支援法…17, 21
被災者のメンタルヘルス…184
被災地外支援者…191
被災地内支援者…191
被災地内支援者のメンタルヘルス…194
非政府組織…133, 228, 231
悲嘆…189
避難行動要支援者…51, 89, 151
避難行動要支援者名簿…52, 151
避難準備…54
避難所…39, 60, 81, 85, 105, 128
避難所医療救護所…38
避難所運営ガイドライン…40, 105
避難所生活を過ごされる方々の健康管理に関するガイドライン…106
避難所におけるトイレの確保・管理ガイドライン…40
避難所における良好な生活環境の確保に向けた取組指針…105
避難所肺炎…105
避難生活…85
被ばく防止…202
病院避難…55
病院前医療救護所…38
ビルド・バック・ベター…232

ふ

不安障害…116, 185
複合災害…3
福祉避難所…41, 44, 61, 90
福祉避難所の確保・運営ガイドライン…42
防ぎ得る災害死…48, 49
復旧復興期…5
復興期の援助…231
復興住宅…43, 44
プッシュ型支援…74
プライマリサーベイ…224
プライマリ・ヘルス・ケア…231
プル型支援…74
フレイル…120
プロフェッショナルオートノミー…36
粉塵障害…201

へ

兵站…14
ヘルスクラスター…229
ヘルスケアトリアージ…154
ヘルピングハンド…154
ヘルプカード…171
ヘルプマーク…171

ほ

防災…139
防災基本計画…18
防災業務計画…18
防災計画…139
防災センター…53
放射線災害…202
茫然自失期…184
法テラス…125
訪問看護…86, 106, 132, 150
訪問看護ステーション…86
ホームドクター…159
保健医療調整本部…91
保健師支援チーム…109
保健所…149
保険処方箋…22
母子保健活動…156
ボランティア活動…133
保留群…61, 64, 79

ま

マイナートラブル…161
前向き研究…145
マスギャザリング…2
慢性期…5, 112, 126
慢性期の医療ニーズ…112
慢性期の福祉ニーズ…112
慢性腎不全患者への支援…175
慢性閉塞性肺疾患…115
慢性閉塞性肺疾患患者への支援…176

み

緑エリア…58

む

無料法律相談活動…123

め

メンタルヘルス…16, 115

も

モバイルファーマシー…22

や

薬剤師会…6, 38
薬物療法…174

よ

要配慮者…41, 51
要配慮者の救護…154
予防的ケア…104

ら

ラピッドアセスメント…13, 83

り

罹災証明書…124
リスクマネジメント…140
リハビリテーション期…5
利用者への防災教育…151
利用者への防災訓練…151
臨床推論…67
隣接区画…54
倫理原則…45

れ

レイアウト…57

ろ

ロジスティクス…15

新体系看護学全書

看護の統合と実践❷

災害看護学

＊

2009年1月20日　第1版第1刷発行
2013年2月20日　第2版第1刷発行
2020年2月10日　第3版第1刷発行
2024年1月31日　第3版第5刷発行

定価（本体2,100円＋税）

編　集　小井土雄一・石井美恵子©

〈検印省略〉

発行者　亀井　淳

発行所　株式会社メヂカルフレンド社

https://www.medical-friend.jp
〒102-0073 東京都千代田区九段北3丁目2番4号 麹町郵便局私書箱48号
電話｜(03) 3264-6611　振替｜00100-0-114708

Printed in Japan　落丁・乱丁本はお取り替えいたします
ブックデザイン｜松田行正（株式会社マツダオフィス）
印刷｜（株）加藤文明社　製本｜（有）井上製本所
ISBN978-4-8392-3366-2　C3347

000637-036

新体系看護学全書

専門基礎分野

人体の構造と機能❶ 解剖生理学
人体の構造と機能❷ 栄養生化学
人体の構造と機能❸ 形態機能学
疾病の成り立ちと回復の促進❶ 病理学
疾病の成り立ちと回復の促進❷ 微生物学・感染制御学
疾病の成り立ちと回復の促進❸ 薬理学
疾病の成り立ちと回復の促進❹ **疾病と治療1** 呼吸器
疾病の成り立ちと回復の促進❺ **疾病と治療2** 循環器
疾病の成り立ちと回復の促進❻ **疾病と治療3** 消化器
疾病の成り立ちと回復の促進❼ **疾病と治療4** 脳・神経
疾病の成り立ちと回復の促進❽ **疾病と治療5** 血液・造血器
疾病の成り立ちと回復の促進❾ **疾病と治療6** 内分泌／栄養・代謝
疾病の成り立ちと回復の促進❿ **疾病と治療7** 感染症／アレルギー・免疫／膠原病
疾病の成り立ちと回復の促進⓫ **疾病と治療8** 運動器
疾病の成り立ちと回復の促進⓬ **疾病と治療9** 腎・泌尿器／女性生殖器
疾病の成り立ちと回復の促進⓭ **疾病と治療10** 皮膚／眼／耳鼻咽喉／歯・口腔
健康支援と社会保障制度❶ 医療学総論
健康支援と社会保障制度❷ 公衆衛生学
健康支援と社会保障制度❸ 社会福祉
健康支援と社会保障制度❹ 関係法規

専門分野

基礎看護学❶ 看護学概論
基礎看護学❷ 基礎看護技術Ⅰ
基礎看護学❸ 基礎看護技術Ⅱ
基礎看護学❹ 臨床看護総論
地域・在宅看護論 地域・在宅看護論
成人看護学❶ 成人看護学概論／成人保健
成人看護学❷ 呼吸器
成人看護学❸ 循環器
成人看護学❹ 血液・造血器
成人看護学❺ 消化器
成人看護学❻ 脳・神経
成人看護学❼ 腎・泌尿器
成人看護学❽ 内分泌／栄養・代謝
成人看護学❾ 感染症／アレルギー・免疫／膠原病
成人看護学❿ 女性生殖器
成人看護学⓫ 運動器
成人看護学⓬ 皮膚／眼
成人看護学⓭ 耳鼻咽喉／歯・口腔
経過別成人看護学❶ 急性期看護：クリティカルケア
経過別成人看護学❷ 周術期看護
経過別成人看護学❸ 慢性期看護
経過別成人看護学❹ 終末期看護：エンド・オブ・ライフ・ケア
老年看護学❶ 老年看護学概論／老年保健
老年看護学❷ 健康障害をもつ高齢者の看護
小児看護学❶ 小児看護学概論／小児保健
小児看護学❷ 健康障害をもつ小児の看護
母性看護学❶ 母性看護学概論／ウィメンズヘルスと看護
母性看護学❷ マタニティサイクルにおける母子の健康と看護
精神看護学❶ 精神看護学概論／精神保健
精神看護学❷ 精神障害をもつ人の看護
看護の統合と実践❶ 看護実践マネジメント／医療安全
看護の統合と実践❷ 災害看護学
看護の統合と実践❸ 国際看護学

別巻

臨床外科看護学Ⅰ
臨床外科看護学Ⅱ
放射線診療と看護
臨床検査
生と死の看護論
リハビリテーション看護
病態と診療の基礎
治療法概説
看護管理／看護研究／看護制度
看護技術の患者への適用
ヘルスプロモーション
現代医療論
機能障害からみた成人看護学❶ 呼吸機能障害／循環機能障害
機能障害からみた成人看護学❷ 消化・吸収機能障害／栄養代謝機能障害
機能障害からみた成人看護学❸ 内部環境調節機能障害／身体防御機能障害
機能障害からみた成人看護学❹ 脳・神経機能障害／感覚機能障害
機能障害からみた成人看護学❺ 運動機能障害／性・生殖機能障害

基礎分野

基礎科目 物理学
基礎科目 生物学
基礎科目 社会学
基礎科目 心理学
基礎科目 教育学